Vom Trieb und von der Liebe

Siguschs Abhandlungen sind Bausteine einer kritischen Theorie der menschlichen Sexualität. Sie kreisen um die Frage, was am Sexuellen natürlich, was gesellschaftlich sei. Wo die konformen Sexologen vermessen, auf Fragebogen ziehen, dingfest zu machen suchen, insistiert Sigusch auf der Anarchie des Triebes, auf der Janusköpfigkeit des Reizes, auf dem Doppelcharakter der Liebe, auf der Einzigartigkeit der Perversion. Gegen die motivationspsychologische Verharmlosung in Sexualwissenschaft und Psychoanalyse erinnert er daran, was der Begriff des Triebes gedanklich umfaßt. Gegen die alltägliche (und psychotherapeutische) Verramschung beharrt er darauf, daß die Idee der individuellen Geschlechtsliebe auf mehr hinaus will. Dem Verhältnis von Psychotherapie und Gesellschaft widmet er einen Aufsatz von seltener analytischer Schärfe. Selber Professor der Medizin, kritisiert er deren Naivität, Dummheit und Inhumanität – am Beispiel der Schulpsychiatrie, Psychochirurgie, Sexualtherapie.

Volkmar Sigusch, Professor Dr. med., lehrt Sexualwissenschaft an der Universität Frankfurt am Main. Er leitet seit 1973 die Abteilung für Sexualwissenschaft des Universitätsklinikums und gehört daneben dem Fachbereich Gesellschaftswissenschaften an. Seine letzten Buchveröffentlichungen: ›Sexualität und Medizin‹ (Verlag Kiepenheuer & Witsch 1979), ›Therapie sexueller Störungen‹ (Georg Thieme Verlag 1980, 2. Aufl.), ›Die sexuelle Frage‹ (Konkret Literatur Verlag 1982), ›Sexualtheorie und Sexualpolitik‹ (zusammen mit Martin Dannecker, Ferdinand Enke Verlag 1984). Im Herbst 1984 wird bei Campus seine Abhandlung ›Über den Fetischcharakter im sexuellen Leben‹ erscheinen.

Volkmar Sigusch

Vom Trieb und von der Liebe

Campus Verlag
Frankfurt/New York

CIP-Kurztitelaufnahme der Deutschen Bibliothek

Sigusch, Volkmar:
Vom Trieb und von der Liebe / Volkmar Sigusch. -
Frankfurt/Main ; New York : Campus Verlag, 1984. -
ISBN 3-593-33313-9

Schutzumschlag: Eckard Warminski, Frankfurt/Main
Satz: L. Huhn, Maintal
Druck und Bindung: Beltz Offsetdruck, Hemsbach
Printed in Germany

Für
Hans Giese
(1920 - 1970)

Inhalt

Vorwort

In einer Hinsicht kann ich die Leser mit gutem Gewissen beruhigen: Meine Bemerkungen sind nicht auf der Höhe der internationalen Sexualforschung, weder inhaltlich noch methodisch. Die tonangebenden Sexologen in West und Ost (und wo denn sonst?) sind noch immer damit befaßt, die Sexualität zu vermessen. Sie fragen 234 College Boys nach ihrem sexuellen Output oder 167 Frauen aus dem »Material« ihrer Klinik danach, ob sie »Libido« haben, gewichten, vergleichen, verarbeiten signifikanzstatistisch, interkorrelieren und gießen in Tabellenform. Heraus kommt eine Zahlenkombination, sagen wir 0.98, die erst einmal den Zusammenhang von Resultat A mit Resultat B für unser Denken bannt. Alle sind mit einer solchen Oberflächenmassage zufrieden, das ist Wissenschaft, alle wissen jetzt Bescheid, die Linie ist gefunden, der Kollege aus Leningrad versteht den Kollegen aus Bloomington lücken- und anstandslos. Dergleichen habe ich nicht zu bieten.

Die Weltmacht-Sexologen kennen Einstellungen und Verhalten und neuerdings sogar Erleben. Sie scheiden die sexuellen Äußerungen in normal und abnorm, in gesund und krank. Sie definieren Erregung mittels einer Gliedmanschette und setzen Befriedigung mit Orgasmusraten gleich. Mehr schlecht als recht erfüllen sie den gesellschaftlichen Auftrag, den Sexualforschung bisher hatte: das Sexuelle dingfest machen, auf unsere Rationalität ziehen, seiner Janus- und Querköpfigkeit berauben. Leidenschaft und Genuß sind ihnen böhmische Dörfer. Der Begriff des Triebes und die Idee der Liebe bedeuten ihnen nichts. Gerade darum aber geht es mir.

Es ist wirklich verrückt: Ein Sexualforscher, der auf dem insistiert, was noch immer das Salz der Sexualität ist, Trieb und Reiz und Erregung und Liebe, und darauf, daß unser Triebleben anarchisch und irrational, unwillkürlich, unzüchtig, unsauber ist, fällt aus dem Rahmen seiner eigenen Branche, ist obszön, »anstößig«, wie mein Lehrer Hans Giese gesagt hätte. Das gemeine Lied der Liebe oder das Lob des Triebes, das ich hier zu singen suche, würden die Herausgeber der internationalen Fachblätter mit großer Mehrheit teils empört, teils amüsiert zurückweisen. Ich wage es gar nicht mehr, obwohl selber ein ehrenwertes Mitglied dieser Institute, ihnen mit solchen Produkten unter die Augen zu treten, sind sie doch dem Experten aus Sofia ebenso wie dem aus Tucson nichts als Spinnerei.

Spinnen aber möchte ich. Gäben wir den Begriff des Triebes auf, jedenfalls das, was er gedanklich umfaßt, hätten wir vor der Übermacht des Fabrizierten theoretisch kapituliert. Zögen wir die Idee der Liebe weiterhin auf Fragebogen ab und überließen sie heute den Paartherapeuten und Sexualberatern, morgen den Elektropsychoneurophysiologen, schlössen wir mit dem, was ist, so wie es ist, einen Frieden, der keiner sein kann. Jedermann spürt das und weiß es dann, wenn er einmal die Nebelschwaden der ebenso sicher wie tumb daherkommenden Sexual-Vermesser durchstoßen hat.

Die hier versammelten Aufsätze, Kommentare und Randglossen sind in den letzten Jahren entweder in medizinischen, juristischen, philosophischen, kriminologischen Fachzeitschriften veröffentlich worden, also sehr versteckt, oder in Massenblättern. Ich weiß nicht, ob der Leser weiß, wie es heutzutage einem Wissenschaftler ergeht, der das, was er sich abgerungen hat, einer nichtwissenschaftlichen Redaktion zur Veröffentlichung anvertraut: der Titel, den er nach langem Zögern seiner Arbeit gegeben hat, wird als zu kompliziert verworfen, einige Passagen seines Textes werden umgeschrieben, Fachausdrücke werden falsch übersetzt, ein längerer Abschnitt fällt durch ein Versagen irgendeiner Maschine einfach heraus, die Literaturbelege und Anmerkungen, die oft wichtiger sind als der Aufsatz selber, werden regelmäßig gestrichen. Der Autor, der mit Herz und Verstand bei der Suche war, kann sich in seinem Text nicht mehr friedlich wiederfinden. Er leidet, weil er verstümmelt ist. Das ist einer der Gründe, warum ich immer wieder gerne meine verstreuten Arbeiten in Buchform gedruckt sehe. Jeder Titel, jedes Komma, jedes Zitat ist dann so gedruckt, wie ich es mir überlegt hatte.

Da es sich gelegentlich nicht leugnen läßt, daß ich Arzt bin und überwiegend in der Medizin arbeite, habe ich jene Fachausdrücke, die dem Leser vielleicht fremd, für das Verständnis des Textes aber bedeutsam sind, am Ende des Buches kurz erläutert. Im Text selber ließen sich die Fachtermini, die oft als einzige Ausdrücke eindeutig und international gebräuchlich sind, leider nicht ganz vermeiden.

Vielen habe ich zu danken. Meine Kollegen Norbert Boller, Martin Dannecker, Inge Ingersoll und Reimut Reiche bereiteten durch ihre eigene theoretische und klinische Arbeit, durch Diskussionen und Kritik das Klima, das es mir ermöglichte, die vorliegenden Aufsätze zu schreiben. Bernd Hontschik, Bernd Meyenburg und Inge Rieber-Hunscha halfen mir dabei, spezielle Literatur durchzusehen. Gudrun Völker, Anneliese Siewert und Annemarie Diefenbach schrieben die Manuskripte. Agnes Katzenbach besorgte die Korrekturen und betreute die Register. Klaus Gabbert vom Campus Verlag stand mir mit feinem Verständnis zur Seite. Die Scheidel-Stiftung, Frankfurt a. M., stellte freundlicherweise Mittel für eine kleine philosophische Handbibliothek zur Verfügung. Bei allen, die mir geholfen haben, bedanke ich mich sehr.

Frankfurt am Main, im Oktober 1983 Volkmar Sigusch

Das gemeine Lied der Liebe

Unsere Liebe ist Leben und Tod in eins. Sie ist weich, warm und weiblich. Sie eifert nicht und treibt nicht Mutwillen. Sie bläht sich nicht auf und stellt sich nicht ungebärdig. Sie sucht nicht das Ihre und läßt sich nicht erbittern. Sie verträgt alles, duldet alles, tröstet still und offen. Sie ist ohne Angst, Leere, Zwang und Scham. Sie bereichert, einigt und birgt. Sie schafft Weibliches im Männlichen und Männliches im Weiblichen, leicht, heiter und kindlich wie ein Abendwind über Ägadien. Sie rettet Verlorenes als Gegenwart und schafft Zukunft aus dem Verlust. Nichts ist befreiender für die angespannte Seele, nichts belebender für die verhärtete, nichts stärkender für die kranke. Die Liebe macht die kleine Seele groß.

Singen wir nach dem hohen Lied das niedere Lied der Liebe. Es klingt vielleicht vertrauter: Unsere Liebe ist eine Orgie gemeinster Quälereien. Sie ist voll raffinierter Erniedrigung, wilder Entmächtigung, bitterer Enttäuschung, boshafter Rache und gehässiger Aggression. Sie ist gierig, klebrig, verschlingend, maßlos, kurzatmig, empfindlich, heuchlerisch, unstillbar. Zu ihr gehören Gefühle der Not, nicht des Wohlbehagens: Haß, Angst, Wut, Schuld, Schwäche, Niederlage, Neid und eifernde Sucht. Auf dem Weg der Liebe befriedigt sich der eine selbst durch den und am anderen. Was dem einen recht ist, sei dem anderen billig. Liebende machen einander gefügig. Nur dabei schlägt ihnen keine Stunde. Unsere Liebe ist egozentrisch und asozial, eine nahe Verwandte des Wahnsinns und der Sucht. Wer an Verliebte denkt, weiß, wovon ich rede. Nur die Hochschätzung der Liebe in der Kultur bewahrt sie gewöhnlich davor, als Krankheit im Sinne der Reichsversicherungsordnung liquidiert zu werden.

Das gemeine Lied der Liebe ist gewiß beides: eine Strophe vom hohen, tausend vom niederen, alltäglicher Refrain und lebenslange Reprise. Das, was wir Liebe nennen, ist eine Einheit einander entgegengesetzter seelischer Strebungen. Wie gesagt: Leben und Tod, Selbstwerdung und Verschmelzung, Spiel und Ernst, Harmonie und Spannung, Heiterkeit und Tragik, grobsinnlich und zartzärtlich.

Warum führt sich unsere Liebe wie ein Rätsel auf, als Vexierbild und Schimäre? Warum schillert sie so und entwischt einem immer? Warum erscheint sie im Leben als monströser Bastard, wie der Süßstoff für die muffig-moderne Seele, entweder blutige Realität oder jauchzend, japsend wie halbtote Tanten mit mondweißen Armen? Warum muß jeder, der über Liebe schreibt, wie der Papagei auf der Stange sein? Ich denke, es gibt objektive Gründe dafür.

Die historische Geburt der individuellen Geschlechtsliebe

So verrückt es auch klingen mag: Kapitalismus und Liebe gehören zusammen. Jedenfalls ist die individuelle Geschlechtsliebe, von der Friedrich Engels sprach, erst mit der Zangengeburt des bürgerlichen Individuums historisch als Möglichkeit aufgekommen, also mit dem Durchbruch der kapitalistischen Produktionsweise und dem Aufstieg der Bourgeoisie zur herrschenden Klasse. Davor, bei Jägern und Sammlern, bei Bodenbauern und Viehzüchtern, in der patriarchalischen Ausbeutergesellschaft, in der Sklavenhaltergesellschaft und im Feudalismus, hat es sie nicht gegeben - als freie Übereinkunft autonomer Individuen, die Gegenliebe beim geliebten Menschen voraussetzt und den sexuellen Umgang nur danach bemißt, als ein Menschenrecht beider, des Mannes *und* der Frau, Liebesbeziehungen als Gewissensbeziehungen mit einer Intensität und Dauerhaftigkeit, bei allen, immer und ums ganze, auf die sich die Menschen in Altertum und Mittelalter hätten keinen Reim machen können.

Diese Idee der Liebe gibt es wie unsere Art und Weise zu lieben erst seit einigen Jahrhunderten, sagen wir seit zehn Generationen. Die individuelle Geschlechtsliebe ist ein neuer sittlicher Maßstab. Sie gehört zu den historisch jüngsten Errungenschaften der Gattung Mensch, die immerhin seit fünf Millionen Jahren ihre Spur auf der Erde hinterläßt. Jener Mensch, den die Wissenschaft Homo sapiens nennt und dem sie uns zurechnet, lebt seit etwa zehntausend Generationen, denen wiederum gewiß einhunderttausend Generationen von Affenmenschen und Neandertalern vorausgegangen sind. Ist das nicht einer der Gründe für die Instabilität der Liebe und dafür, daß sie noch nicht zu sich gekommen ist?

Wesentlicher scheint mir ein anderer Gedanke zu sein. Das bürgerliche Individuum samt seiner individuellen Liebe hat es, konkret genommen, bisher nur auf dem Papier, also nicht konkret gegeben - im großen bürgerlichen Roman vor allem, daneben in wissenschaftlichen Traktaten über den Menschen. Tatsächlich ist das bürgerliche Individuum, dessen Prozeß des Entstehens schon einer des Zerfalls war, nie zu sich gekommen und folglich auch nicht die Liebe. Gesellschaftlich war die Liebe immer tot, aber sie lebt seit einigen Generationen in den Menschen - als Idee und Möglichkeit.

Viel mehr konnte sie bis heute nicht werden, weil die Disposition zur individuellen Geschlechtsliebe sogleich im Fortgang der Geschichte durch eine andere aufs äußerste behindert worden ist. Diese, von Reimut Reiche »Disposition zur Lohnarbeit« genannt, ist aber nicht nur Möglichkeit geblieben. Sie ist mittlerweile massenhaft manifest und beansprucht objektiv den höchsten Rang unter den menschlichen Verfassungen, indem sie dem Wesen der hiesigen Gesellschaftsformation seelisch gemäß ist. Die Disposition zur Lohnarbeit hat die Disposition zur Liebe von Anbeginn gewürgt und bis heute in der Latenz gehalten.

Als Kern zeigt sich: Die individuelle Liebe ist die Idee vom menschlichen Umgang des Menschen mit dem Menschen. Die Utopie der wirklichen Liebe setzt den Menschen *als Menschen* und sein Verhältnis zur Welt *als ein menschliches* voraus.

Die allgemeine Vernichtung der Liebe

Schauen wir uns um, betrachten wir die Voraussetzungen: Überall Herr und Knecht, oben und unten. Überall Unvernunft, Chaos, Zerstörung. Die Menschen von kleinauf erniedrigt, gedümpelt, entwertet, genötigt, isoliert, leer, voll Angst und ohne Würde. Wer tagein, tagaus als Maschine drei Handgriffe machen, wer Jahr um Jahr als Maske nutzlose Waren an den Käufer bringen, wer ein Leben lang als Handlanger tote Akten gegen Menschen führen muß, wer so im allgemeinen Leben zurechtgestanzt wird, der kann nicht einfach im Liebes- und Geschlechtsleben das Gegenteil von Maschine, Maske, Handlanger sein - plötzlich er selber, unverstellt, die Seele ganz gelöst.

Unterm Kreuz des Warenfetischs, unter der Diktatur des Tauschprinzips sind die *gesellschaftlichen* Beziehungen der Menschen wie Beziehungen von Ding zu Ding, von Sache zu Sache. In einer solchen Gesellschaftsformation sind die *mitmenschlichen* Beziehungen nicht einfach solidarisch, anständig, harmonisch, menschlich. Im schlechten Allgemeinen können die Beziehungen von Mensch zu Mensch nicht einfach gut sein.

Die Illusion der Liebe als Zwangsgestalt

Und doch wollen wir alle lieben und geliebt werden. Und doch wollen wir alle mit *einem* anderen Menschen glücklich sein, unsere Sinne befriedigen - ob Frau, ob Mann, ob hetero- oder homosexuell, so genannt. Wie kommt dieser Wunsch in jeden von uns hinein? Und warum hat er die Kraft einer Naturgewalt, obwohl die Liebe, die wir haben, kaum natürlicher ist als Zins und Zinseszins?

Liebesbeziehungen und Lusterleben gibt es beim Erwachsenen nicht losgelöst von den ersten, immer bestimmenden Empfindungen und Erfahrungen der frühen Kindheit. Die seelische Gegenwart ist ohne die seelische Vergangenheit nicht zu denken. Im Umgang mit *einem* Menschen, im allgemeinen der Mutter, wird unter hiesigen Verhältnissen der Mensch seelisch geboren, viele Monate nach der körperlichen Geburt. Die Psychoanalyse nennt diesen Vorgang Individuation, weil sie an der Vorstellung festhält, es entstünde dadurch, wenigstens im Kern, die Sorte Mensch, die bürgerliches Individuum zu nennen wir uns angewöhnt haben.

Das hohe und das niedere Lied der Liebe repräsentieren Himmel und Hölle der frühen Beziehung zur Mutter. Nichts ist wonniger, nichts ist ängstigender, als der Mutter nah, als ihr fern zu sein. Diese Gefühle begleiten uns von der Windel bis zum Leichentuch. Psychologisch gesprochen ist die Liebesfähigkeit eine sekundäre Bildung, die durch Prozesse des Versagens und Trennens, des Gewährens und Verbindens, die durch die Anpassung an die Realität erzeugt wird. Die Fähigkeit zu lieben ist in eins das Verlassen der Mutter und ihr Wiederfinden. Liebe und Lust sind von kleinauf zusammengebrannt mit Einsamkeit, Gewalt, Unterdrückung, Verbot und Angst auf der einen, mit allseitiger Wunscherfüllung, dem Eintauchen ins kollektive Seelenall und dem Gefühl, nun sei die Welt in Ordnung, auf der anderen Seite - eine Illusion, die lebenslänglich mit kindlich-seelischen Mitteln taub gesucht und gefunden wird.

Die Liebe als allgemeines Erfordernis des Lebens

Liebe ist aber nicht nur die Sehnsucht nach Kindheitsparadiesen voll lustvoller Harmonie. Liebe ist auch ein allgemeines Erfordernis des erwachsenen Lebens. Die Leere, Distanz und Kälte der Arbeitswelt, überhaupt des öffentlichen und gesellschaftlichen Lebens, sind im allgemeinen nur mit der Aufgabe, Nähe und Wärme einer Zweierbeziehung auszuhalten, die wenn schon nicht zu erreichen, so doch wenigstens versprochen sind. Das ist einer der Gründe, warum seit fast zwei Jahrzehnten ohne Unterlaß, massiert und immer schriller, über Beziehungen, »Verkehrsformen«, Sexualität und dergleichen geredet und geschrieben wird, neuerdings in Medizin und Psychologie über Paar und Paartherapie, warum über uns eine »Sexwelle« hinweggewabert ist und »Konkret« nun versucht, zum Thema konkret zu werden.

In der Tat: Nur wer die Verdinglichung und Verdrehung aller Beziehungen durch Liebe oder (die erst noch von ihr zu differenzierende) Verliebtheit, also mehr oder weniger mit den Mitteln des Rauschs, der Sucht, des Wahnsinns außer Kraft zu setzen sucht, kann die Wirklichkeit ein wenig zum Tanzen bringen und überleben. Wer nicht illusionär verkennt, wer nicht liebt, wird krank. Doch das ist unter hiesigen Lebensverhältnissen höchst gefährlich, ein Wagnis ersten Ranges, weil wir auf Abwehr und Erstarrung, auf das Niederhalten der Gefühle und das Prüfen der Realität ebenso angewiesen sind. Man kann es sehen: Wer im Orgasmus den Kopf verliert, dem ist nicht zum Lachen. Die Liebe - ein Kunststück, ein akrobatischer Seiltanz ohne Netz. Und viele liegen am Boden. Und viele brechen sich das Kreuz.

Alternativen im massenhaften Erleben?

Eine Alternative zu dieser Art zu leben und zu lieben, die den Namen verdiente, kann es nicht geben, da Individuum und Gesellschaft eine

Einheit sind und zugleich prinzipiell entzweit. Das, was uns als »Alternative« notwendigerweise beschäftigt hat oder einfach kursiert, ist Aufschrei und Aufruhr, zwangsläufig Abklatsch oder modisches Zeug, obszön, reaktionär oder nur von Privilegierten scheibchenweise einzulösen, letztendlich immer zum Scheitern verurteilt. Das gilt für die »freie Liebe« und die »Ehe auf Zeit« ebenso wie für Großfamilie und Kommune. Partnertausch und Gruppensexualität - ich sage es noch einmal - sind an kleinbürgerlicher Stupidität kaum zu überbieten. Sie sind weiß Gott zeitgemäße Sumpfblüten spezifisch zerstörter Sinnlichkeit. Der letzte Schrei schließlich, der »Singles« heißt, ist wirklich ein Schrei - aus Not, nach Hilfe, maßlos traurig, zum Weinen. Aus freien Stücken lebt niemand allein. Etwa die alkoholabhängigen Witwen? Die drogenabhängigen Jugendlichen? Die liebes- und arbeitsunfähigen Studenten?

Das öffentliche Gerede übers Alleinleben fällt nicht aus heiterem Himmel. Es kommt zwar, soweit ich sehe, wie ähnliches aus intellektuellen Unterschichten und solchen, die am Rande stehen. Es läßt uns aber fragen, ob nicht generell das Zersplittern der »persönlichen Autonomie« und die Brüchigkeit des Selbstwertgefühls, ob nicht der Zerfall des autonom gedachten Individuums und der Grad seiner Vergesellschaftung einem neuerlichen Höhepunkt zustreben, ob das nicht alles auf ein zwischenmenschliches Drama kollektiven Ausmaßes hinweist, wie es die Gattung Mensch noch nicht erlebt hat. Anders gesagt: Ob nicht aus Ich-Schwäche die Bindungsunfähigkeit, die Angst vor Nähe und Verpflichtung immer größer geworden ist, wobei sich der eingepflanzte Wunsch nach einer Bindung, nach einer dauerhaften Zweierbeziehung gleichzeitig weiterhin mächtig äußert und im Trotzdem enormes Leid produziert.

Manchmal denke ich: Es war noch nie so schwierig, zu lieben und geliebt zu werden, so oder so, und wir waren zugleich noch nie so auf Liebe und Gegenliebe angewiesen wie heute, auf Freundlichkeit, Rücksichtnahme, Achtung, Trost, Geborgenheit, letztendlich auf sittliche Werte und einen Sinn fürs Leben. Wo aber finden wir das im gesellschaftlichen Leben? Um so wahrer ist wohl: Noch nie war die utopisch-emanzipatorische Dimension von Liebe und Treue in der Gattungsgeschichte des Menschen so von Belang wie heute in der hiesigen Gesellschaft und Kultur.

Wer den Volksmassen, die in Zweierbeziehungen leben, Liebe und Treue suchen und aus objektivem Grund benötigen, von links sagen zu müssen meint, wie sie heute »anders« zu leben hätten, sollte auch das prüfen, bevor er in zynischer Weise massenhaftes Erleben und Verhalten diffamiert.

Wer unter hiesigen Bedingungen für lebenslange Treue, für Monogamie, für das Institut der Ehe plädiert, ist ebenso naiv bis zynisch wie jene, die dem Sinnlichen mit anderen Mitteln auf die Sprünge helfen wollen. Der kleine Bürger, der das Grau-in-Grau seines Alltags aufzufrischen sucht, indem er aufgeschnappte Sexualtechniken an seiner Frau exekutiert, ahnt nicht, daß das nur ein Reflex auf die allgemeine Verdinglichung des Mitmenschlichen ist. Der linksliberale Redakteur, der mit der lügnerischen Devise »Bei uns ist alles erlaubt« nach Hause kommt, angelesene Sexualpraktiken ausprobiert wie Eis am Stiel und sich dabei emanzipiert wähnt, macht den Beischlaf zur Klempnerei und zollt denselben Tribut. Wenn Menschen miteinander umgehen, als seien sie generalisierte Geschlechtswerkzeuge, entmenschlichen sie Sinnlichkeit und Sexualität auf ein weiteres. Die heutigen Partner, die einander »alles gestatten«, haben den Kampf um Liebe wider das honigsüße Klischee, um solidarische Treue wider die herrschende Praxis schon lange verloren. Sie handeln auf der Höhe der Unmoral: aufreißen, auslutschen, eintauschen, wegschmeißen. Wollen sie das nicht wahrhaben, müssen sie leugnen und lügen. Das nimmt immer ein böses Ende.

Die Psychoanalyse meint, manchen von uns immer wieder mit ihrem Postulat der »genitalen«, der »reifen« Liebe beunruhigen zu müssen. Doch ihre »genitale« Liebe gibt es im Leben nicht. Aber sie hat recht: Liebe ist nicht einfach da wie die Begierde. Sie muß ständig, ununterbrochen, unermüdlich erlernt, erarbeitet, in Beziehungen gehalten werden – als der Versuch zweier Menschen, einander jene Bedürfnisse zu befriedigen, die lebensgeschichtlich verbogen und gesellschaftsgeschichtlich zum Unding geworden sind.

Ich weiß: Mitmenschliches unter den herrschenden Lebensbedingungen suchen, heißt objektiv, das gesellschaftliche Unding Liebe immer wieder in seiner seelischen und sozialen Zwangsgestalt errichten, als verdinglichtes. Der hiesigen Gesellschaftsformation ist Liebe wesensfremd. Zwei Hindernisse stehen obenan: Erstens das Prinzip des Ganzen samt der Struktur der Mutter-Kind-Beziehung samt der Art und Weise der Kinderaufzucht mit ihren Resultaten. Zweitens – also nicht erstens – die zusätzliche psychosoziale Erniedrigung der Frau durch den Mann. Hinzu kommen die Tyrannis der sogenannten Heterosexualität, Lug und Trug der Alternativgeschlechtlichkeit, der Pompe funèbre um den Triebdurchbruch usw. usf.

Die individuelle Geschlechtsliebe ist eine Idee, die bisher nicht verwirklicht werden konnte, weil die eigentliche Menschheitsgeschichte noch nicht begonnen hat. Sie ist eine junge, instabile Fähigkeit des Menschen, derer er in menschlichen Verhältnissen nicht wird entraten wollen. In ihr überwintert Humanität. Was sie wirklich vermag, werden wir vielleicht einmal wissen - jenseits einer Gesellschaft, in der der Heißhunger des Kapitals alles Menschliche verschlingt, in der der Geschlechterkampf den politischen zusätzlich zerfleddert. Nicht für Lohnarbeit und Sexwellen, nicht für Plastik und Spülmittel, nicht für Bombe und KKW fließt das Blut der Menschen seit dem Feudalismus. Die sozialen Bewegungen haben immer auch um die Werte gekämpft, die die Liebe umschließt. Nicht nur des Hungers wegen hat es Revolutionen gegeben.

Und wenn sich der Hofhund von der Kette reißen wird, wird die Idee der Liebe vielleicht das sein, was sie uns seit Generationen zu sein verspricht: Losung und eine Kraft, die revolutioniert. Derweil aber bleibt uns nur, ihr Lied zu singen, mal hoch, mal nieder, und immer das allgemeine, zu stammeln, zu hoffen und zu kämpfen: um unsere Liebe heute - und morgen um die, die des Menschen ist.

Über den Doppelcharakter des Sexuellen

Subversiv ist einzig das Perverse - so lautet eine liberale Parole. Wenn es schon in den konfektionierten Sphären des Sexuellen kein Glück, keinen Rausch, kein Aus-der-Welt-Treten gibt, dann wird es hier versprochen. Hier habe die promesse du bonheur ihren Ort, hier tue sich der Trieb unmittelbar kund, hier gebe es keine Maskerade, und weil der Schein fehle, werde der Möglichkeit die Treue gehalten. Falsche Versöhnung finde nicht statt.

Tatsächlich erinnert das Loblied des Perversen vehementer als andere an den Doppelcharakter des Sexuellen: einerseits konform und gezügelt, andererseits subversiv und durchbrechend zu sein. Vehementer, weil von Tabus effektiv hochgeschaukelt. Ohne diese Verbotsmusik mahnt aber ebenso das Hohe Lied der Liebe. Wenngleich sich die unterliegende fetischisierte Verdinglichung in den Sphären des Sexuellen nach deren verschiedenen Seiten verschieden ausdrückt, so tut sie es doch immer. Um so unzulässiger ist es, die getrennten Sphären des Sexuellen getrennt zu halten. Die eine Illusion tritt ebenso als emotionale Zwangsgestalt auf wie die andere. Wird nur im Perversen die subversive Kraft des Sexuellen vermutet, ist die alte Separation auf inverse Weise in ihr Unrecht gesetzt. Sollte vordem das Abnorme ausgeräuchert werden, geht es jetzt dem Normalen an den Kragen. Beide Parolen verkennen, daß die Sphären des Sexuellen, vom Mysterium der Liebe bis zum Durchbruch des Triebes, eine Einheit bilden.

Weil das Ganze in sich widersprüchlich ist und sich nicht anders bewegt, vermag der Schein das Wesen nicht immer und ganz und gar abzublenden. Er erinnert auch immer wieder daran, wenngleich von Ferne und in Zwangsgestalt. Die Bourgeoisie hat die *Idee der freien, gleichen, individuellen Geschlechtsliebe* in die Welt gesetzt und auch die Möglichkeit. Das Pathos der Liebe erinnert daran wie die heutige Suche nach Identität. Das Beziehungselend beweist, an der Idee wird festgehalten. Sonst gäbe es dort schon lange Seelenfrieden wie in jenem Sektor, in dem die Sinnlichkeit ästhetisch abstrahiert ist. Daß der Widerstand sich über Gefühl und Leib artikuliert, weist darauf hin, wie weit die allgemeine Verdinglichung des Lebens fortgeschritten ist, wie sehr die Menschen nach innen getrieben sind. Aber auch: daß die gesellschaftlichen Fetische zerbersten. Wie keiner ganz an »die Selbstheilungskräfte des freien Marktes« glaubt oder daran, er werde im Arbeitsleben »zuerst als Mensch« genommen, so glaubt keiner ganz, daß die Lust, die ihm befohlen ist, alles sei.

Wie die Formen, in denen sich das gesellschaftliche Leben bewegt, nicht nur Lug und Trug sind, sondern von großer pragmatischer Bedeutung, weil alltäglich real und lebenserhaltend, so sind es auch die sexuellen Formen. Die alltägliche Liebe ist nicht nur ein Fetisch, der verkehrt und maskiert, sie ist auch ein allgemeines Erfordernis in der gesellschaftlichen Kälte, Distanz, Leere und Abstraktion. Wo sonst auch könnten sich die Menschen verstanden, geborgen und nahe fühlen, wenn nicht in ihren Liebesbeziehungen. Ist dem Sexuellen insgesamt sozial und seelisch die Funktion zugewiesen, gesellschaftliche Leere zu überbrücken, Lücken aufzufüllen, Sinn vorzutäuschen, Lebendigkeit einzublasen, die Menschen überhaupt noch etwas Menschliches spüren zu lassen, so tut das Sexuelle eben dies alles. In der Emphase der Partnerschaft und dem Lob aufs Paar hallen zwar die Ideologien von der Sozialpartnerschaft und von der Tarifautonomie wider. Sie enthüllen aber zugleich Ohnmacht und Depravation, die die Menschen im gesellschaftlichen Leben dazu bringen, sich mit ihren Produkten zu identifizieren. Jeder ahnt, daß Paarbildung, in welcher Form auch immer, keinen sicheren Unterschlupf garantiert. Um so verbissener und verzweifelter wird es versucht. Der Fetisch Liebe befestigt nicht nur die Einheit des Scheins, weil Barrieren gegen das Auseinanderfallen in widerborstige Lustmomente errichtet werden müssen. Er gründet auch auf anderen Widersprüchen, die sich zeigen, wenn das zerstört wird, woran sich alles zusammenfügte, wenn mit Haß quittiert wird, worum die Selbstaufgabe und das Fallenlassen nicht wußten.

Entsprechend beim Reizmoment. Es ist ja nicht menschenfeindlich, wenn Bedürfnisse und Wünsche geweckt und erzeugt werden. Warenästhetik meint ja auch, daß nicht nur mit Schein befriedigt wird, sondern daß auch neue Hungrigkeiten ihr Recht suchen werden. Auch hier wird nicht nur verheißen, die Möglichkeit ist objektiv. Die von der Warenwelt in ungeheurer Zahl und Qualität ausgestrahlten Reizmomente lassen durch Schablonisieren und endloses Rotieren die

Phantasiewelt nicht nur versanden. Sie bereichern auch, putschen auf und kritisieren die Festigkeit der objektiven Form, ohne die es sie gar nicht gäbe. Die unendliche Vielfalt und Virulenz der isolierten Reizmomente entwirft unwillkürlich das Bild eines gesellschaftlichen Zustandes, in dem nicht jeder Sinnenreiz vom Verstand blau geschlagen würde, weil er plötzlich einschließt, ohne höhere Weihe, oberflächlich und kurzlebig ist. Es scheint, als sei jetzt *die Idee des freien, gleichen, individuellen Sinnenreizes* in die Welt gesetzt, gegen dessen Isoliertheit an sich sinnlicher- und vernünftigerweise nichts einzuwenden ist. Das gleichzeitige Vorhandensein von dauerhafter Sinnesgemeinschaft und kurzlebiger Triebabfuhr erinnert daran, daß beides einmal in ein Gleichgewicht kommen könnte.

Vom Ende der Perversion

Eine in sich harmonische Möglichkeit des Sexuellen ist nicht zu erkennen. Von der hohen Liebe bis zum niederen Triebdurchbruch bilden die Sphären des Sexuellen zwar eine Einheit. Der Verliebungsprozeß ist nicht unnatürlicher als die suchtartige Perversion. Das Lob der Ehe ist der Tadel des Reizes. Das Abweichende ist ohne das Übliche weder zu denken noch zu verfolgen. Die partiellen Lüste gehören zum normalen Liebesleben wie dieses zu jenen. Doch die Einheit der sexuellen Sphären ist die des ungelösten Widerspruchs. Deshalb sind beide, Liebe wie Perversion, konform und subversiv zugleich, beklagen, jede für sich, in der Maske des falschen Glücks, in der lustvollen Lustfeindschaft ebendieselben. Ließ die hohe Sphäre eher in äußerer Stille und die niedere mit den Mitteln des Schocks andere Möglichkeiten erahnen, machen sich heute ein Beziehungskistengetöse in der einen, allgemeiner Straßenlärm und ein letztes Gegurgel in der anderen breit.

Die partiellen Lüste produzieren in der Perversion keine andere Einheit als die verdinglichte. Die Fremdartigkeit des Perversen widerspricht der falschen Eigenartigkeit des Normalen, hat aber keine Kraft mehr, sobald sie sich manifestiert. Läuft das Perverse zwanghaft in sich selber, wird es von der allgemeinen Verdinglichung erfaßt, ist es so widerstandslos wie die gemeine Verliebtheit sowieso. Das hat die partiellen Lüste, die Perversionen, das Sexualverbrechen an den Rand der bisherigen Existenz gebracht, einige schon ausgerottet, andere überlebt.

Gleichgeschaltet ist beispielsweise der Notzüchter. Behandelt er doch Menschen wie Dinge, die man ohne Schuld und Schande benutzen kann. In den USA hat er sich schon lange zu den konformen Verbrauchern gesellt, also seinen einstigen Status eines Individualpathologen mit vereinzeltem Seelenschicksal abgelegt. Dort hat man sich als Frau nicht nur bei Nacht und in zweifelhaften Gegenden in acht zu nehmen. Und selbst das für Lehrbuchgläubige Unvorstellbare wird dort beobachtet: Frauen vergewaltigen Männer, was technisch etwas komplizierter ist. Das Skandalöse am Notzüchter ist, das er etwas wahr macht, was niemand wahr haben will. Er nimmt andere Menschen als so belanglos, willenlos, bereits abgestorben und zu Stoff geworden, wie es zwar im objektiven Zug liegt, im Alltagsbewußtsein aber maskiert bleibt. Indem der Vergewaltiger die Devise wahr macht, nach der der Mensch nur dann zählt und nur so viel, sofern und inwieweit er benutzbar ist, variiert er das Generalmotto: Nach uns die Sintflut. Die Aufklärer müssen tief in die Fetischkiste greifen, um den Betroffenen weiß zu machen, das alles habe nichts mit der allgemeinen Verdinglichung zu tun. Warum der kleine, bisher ebenso graue wie unbescholtene Angestellte rudelhaft zum Vergewaltigen übergegangen ist, wird dabei so klar beantwortet werden wie es eine Kloßbrühe ist.

Gleichgeschaltet ist auch der Pädophile. Er macht augenblicklich auf penetrante Weise deutlich, daß nichts und niemand der Benutzung entgeht. Ein Schonraum für Kinder wäre ja auch ebenso anachronistisch wie das Tabu, das auf deren Sexualität liegt. Doch das Skandalöse am Pädophilen ist, daß er den Kindern jene Liebe geben will, die generell versprochen, aber kaum vermocht wird. Er nimmt die Kinder so ernst, wie es ein Fernsehapparat nicht fertig bringt. Das erzeugt ein Unbehagen und wirkt vielleicht subversiv.

Sind die Pädophilen noch etwas davon entfernt, als soziale Minderheit anerkannt zu werden, stehen die Transsexuellen kurz vor dem Ziel. Sie tun heute das, was bisher nur Homosexuelle richtig fertig gebracht haben: auf die Straße gehen, die Medien benutzen, sich organisieren, als Gruppe gegen Gesetze kämpfen. Wie die Homosexuellen sind sie dabei, nicht mehr als individuell grotesk, vielmehr als biopsychische Minorität angesehen zu werden. Das wird auch die Verfolgung variieren.

Ins Komische abgedrängt und total überholt sind der Exhibitionist und der Voyeur. Im Zeitalter des Zur-Schau-Stellens und der Sexografie sind sie um das Schockierende ihrer Existenz gebracht. Nicht nur in Dänemark hatten die Normalen sehr schnell nur noch ein müdes Lächeln für die Gliedvorzeiger übrig, nachdem in Kino, Fernsehen und Schaufenstern Geschlechtswerkzeuge in ausreichender Menge und Variation ihren Auftritt gehabt hatten, die Stupidität ihrer bloßen Erscheinung verratend. Von nun an waren die Exhibitionisten auf ein weiteres genötigt, um Bestrafung und das Ekelgefühl der anderen zu kämpfen. Richter, ja selbst Polizisten und psychiatrische Ermittler sind zu milde geworden. Liebevoll vernichtend nennen sie sie ihre »Exis«. Obgleich überlebt und existentiell bedroht, tanzen Exhibitionisten und Voyeure weiterhin aus der Reihe. Wollen die einen das globale System des Grauens und der Greuel mit einem steifen Glied schockierend unterbrechen, betreiben die anderen etwas heimlich und verschämt, was ansonsten öffentlich ist und ohne jede Scham.

Schon ausgerottet im Leben wie im Gesetz- und Fachbuch ist der Sodomit. Man muß zu den Werken der ersten Sexualpathologengeneration greifen, wenn man erahnen will, wie besonders der Kaninchenliebhaber einst war. Die heutigen Sodomiten, die sich massenhaft mit ihren Lieblingen häuslich, sklavisch und steuerzahlend eingerichtet haben, machten solchen Sonderlingen den Garaus. Sie wären womöglich auf beschämende Weise darin erinnert worden, daß sie ohne ihre Haustiere überhaupt keine Gefühle mehr placieren könnten, überhaupt keinen Verkehr mehr hätten. Der alte Sodomit ist in der Normalität aufgegangen. Er wurde wegrationalisiert.

Dieses Schicksal ist gewiß kein einzelnes. Nicht nur Exhibitionisten und Voyeure und natürlich Fetischisten werden aufgerieben, auch die guten alten Transvestiten und gewisse, lange schon sirrende Homosexuelle. Hat den einmaligen Damenimitator längst der kulturelle Transgestismus, die transvestitische Massenshow geschluckt, müssen diese Homosexuellen dem Gemeinwohl dienen, indem sie in der Sphäre der Zirkulation mit der Strumpfhose ein Stück von sich selber charmant veräußern. Das ist Ausrottung durch Verramschung. Die Vereinheitlichung der Sinnlichkeit in der Form der ästhetischen Abstraktion liefert dazu das Modell.

Es ist also nicht die Weichheit der normalen Männer allein, die alle hart gemacht hat. Lassen sich die einen jetzt die Geschlechtsorgane herausschneiden, tun die anderen oft so. Wer noch vor einer Generation blande effeminiert war oder ein Kleiderfetischist, muß heute das Geschlecht wechseln, was natürlich unmöglich ist. Wer ephebophil war, soll heute gefälligst kleine Kinder begehren. Wer einfach homophil empfand, wird heute nicht selten von Leder, Muskeln, Schweiß, Uniformen oder allerlei Torturen angezogen. In solchen Stufenleitern lösen sich die klassischen Abweichungen und Perversionen auf.

Bleibt als einzigartig der Sadomasochist? Höchstens, weil sein Begehren unterm Aspekt von Gefahr und Verbrechen und Katastrophe angesichts der wirklichen Lage ebenso altmodisch wie harmlos ist. Aus allgemeinem Grund muß ihm jede Erniedrigung ins Menschenfreundliche, jedes Auspeitschen ins Gemütliche mißraten. Er spielt Herr und Knecht, und die Welt ist so. Er phantasiert die kleine Vernichtung, und die große ist real. Das macht seine Vorlieben objektiv makaber. Dabei wäre es so süß, beides zu sein, einmal der Henker, andermal der Hingerichtete - und doch moralisch bei sich.

Lob des Triebes

Zu fragmentarisch ist Welt und Leben -
Ich will mich zum deutschen Professor begeben.
Der weiß das Leben zusammenzusetzen,
Und er macht ein verständlich System daraus;
Mit seinen Nachtmützen und Schlafrockfetzen
Stopft er die Lücken des Weltenbau's.

Heinrich Heine, Buch der Lieder

Der Sexualforscher Gunter Schmidt hat uns im Verlauf des letzten Jahrzehnts mit einer These konfrontiert, die Sexuelles und Sexualwissenschaft ins Mark trifft. Sie lautet: »Die Annahme eines Sexual*triebes* ist nicht haltbar, es gibt ihn nicht ... Das Triebmodell der Sexualität ist eine Ideologie, eine gesellschaftliche Definition von Sexualität, nicht wissenschaftliche Erkenntnis.« (1982a, S. 27, 29) Diese These ist Schmidt offensichtlich wichtiger als jede andere; er hat sie Jahr um Jahr in Aufsätzen und Vorträgen zu begründen versucht (1973, 1974, 1975, 1977, 1978, 1980, 1982a, 1982b, 1982c). Alle Branchen vom richtigen Leben - Psychologie, Medizin, Pädagogik, Sexologie, Volkshochschulen und Katholische Akademien - sind jetzt ins Bild gesetzt und haben, soweit ich hörte und sah, den Schmidtschen Gedanken entweder als selbstverständlich passieren lassen oder erleichtert übernommen. Endlich schien wissenschaftlich begründet zu sein, warum das Sexuelle gesellschaftlich so bereitwillig ist, warum das Erotische im privaten Leben nicht zu sich treibt. In diesen Tagen schließlich hat jener ordentliche Teil der Frauenbewegung sein Einverständnis signalisiert, den Alice Schwarzer (1982) repräsentiert, nachdem die Psychoanalytikerin Margarete Mitscherlich-Nielsen (1978, 1980, 1982) schon vor Jahren kein Problem darin gesehen hatte, mit Schmidts Auffassung übereinzustimmen. Letzteres verwundert kaum, wenn man bedenkt, daß es in der Psychoanalyse seit mehr als 40 Jahren immer breiter werdende

Strömungen gibt, die Freuds Trieblehre entweder bekämpfen oder ignorieren.

An die Stelle des sogenannten traditionellen Triebmodells setzt Gunter Schmidt ein »alternativ« genanntes »Motivationskonzept«, welches er einmal als »Bereitschaft zur Lust«, andermal als »Lustsuche-Modell« übersetzt (1977, S. 433; 1982c, S. 3, 31). Ein von Whalen entwickeltes »Zweikomponenten-Modell« entspreche »heute ... noch am ehesten den *wissenschaftlichen Fakten*« (1975, S. 34; Hervorhebung von mir). Die zwei Komponenten sind: *arousal* und *arousability*, die Schmidt in seiner jüngsten Arbeit einschränkungslos zu »Erregung« und »Erregbarkeit« adaptiert hat und wie folgt definiert: »Erregbarkeit ist die inter- und intraindividuell variierende Bereitschaft, auf eine sexuelle Situation sexuell zu reagieren«; Erregung ist »das momentane Niveau sexueller Stimulation und ist eine Funktion der Erregbarkeit und einer gegebenen äußeren und inneren Situation« (1982c, S. 3 f.). That's all. Ich schlage hoffentlich nicht über die Stränge, wenn ich dieses »Modell« und die »Definition« seiner »Komponenten« als leere Rotation bezeichne und das typisch akademisch-psychologische Aufgemotze dieser Hülse – »inter- und intraindividuell variierend« – zu nichts weiter geeignet, als bei jenen, die schreckhaft und wissenschaftsgläubig sind, eine Denkhemmung auszulösen.

Anfänglich begründete Schmidt sein Konzept ausnahmslos mit Annahmen der rationalistischen US-Sexualforschung und der Tierpsychologie.[1*] Heute, namentlich in einem umfangreichen, für die Hogrefe-Enzyklopädie der Psychologie verfaßten und momentan im Druck befindlichen Aufsatz (1982c), bringt er sein Konzept, ohne jedoch von den bereits vor zehn Jahren formulierten behavioristischen Hypothesen abzurücken, zusätzlich mit einigen Anschauungen einiger Denker der hiesigen Kultur in Berührung. Das hat mich animiert, meinem Freund zu widersprechen. Einig bin ich mir mit Gunter Schmidt darin, daß eine vielleicht in Gang kommende Debatte unserer Branche und unserer Fachgesellschaft nicht nur gut anstehen dürfte, sondern auch guttun.

Der Begriff des Triebes, der uns durch Freud geläufig ist, umschließt eine der großen Ideen der Aufklärung. Ohne die anderen der verschiedenen Perioden, wie Bewußtsein, Subjekt, Lust, Glück, Erkenntnis, Vernunft, Freiheit und Liebe, kann er nicht gedacht werden.

---

* Hochgestellte Ziffern beziehen sich auf Anmerkungen; vgl. S. 190 ff.

Ideengeschichtlich gehört der Triebbegriff zum materialistischen wie zum idealistischen Denken, wenn Sie mir diese stereotype Trennung einmal gestatten. In beiden Lagern gibt es Philosophen, die den Trieb (oder ein Äquivokes) preisen und solche, die ihn verachten und verpönen. Unter den Materialisten sind letztere jedoch recht selten, weil jeder Materialismus, mehr oder weniger eingestanden, auf sensualistischen und triebnaturalistischen Annahmen gründet, weil Materialisten den groben Nöten der Menschen näher sind als Idealisten. Alles Lebendige, sagt Feuerbach, »will ... glücklich sein ... Der Glückseligkeitstrieb ist der Ur- und Grundtrieb alles dessen, ... was ist und sein will ... Die allererste Bedingung des *Willens* ist ... die *Empfindung.* Wo keine Empfindung, da ist ... kein Uebel; wo aber kein Uebel, da ist auch ... kein Trieb, ... sich des Uebels zu erwehren, kein Wille ... Widerwille gegen Noth und Pein ... ist ... *der* Wille, womit ein empfindendes Wesen sein Dasein beginnt und erhält.« (Zur Ethik, S. 231) Wie bei jedem wirklichen Materialisten ist auch bei Feuerbach Natur nichts Unentzweites. »Die Sinnlichkeit«, heißt es bei ihm, »ist die Quelle der Lust, aber sie ist auch die Quelle der Schmerzen, der Leiden, der Krankheiten.« (Über Spiritual. u. Material., S. 151) Denken können wir das Leben, sagt Engels, nur »mit Beziehung auf sein notwendiges Resultat, das stets im Keim in ihm liegt, den Tod« (MEW 20, S. 554).

Substantiell gehört der Begriff des Triebes weder allein der materiellen noch allein der ideellen Sphäre an. Freud erschien der Trieb, das Seelenleben »von der biologischen Seite her« betrachtend, »als ein Grenzbegriff zwischen Seelischem und Somatischem, ... als ein Maß der Arbeitsanforderung, die dem Seelischen infolge seines Zusammenhanges mit dem Körperlichen auferlegt ist« (GW X, S. 214; vgl. auch GW V, S. 67; XI, S. 402; XVII, S. 70). Rein ideell gedacht, von der Welt der Physis, von Fleisch und Blut abgetrennt, tendiert jeder Trieb zur schlechten Metaphysik, kommt bestenfalls in Präambeln vor, wie in der der amerikanischen Unabhängigkeitserklärung vom 4. Juli 1776 als »the pursuit of happiness«, wozu es ja dann auch gekommen ist. Wird das Moment des Leiblichen, »das materialistische Salz am Materialismus«, von dem Adorno in einer Vorlesung sprach, ignoriert, greift nicht nur jedes materialistische Denken zu kurz, es kann auch zur Tagesordnung übergegangen werden wie bei allen »unalienable rights« der Menschen. Rein materiell gedacht, ist jeder Trieb sinnlos, gibt auch als irgendwie qualifizierter nichts her für eine Lehre vom richtigen Leben, tendiert als festgesetzter zur Automatik. Freiheit und Gerechtigkeit kann er uns nicht lehren.

Substantielle Begriffe hatten in der Philosophie immer ihren Gegenbegriff. Der eine war dabei das Problem des anderen. Typischerweise fehlt das dem Schmidtschen Motiv. In diesem einäugigen Ausdruck reflektiert sich nichts (mehr) vom kritischen Denken. Meinte das lateinische *motus* auch Aufruhr und Erhebung, geht die im Mittelalter gebildete und seither ausgebleichte Vokabel »Motiv« heute schnurstracks auf Zwecke und Leitgedanken. Fast so ephemer wie die modernen Ausdrücke »Gruppe« oder »Paar« läßt sie sich weder mit Glück, also dem Eudaimonismus, noch mit Lust, also dem Hedonismus, noch mit Sinnlichkeit überhaupt sinnvoll in Berührung bringen. Ganz anders beim Trieb. Dieses Wort ist seit dem 16. Jahrhundert aufs engste mit dem wirtschaftlichen und politischen Leben verbunden: Betrieb, Vertrieb, Triebwagen, Treibstoff, Abtreibung, Treibjagd, Triebtäter usw.[2] In verschiedener Denkgestalt hat der Begriff des Triebes durch die Jahrhunderte hindurch seinen Widerpart. An ihm gewinnt er Substanz oder verliert sie. Bei Kant stehen sich im Prozeß der Erkenntnis Sinnlichkeit und Verstand gegenüber, Schopenhauer faßt die Welt als Wille und Vorstellung, Nietzsche konfrontiert dem Apollinischen das Dionysische, Freud unterscheidet Primär- und Sekundärprozeß, und selbst bei Pawlow gibt es ein 1. und 2. Signalsystem des Menschen.

Durch und durch moderne Theorien dagegen stellen den widerspruchsvollen Prozeß der Wahrheitsfindung und des Lebens still. Foucault z.B., auf den sich Schmidt beruft, tut wie Lévi-Strauss, Lacan, Althusser e tutti quanti die Frage nach der Wahrheit und dem Denken als obsolet ab, seine Nacktheit mit allerlei Lametta bedeckend. Reine Theorie, die den Praxisverzicht ontologisiert und die Verantwortung an per se eigenmächtige Instanzen und Strukturen delegiert, spaziert Arm in Arm mit reinem Aktionismus und der sattsam bekannten Theoriemüdigkeit durchs Land. Hielt die große Philosophie, ob sie nun von der Idee oder von der Materie her dachte, oft gegen ihre erklärte Absicht an der Einheit des Problems fest, stellt sich durch und durch moderne Theorie auf eine Seite. Das kann besonders leicht an den Zerfallsprodukten der Psychoanalyse studiert werden, liegt doch bei Lacan die ganze Wahrheit auf der Seite des Unbewußten, ist ihm doch alles Wissen nichts als ein Bild aus Lug und Trug. Allerdings ist diese falsche Mystifikation auch eine Reaktion auf das Ermächtigen des Bewußten, welches die psychoanalytische Ichpsychologie vollzogen hat. Diese zwei Seiten ein und derselben Medaille hatte ich warnend vor Augen, als ich mich mit Schmidts bewußtseinspsychologischem

Konzept auseinanderzusetzen begann. Wer ein Lob des Triebes singt, muß höllisch aufpassen, nicht in schlechte Gesellschaft zu geraten, denn er ist von allen Blut- und Boden-Ideologien ebenso umzingelt wie von den Anhängern des Neuen Irrationalismus umgarnt.

Im Gegensatz zu den Revisionen und Modernisierungen der Psychoanalyse hielt Freud an der Einheit des Problems fest. Er war ein Philosoph, weil er ein menschliches Leben ohne Wahrheit nicht für möglich hielt. Er war ein radikaler Aufklärer, davon überzeugt, der Mensch müsse sich erst selbst verstehen, wenn er sich verändern wolle. Den nicht zu sich gekommenen Wünschen, den erstickten Sehnsüchten, überhaupt dem verbotenen Leben gab er einen regulären Ort; er stellte sie, wie eine Mahnung und Hoffnung, dem notvollen Leben zur Seite. Schon 1892/93 sieht er die »gehemmten Vorsätze« aufbewahrt »in einer Art von Schattenreich«. Dort fristeten sie »eine ungeahnte Existenz«, »bis sie als Spuk hervortreten und sich des Körpers bemächtigen, der sonst dem herrschenden Ichbewußtsein gedient hat« (GW I, S. 15). Den erhabenen Idealen, dem freien Willen, der selbstgewissen Vernunft der Bürger setzte Freud solchen Spuk entgegen. Ihr siegreiches Handeln gründete jetzt auf Triebverzicht, Wunschverdrängung und Gedankenhemmung. Er behauptete also, »daß das *Ich nicht Herr sei in seinem eigenen Haus*«. Das nannte er 1917 »die dritte Kränkung der Eigenliebe«, die als »psychologische« der kosmologischen des Kopernikus und der biologischen des Darwin gefolgt sei (GW XII, S. 11). Marx, bei dem auch von Spuk die Rede ist, wenn er seinen Begriff des Fetischcharakters verständlich machen will, hatte bereits vorher die selbstbewußten Mitglieder der bürgerlichen Gesellschaft essentiell gekränkt, indem er ihr Bewußtsein als objektiv verdrehtes analysierte. Beide, Freud und Marx, gehören zu jenen Aufklärern der Neuzeit, die den Oberflächencharakter des Bewußtseins durchschauen und mit der cartesianischen Tradition brechen, ohne in einen geistfeindlichen Irrationalismus zu verfallen.

Alles andere als ein Apologet der heute kursierenden Psychoanalyse, mußte ich Freud erst einmal würdigen, weil Gunter Schmidt ihn einzig als einen blanken Biologen, Elektrizitätsenergetiker und Hydrauliker wahrnimmt und als solchen in diversen Handbüchern der akademischen Psychologie oder auf den Versammlungen der US-Sexologen vorführt, wissend, auf welchem Boden er operiert.

Weder der Freudsche Triebbegriff noch irgendein anderer hat für Schmidt einen ideengeschichtlichen Ort, einen philosophischen oder anthropologischen Gehalt. Seine Vorstellung vom Trieb ist somatologisch. Könnte er sonst die physiologischen Mangelzustände bei Hunger und Durst gegen den Sexualtrieb ausspielen - nach dem, was Reimut Reiche im Anschluß an Marx und Adorno schon 1972 auf unserer 11. Tagung allgemein über die Bedürfnisse der Menschen gesagt und am Bedürfnis Hunger treffend illustriert hat?[3] Wie käme er sonst dazu, »die ausführliche Diskussion der physiologischen Bedingungen der Sexualität« als »Grundlage« (1982c, S. 1) seiner Thesen zu bezeichnen? Tatsächlich gibt sich Schmidt nicht nur in seinen ersten Arbeiten der Hormon- und Gehirnforschung am ausführlichsten hin. Hätte man das damals noch als ein Problem des Austarierens ansehen können, das nicht gelöst worden ist, weil er von der Aufgabe, die Resultate jener Forschungsbereiche einmal zu überblicken, allzusehr eingenommen war - eine Bürde, derer er sich selbstverständlich zuverlässiger als alle vor ihm entledigt hat -, hätte man also die Schieflage des Anfangs als zufällig interpretieren können, ist das heute unmöglich, zumal es an internen kritischen Hinweisen nicht fehlte. Heute muß die Schieflage - mehr als die Hälfte des jüngsten Aufsatzes ist der Diskussion hormoneller und nervaler Hypothesen gewidmet - als kennzeichnend betrachtet werden. Schmidt wirft Freud vor, er habe zeitlebens ein Sexualtoxin gesucht, und tut es selber.

Level um Level, Korrelation um Korrelation klopft er die sogenannten Sexualhormone daraufhin ab, ob sie nicht doch das Movens des Seelen- und Sexuallebens seien. Stellt sich nach Durchsicht der wuchernden Literatur heraus, daß - beispielsweise - ebensoviele Studien für einen »Gipfel sexueller Aktivität« in den Tagen *vor* der Menstruation wie in den Tagen *nach* der Menstruation plädieren, wird der Reviewer methodenkritisch. Das ist Schmidt: Er kritisiert immanent vernichtend, weil er aber immanent kritisiert, wird nicht die ganze Frage gestürzt, sondern auf eleganterem Level an der ganzen Unsinnsforschung festgehalten, an einer unsinnigen Forschung im Sinne des hier kritisierten Zwecks. Psychoendokrinologen werden sich bei ihm zu bedanken haben.[4]

Dabei dürfte er so wenig von *Sexual*hormonen sprechen wie er vom Sexualtrieb reden will. Kommt doch dieses Bezeichnen - das habe ich von Norbert Boller gelernt - aus einer kulturellen Überschätzung. Schließlich haben diese Hormone nur unter anderem Effekte an den Fortpflanzungsorganen, und mit Sexualität in unserem, im emphatischen Sinn haben sie gar nichts zu tun. Wäre am Ende des 19. Jahrhunderts all das über die Leber bekannt gewesen, was heute beunruhigt, hätte man vielleicht nicht angestanden, sie als Sexualorgan und ihre Stoffe als Sexualtoxine zu bezeichnen. Ich denke, Gunter Schmidt steht in dieser mechanisch-naturalistischen Tradition, die zugleich immer, wie ich noch zeigen möchte, dazu neigt, sich in einem metaphysischen Materialismus zu verheddern.

Könnte er sonst 1982 allen Ernstes neuroendokrin rätseln, woher die Sexualität der Frau kommt, ob sie auf »männliche« Hormone angewiesen sei? Solches Fragen ist aberwitzig. Hat, wer so rätselt, noch das Recht, Herrn Dörner aus der DDR wegen seiner Parole zu belangen, die Homosexualität des Menschen sei eine Neuroendokrinopathie? Aber Schmidt ist bündig: »Offenbar ist auch das Vermögen, erotische Fantasien und Vorstellungen zu entfalten, auf Androgene angewiesen.« (1982c, S. 7) Überall munkelt ihm erste Natur, überall folgt er getreulich dem dunklen Singsang der schlechten Medizin. Die Pille-Verlangen-Diskussion wird organisch wiederbelebt, obgleich sie Piet Nijs (1972) schon vor Jahren in ein anderes Licht gerückt hat. Daß »Androgengaben zumindest bei manchen Frauen mit sexuellen Funktionsstörungen (Erregungs-, Orgasmusstörungen) die sexuelle Ansprechbarkeit steigern« (1982c, S. 15), schließt Schmidt nicht aus, gibt aber, korrekt wie er ist, selber an, daß diese Korrelation nie nachgewiesen worden ist. Könnte er doch die Wirkungen des sogenannten Nichtrationalen so ernst nehmen wie die rationalistischen Hypothesen seiner Gewährspersonen. Doch er tritt in die ja tatsächlich für uns alle so selbstverständlich klingenden Fundgruben der Somatiker hinein: »Beim Vorhandensein von Androgenen während der kritischen Periode (gemeint ist eine der fetalen Entwicklung, V.S.) wird der Hypothalamus im Erwachsenenalter die Ausschüttung der Gonadotropine aus der Hypophyse nichtzyklisch (männlich), bei der Abwesenheit von Androgenen zyklisch (weiblich) steuern.« (Ebd., S. 17) Aber auch dafür gibt es beim Menschen keine erste Evidenz, zeigen doch Frauen mit einem adrenogenitalen Syndrom keine Zyklusstörungen.

Von den sogenannten Sexualhormonen ziemlich enttäuscht, wendet sich Schmidt den Hypothalamus-Hypophysen-Keimdrüsen-Regelkreisen zu. Bis zur Psychochirurgie-Debatte hatte er ein sexuelles Motivationszentrum im Gehirn gesucht, etwas, worauf Freud übrigens *generell* verzichtet hat, indem er eine psychische Lokalität annahm, der keine materielle Existenz zukommt. Und auch heute ist Schmidt noch nicht kuriert. Der gerade verfaßte Handbuchartikel enthält einen umfangreichen Abschnitt mit dem vielsagenden, von Orthner (1955), dem theoretischen Kopf der hiesigen Psychochirurgen, inspirierten Titel: »Zur zentralnervösen *Steuerung der Sexualität*«. Dieser Abschnitt soll »die Bedeutung zentralnervöser Systeme für die *Kontrolle der Sexualität*« erörtern (1982c, S. 20; Hervorhebung von mir). Da sich nichts Relevantes ergeben kann, wird die Frage radikal erweitert: »Ob die Gonadotropine oder Releasing-Hormone darüber hinaus die Sexualität auch *direkt beeinflussen*, ist noch wenig geklärt. Hinweise gibt es ...« (ebd., S. 21; Hervorhebung von mir). Dann werden die nichthormonproduzierenden Systeme des Zwischenhirns diskutiert, und da tappt Schmidt in zwei Fallen, die er sich selber gelegt hat. Er behauptet, daß diese Systeme »das sexuelle *Verhalten* beeinflussen« (ebd., S. 21; Hervorhebung von mir). Einige Jahre davor hatte er noch gefordert, »streng zu unterscheiden zwischen sexueller Motivation und sexuellen Verhaltensweisen, Gewohnheiten oder Vorlieben«, wie es alle Motivationsforscher von Freud bis Whalen getan hätten, weil »habits« oder Triebschicksale »wahrscheinlich ein Produkt individueller und kollektiver Erfahrungen« seien (1975, S. 40). Und die zweite Falle: Diese »Systeme« sind ja identisch mit jenen, in die die Psychochirurgievertreter ihre »Sexualzentren« legen. Da Schmidt diese Hypothese heute zurückweist, muß er auch diese Frage radikal erweitern und zu unablässiger Forschung aufrufen: »Hormonimplantate sind auch in anderen Gebieten des Zwischenhirns wirksam als im Ventromedialkern und in der präoptischen Region. Weiterhin gibt es vermutlich sehr starke Speziesunterschiede im Hinblick auf die Gebiete des Zwischenhirns, die bedeutsam für das Sexualverhalten sind. Schließlich ist zu vermuten, daß es auch Systeme im Zwischenhirn und anderen Hirngebieten gibt, die *hormonunabhängig* das sexuelle Verhalten steuern.« (Ebd., S. 23) Die zentralnervöse Steuerung des Sexualverhaltens scheint also gerettet zu sein, und welche Erweiterung Schmidt auch vollzieht, seine US-amerikanischen Gewährspersonen haben sie schon hinter sich. Dieses Anlehnen bringt ihn auch dazu, politisch-soziale Begriffe wie Emanzipation, Kontrolle und Antizipation ohne Wenn und Aber auf animalisch-physiologische Prozesse anzuwenden (vgl. u.a. 1977, S. 434; 1982c, S. 2, 20), wodurch sie ihren Sinn verlieren.

Bleiben die monoaminen Neurotransmitter, auf die Schmidt frühzeitig große Hoffnung setzte: »Neue Erkenntnisse für die sexuelle Motivation sind womöglich schon in kurzer Zeit durch die Erforschung der Bedeutung der Monoamine des Gehirns für die Sexualität zu erwarten.« (1973, S. 62; 1975, S. 38) Heute steht er natürlich mit leeren Händen da, läßt aber nicht ab: »Die Bedeutung der monoaminen Neurotransmitter für die Sexualität des Menschen ist bisher noch ungeklärt.« (1982c, S. 24) Vielleicht findet er ja doch noch den Stoff, aus dem er die sexuelle Motivation so gern entspringen ließe.

Einstweilen behilft sich Schmidt mit einem sogenannten Lustsuche-Modell. Das hat nämlich nicht nur ein bewußtseinspsychologisches Bein à la Holt - sexuelle Motivation sei durch »die Erwartung oder gedankliche Vorwegnahme von Lust« zu erklären (ebd., S. 3) -, sondern auch ein unmittelbar natürliches à la Hardy: »Das Lustsuche-Modell leugnet nicht die biologische Fundierung der Sexualität. Es geht von der Prämisse aus, daß wir mit einer neurophysiologischen Ausstattung geboren werden, die uns Körperkontakt, Berührung und Stimulation der erogenen Zonen und Genitalien, Orgasmus und die damit einhergehenden Emotionen als angenehm und lustvoll erleben läßt. Diese Ausstattung begründet den autochthonen Erlebniswert der Sexualität, sozusagen ihre ›natürliche‹ Befriedigungsbasis.« (Ebd., S. 3) Endlich ist es heraus: Für Schmidt sind Organe, Hormone, Neurotransmitter nicht nur die unbestrittene körperliche Voraussetzung für den körperlichen Ablauf der seit einiger Zeit sexuell geheißenen Reaktionen - wie Magen, Darm und Enzyme für Verdauungsvorgänge. Sie begründen aus sich selber einen sexuellen »Erlebniswert«, wie wohl dann auch die neurophysiologische Ausstattung des Gehirns einen »autochthonen Denkwert« begründet. Die Lust aus Freuds erogenen Zonen ist ihm angeboren und die »Erregbarkeit« »*determiniert* durch physiologische Zustände des Organismus, aber auch« - und dieses »auch« sagt alles - »durch lebensgeschichtliche Erfahrungen« (ebd., S. 3; Hervorhebung von mir). Unter einem rationalistischen, sozialisatorisch drapierten Mantel treiben hier chthonische Kräfte ihr Wesen.

Dabei ist Gunter Schmidt angetreten, dem »starren biologischen Triebmodell der Psychoanalyse« (1975, S. 45) mit Wissenschaft den Garaus zu machen.[5] Richtig ist, daß Freud immer wieder betonte, »all unsere psychologischen Vorläufigkeiten (sollen) einmal auf den Boden organischer Träger gestellt werden« (GW X, S. 144).[6] Ebenso trifft aber zu, daß er - im Fall der Sexualität wie der seelischen Erkrankungen - verhindern wollte, daß das Unanständige und Unerwünschte als »bloß psychische Sache« (GW XIV, S. 50) abgetan würde, daß nach seiner »Selbstdarstellung« eine solche Rückversicherung »der ärztlichen Auffassung zugute« (ebd., S. 50) kam und daß er im übrigen, wohlgemerkt

1931, die »Hoffnung«, uns werde »die Biochemie eines Tages einen Stoff darstellen ..., dessen Gegenwart die männliche, und einen, der die weibliche Sexualerregung hervorruft«, als »nicht weniger naiv« bezeichnete wie »die andere, heute glücklich überwundene, unter dem Mikroskop die Erreger von Hysterie, Zwangsneurose, Melancholie usw. gesondert aufzufinden« (GW XIV, S. 534). Vorher schon, 1917, hatte er geschrieben: Das »Wort ›Sexualstoffwechsel‹ oder ›Chemismus der Sexualität‹ (ist uns) ein Fach ohne Inhalt.« (GW XI, S. 403)

Ob Freud persönlich feige oder listig war, wenn er seelische Kräfte als Substituten organischer Stoffe seinen Zeitgenossen nahezubringen suchte, mögen die Kenner unter sich auswürfeln. Historisch und theoretisch ist etwas ganz anderes entscheidend: Wo die Viktorianer die elendige Lust dümpelten und die Liebe mystifizierten, sprach er vom Leiblichen. Da der Trieb »nicht von außen, sondern vom Körperinnern her angreift, kann auch keine Flucht gegen ihn nützen« (GW X, S. 212). »Ein gewisses Maß direkter sexueller Befriedigung« klagte Freud als »unerläßlich« ein (GW VII, S. 151; vgl. auch GW XI, S. 358). Wenn dieses Maß versagt werde, nähmen die »nervösen Erkrankungen« zu oder die Gesellschaft mache den, der die geforderte »Triebunterdrückung« »kraft seiner unbeugsamen Konstitution« nicht »mitmachen« könne, zum »›Verbrecher‹«, zum »›outlaw‹«, »insofern nicht seine soziale Position und seine hervorragenden Fähigkeiten ihm gestatten, sich in ihr als großer Mann, als ›Held‹ durchzusetzen« (ebd., S. 150, 157). Wo die Bürger ihrem Egoismus frönten, insistierte Freud auf dem Recht der Körperlüste und der Mitmenschlichkeit: »aber endlich muß man beginnen zu lieben« (GW X, S. 151).

Freud war ein unbeugsamer biologischer Materialist, in dessen Lehre sich die optimistische und die pessimistische Strömung dieses Denkens verschränken, ein materialistischer Psychologe, der den individuellen Prozeduren der Fesselung auf die Spur kam und zugleich der Entfesselung einen Ort des Überwinterns gab, der dem, was verboten war, nicht mitkam oder sonstwie die Zeche zu bezahlen hatte, in den Subjekten selber einen Unterschlupf bereitete. Gerade davon ist bei den modernen Motivationspsychologen, die die Distinktion von Bewußtsein und Unbewußtsein verwässern oder über Bord werfen, keine Rede. Motiv ist ein Ausdruck, der alles meint oder meinen kann, was auf Handlung gerichtet ist, wie es auch ansonsten gedanklich konstruiert sei (Instinkt, Bedarf, Bedürfnis, Interesse usw.), wo es auch fiktiv anzusiedeln sei in den Menschen (Es, Ich, Über-Ich, Ich-Ideal, Bewußtes, Vorbewußtes, Unbewußtes usw.). In Relation zum Trieb ist der Ausdruck Motiv blutleer, tendiert vieldeutig zu Beliebigkeit und Leere. Er ist das Gegenteil eines parteiischen Begriffs.

Das Drängen des Triebes und seine Ohnmacht wird als Suchverhalten und Bereitschaftsstellung konventionalisiert, um weder dem einen noch dem anderen ins Auge zu sehen oder gar über beide hinausdenken zu müssen. Odysseus, der Pionier, praktiziert schon das Furchtbare, das sich die Menschheit hat antun müssen, »bis das Selbst, der identische, zweckgerichtete, männliche Charakter des Menschen geschaffen war«. Als er an den Sirenen vorbeifährt, verstopft er seinen Gefährten die Ohren mit Wachs, »und sie müssen nach Leibeskräften rudern«. Den ablenkenden Trieb sublimieren sie »verbissen in zusätzliche Anstrengung«: »So werden sie praktisch.« Odysseus selber hört zwar noch die Verlockung, ist »aber ohnmächtig an den Mast gebunden«. Etwas von dieser »Verschlingung von Mythos, Herrschaft und Arbeit«, man kann auch sagen: von Lust, Realität und Verbot, »wird noch in jeder Kindheit wiederholt« (Horkheimer und Adorno 1969, S. 32 ff.). Davon handelt die Freudsche Lehre, nicht aber ein »Modell«, welches die Verheißungen und ihre Austreibung zu eingeborenen Gefühlswerten und angestellten Motiven herunterzähmt.

Doch Freud war auch ein Bürger, der wie Odysseus den Trieb bekämpfte, der die Lust zur Vernunft bringen wollte, ob es nun die Arterhaltung oder die »Kultur« war, in deren Dienst sie zu treten hatte. Er dachte den Trieb nicht als »Zweckmäßigkeit ohne Zweck« (Kant), als Nützlichkeit ohne Nutzen; er kalkulierte und versachlichte, indem er ihn aus ominös fixierten Quellen entspringen ließ und an Objekte und Ziele lötete, die als anständig und vernünftig imponierten. Freud konnte sich nicht entscheiden, ob er den Trieb loben oder tadeln sollte. Loben, weil er den Fortschritt schaffe, tadeln, weil er an sich gefährlich sei. Offen bleibt bei ihm, was den Ausschlag geben sollte: der Triebverzicht oder die Triebbefriedigung. Diese Offenheit aber, diese Widersprüchlichkeiten in seiner Theorie sind keine persönliche Inkonsequenz. Sie haben in der Doppelbödigkeit des Ganzen ihr fundamentum in re. Nebenbei: diesen Janus schafft kein Lob des Triebes (und kein Tadel) aus der Welt.

Neigte Freud auch dazu, das als anthropologisch konstant anzusetzen, was fabriziert worden ist und vergehen kann, so faßte er doch in Gestalt von Eros und Thanatos Lust und Glück, Leid und Qual, Anfang und Ende der bisherigen und zukünftigen Menschen *begrifflich.*

Sein Lustprinzip erinnert daran, daß kein bisheriges Realitätsprinzip, keine gesellschaftliche Wirklichkeit mit ihm harmonierte, daß der Leib nicht nur eine Stätte des Schmerzes und der Verrottung ist, sondern auch ein Organon der Lust, daß er selbst als kapitalistisch zum Arbeitsinstrument umgebildeter noch eigene, noch Körperlüste birgt, wenngleich historisch genital zentriert. Freuds Lust, der untere Himmel, ist das Gegenbild der Lohnarbeit, der mittleren Hölle. Tragisch und konsequent, daß er sie immer wieder geopfert hat.

Ganz anders geht es bei den Motivationspsychologen zu. Dort hat das Sexuelle seine Sprengkraft verloren, mit Spannung, Dampf, Durchbruch, Explosion nichts mehr zu tun, es ist ein Motiv wie viele andere. Was einmal katexochen für die Kraft zum Leben und zum Tode stand, ist eingeebnet, auf die generelle Bereitstellung gezogen, saft- und kraftlos, bild- und klanglos, da entsubstantiiert und entzaubert. Jene bürgerliche Utopie, die sich am Wonnesaugen des Säuglings und an der Liebe der Mutter entzündete, hat in den modernen »Modellen« keinen Platz. Das, was als chaotisch und pervers disqualifiziert gegen die bürgerliche Ordnung und Wohlanständigkeit steht, ist kommensurabel gemacht. Das Reich der Verdinglichung wird bis in seinen Gegensatz hinein verlängert, und die Sexualforscher sind endlich von den Abgründen und Unwägbarkeiten ihres Gegenstandes befreit. Sie suchen Motive wie die Fotografen: mal Schimpansen, mal Eskimos, mal Studenten, mal Arbeiter, mal die Scheide von innen, mal das Glied von außen.

Wird am historisch verschandelten Sexualtrieb festgehalten, geht es nicht um eine dunkle Kraft oder eine, die ins Helle treibt - das wäre bloß die inverse Ideologie. Festgehalten wird daran: daß das Widerspenstige noch nicht vollends gezähmt ist, daß das, was quer liegt, noch nicht ins rechte Lot gebracht ist, daß die Menschen mit ihren Antrieben und Vermögen nicht ganz und gar im schlechten Allgemeinen aufgegangen sind. Trotz aller Gleichschaltung und Funktionalisierung, oder besser: gerade wegen dieses Zusammenfallens, wegen dieses Zusammenklangs muß auf der Differenz von Individuum und Gesellschaft bestanden werden, nicht nur, weil sie sich ohnehin Tag für Tag aufs grauenhafteste bewahrheitet, sondern weil noch der angepaßteste und eingefügteste Mensch Empfindungen und Vorstellungen hat, die dem, was herrscht, widersprechen. Deshalb auch können gewisse Sexualforscher zählen, messen, skalieren und faktorieren, so lange sie wollen; dem Eros werden sie nie auf die Schliche kommen.

Genau das versucht Gunter Schmidt, wenn er Freuds Trieblehre als »wissenschaftlich« unhaltbar und »hinderlich« bezeichnet (1982c, S. 1). Dabei rangieren unter »wissenschaftlich« bei ihm jene Daten, die experimentell, überhaupt mit empirischen Mitteln gewonnen worden sind. An allen zentralen Stellen seiner Argumentation beruft er sich (neben Tierexperimenten) auf Verhaltensbeobachtungen und Befragungen an Menschen, also höchstens auf Mitteilungen aus den der Realität zugewandten Oberflächenschichten des Seelenlebens.[7] Solche »Fakten« geben ihr Geheimnis, ihren historischen, gesellschaftlichen, lebenspraktischen Sinn aber erst preis, wenn sie als vermittelte entfaltet werden. Da Vermittlung nicht *zwischen* den Momenten, nicht zwischen den Sachen und den Menschen ist, sondern *in* den Momenten, in der Sache, in den Menschen selber, lautet die Frage, wie Gesellschaft eigentlich in Sexuelles eingeht und aus ihm spricht. Motivationsmodelle suchen allein ein Verhältnis zwischen der inneren Bereitschaft und der äußeren Welt der Reize und Verbote zu fassen. Die Dialektik von Trieb und Bewußtsein, von Trieb und Realität dagegen hält daran fest, daß das eine des anderen bedarf, um überhaupt gedacht werden zu können. Wie der Wunsch der Vater des Gedankens ist, ist der Gedanke der Vater des Wunsches. Solcherart wäre Schmidts Hinweis aufzunehmen, daß sexuelles Verlangen und Erleben auch aus nichtsexuellen Motiven gespeist werde, ein Hinweis, der im Gedankengang von de Sade auf Nietzsche präsent ist. Wird der Trieb, werden die Affekte, überhaupt das Seelenleben dem Reich des Irrationalen zugeordnet, ist das nicht weniger von der raison d'être diktiert, wie wenn die irrationalen (aber eben nicht irrealen) Mechanismen der heutigen Menschen- und Naturvernichtungsmaschinerie dem Reich des Rationalen zubestimmt sind.

Der Trieb treibt nicht, sondern das Leben; das Leben lebt nicht, sondern der Trieb. Trieb ist eine Unmittelbarkeit, vermittelt durch das gesellschaftliche und individuelle Leben, deren somatische, seelische, soziale Momente sich nur auf dem Papier als konstitutionelle Triebstärke, Körperzonen-Kitzel, vergangene Reminiszenz oder rollenmäßiges Draufgängertum voneinander ablösen lassen. Anders als Tiere bringen Menschen das, worauf sich ihre Antriebe richten, nicht als ein Fertiges mit auf die Welt. Die vermittelte Unmittelbarkeit Trieb meint keine Universalie, keine ontologische Substanz, die in sich selber gründet und aus sich selber heraus das Leben der Menschen zu gestalten vermöchte. Vermittlung schafft aber die vermittelten Momente nicht aus der Welt. Deshalb kann auch gesagt werden: Das naturale Moment am Trieb läßt sich nicht in die Arten und Weisen der gesellschaftlichen Fabrikation dessen auflösen, was wir seit kurzem »sexuell« heißen. Die Lust aber, die wir kennen, gründet auf der Entfremdung, ist auf Verbote, Versagungen und Angst verwiesen. Natürlich ist sie nicht.

Wer sich wie Gunter Schmidt von den *Tat-Sachen* leiten lassen will, sollte sie als das begreifen, was sie trotz aller Entfremdung und Verblendung selber beim Namen nennen: Die *Sachen,* in deren Gewalt die Menschen geraten sind, sind ihre eigene *Tat.* Indem sie ihnen aber als äußere, fremde Fakten erscheinen und *tatsächlich* gegenüberstehen, indem sie ihr Leben wie einst das Fatum bündeln, wird alles Flüssige festgemacht, alles Unidentische auf die eine Identität gezogen. Jene Sexualforschung, die sich an den unmittelbar genommenen Fakten orientiert, ob hierzulande, in den USA oder in der DDR, unterstellt dem Nichtintentionalen eine Intention, weil es keine anerkennt, die das System transzendierte. Hierher gehören die Versuche, das soziale Streben nach Macht (Adler), nach Besitz und Geltung (Schultz-Hencke) oder gar danach, die geforderte (Lohn-) Arbeit erfolgreich zu leisten (sogenannter Bemeisterungstrieb bei Hendrick), als Triebstreben, als einen besonderen Trieb den Menschen als ein Erstes einzupflanzen. Wird dem Ohnmächtigen eine konforme Macht unterschoben, ist es auf ein weiteres Mal entmächtigt. So hat jede Triebspezifikation, auch die, die besonders mystisch dahergekommen ist, das Unauflösliche, Chaotische, Disparate nach der gesellschaftlichen Manier des Fetischisierens verkehrt und verbannt. Jede »unterbrechende Instanz zwischen individueller Handlung und gesellschaftlicher Norm« wird beseitigt (Horkheimer und Adorno 1969, S. 30). Was allein zählt, sind die Tatsachen, deren Fetischcharakter, ihre einzige Qualität, alles erstarren läßt. Seither heißt es: »Der Trieb sei mystisch wie der Aberglaube« (ebd., S. 30), seither erscheint der Sexualtrieb als Inbegriff des Dunklen, Bösen, Irrationalen, seither werden Denk- und Triebdurchbruch gleichermaßen als Irrsinn verfolgt, auf daß die herrschende Idiotie ihrer Armseligkeit ja nicht inne werde, eine Idiotie, die sich momentan in jenen Sphären, die sich künstlerisch und politisch nennen, unverstellt als »Da-da-da« selber faßt, eine »Aussage«, mit der die Junge Union gerade in den Wahlkampf gezogen ist. Die Parole der »Neuen deutschen Welle« lautet: »Ich weiß Bescheid, du weißt Bescheid«, und keiner hat eine Ahnung.

Die Angst des modernen Wissenschaftlers, von den Data abzukommen oder sie gar zu übersehen – hierher gehört die unablässige Suche nach den organischen »Ursachen« aller seelisch-sozialen Auffälligkeiten –, diese Angst fällt heute mit jener zusammen, die uns alle immer wieder daran hindert, von den gesellschaftlichen Regeln grundsätzlich abzuweichen. Wie es dem bürgerlichen Ideal der Natürlichkeit immer entsprach, plädiert heute keiner ernsthaft für die Anarchie der Lust. Gefragt sind die Wege der Mitte, etwas enthaltsam, etwas flottierend, »Objektkonstanz« ebenso wie »Bindungslosigkeit« disqualifiziert, einsam gebunden auf der Suche nach dem kleineren Übel. Das heißt heute sexuelle Liberalität: also Genußfeindschaft im Genuß, Ungebundensein in der Bindung, Treulosigkeit in der Treue. Eine Sexualforschung, die diesen Sach-Verhalt, diese Parolen in eine gleichgestimmte Sexualtheorie umsetzt, bietet der Tyrannis und dem Spuk des Faktischen keinen Widerstand, hat vor dessen Übermacht kapituliert. Sie schließt mit dem, was ist, so wie es ist, ihren theoretischen Frieden.

Gunter Schmidt will die Sexualität entzaubern, die Freudschen Mythen überwinden, Einbildung durch Wissen stürzen. Sein Programm ist also das der Aufklärung. »Aber die vollends aufgeklärte Erde strahlt im Zeichen triumphalen Unheils.« (Horkheimer und Adorno 1969, S. 7) Seit Aufklärung in Mythologie zurückgefallen ist, Kritik in Affirmation umschlägt und Theorien vom Markt schneller geschluckt werden als sie sich prostituieren können, ist das Denken dazu gezwungen, »sich auch die letzte Arglosigkeit gegenüber den Gewohnheiten und Richtungen des Zeitgeistes zu verbieten« (ebd., S. 1). Mit diesem aber verbündet sich Gunter Schmidt erklärtermaßen. Die »›Geburt‹ des Sexualtriebes« (1982c, S. 33) legt er nicht ins sogenannte Tier-Mensch-Übergangsfeld, nicht in homerische Zeiten, sondern ins 19. Jahrhundert. Damals seien sexuelle Wünsche, »gezügelt und weggedrängt«, »zu einem fremden Teil im Menschen« geworden, »und dieses Fremde, Abgespaltete war der Trieb. Er führte ein kaum zu bändigendes, bedrohliches Eigenleben; ein Tier, im Käfig einzuschließen« (ebd., S. 33). (Einen Trieb hat es also doch einmal gegeben; warum durfte Freud dann nicht davon sprechen?) Wie kam es dazu, daß Schmidts neurophysiologische Ausstattung und sein autochthoner Erlebniswert, gewissermaßen sein eingeborenes Sexualtonikum, den Trieb aus sich heraustrieben? Durch »Verfolgung des Sexuellen« und seine »Konfundierung mit Angst, Schuld und Bedrohung« (ebd., S. 33) – als hätten die Menschen je irgendeines ihrer Vermögen, irgendeinen ihrer Züge jenseits von Herrschaft und Angst gebildet. Tritt der bis in die kleinste Zelle des Sexuellen hineinreichende historisch-gesellschaftliche Lebensprozeß in Gestalt von »gesellschaftlichen *Überformungen«* auf (ebd., S. 31; Hervorhebung von mir), muß so etwas wie Trieb als aufgesetztes, vergängliches Artefakt erscheinen. Deshalb kann ihn Schmidt auch geschichtlich, nicht bloß fachlich sterben lassen. Unser »Konzept«, schreibt er, ist *»Ausdruck desjenigen gesellschaftlichen Prozesses, den wir sexuelle Liberalisierung nennen«* (ebd., S. 35). Diese habe die Sexualität von Verfolgung, Verbot, restriktiver Moral, Einschränkungen, Verzicht, Angst und Schuld so weit befreit, daß »eine entgiftete, pazifizierte, beruhigte, aber auch entzauberte Sexualität« herausgekommen sei (ebd., S. 35). Damit sei aus dem Trieb, der »potentiell immer subversiv« ist, eine »aufbauende Kraft geworden«, »anpassend und angepaßt« (ebd., S. 36), eben das Lustsuchemotiv. Doch immerhin, »freizügiger« und »toleranter« (ebd., S. 35) gehe es jetzt zu: ein bißchen permissiv, ein bißchen schwanger, ein bißchen Frieden - von der Dialektik der Freiheit ist also auch nicht die Rede.

Einem »Modell« von Sexualität, das mit dem Zeitgeist kopuliert, ist alles integriert, sind Trieb und Bewußtsein identisch, gerät selbst aufklärerische Intention zum Positivismus. Es herrscht dann der Spuk dessen, was Fakt ist. Mit einem Lustsuchemotiv ausgestattet, mit dem Kopf zur Lust bereit, gesellen wir uns zu den Pfadfindern: Seid ihr alle da? Allzeit bereit! und wohl auch zu den Jungen Pionieren: Seid bereit! Immer bereit! Endlich kann uns Hegel in jenem »Trupp« begrüßen, den er als das Ergebnis der Aufklärung ausgemacht hat: »Wie dem Menschen alles nützlich ist, so ist er es ebenfalls und seine Bestimmung ebensosehr, sich zum gemeinnützlichen und allgemein brauchbaren Mitgliede des Trupps zu machen. Soviel er für sich sorgt, gerade soviel muß er sich auch hergeben für die anderen, und soviel er sich hergibt, soviel sorgt er für sich selbst; eine Hand wäscht die andere. Wo er aber sich befindet, ist er recht daran; er nützt anderen und wird genützt.« (Phänomenol. d. Geistes, S. 416) Möge dieses Bereitgestellt- und Bereitsein immer wieder dort zerschellen, wo der allgemeine Schein durch Auf- und Abblenden geschwächt ist: in Phantasie und Reflexion, an Trieb und Traum.

Über den Versuch, das Sexuelle zu definieren

Ich bin an das Regal getreten, in dem sie stehen, und wußte schon: Helmut Kentlers »Taschenlexikon Sexualität« (1982) stellt alle Wörterbücher und Lexika, die nach dem Zweiten Weltkrieg erschienen sind, ruhig, ja souverän in den Schatten. Einige der Vorläufer sind jetzt Makulatur, einige endgültig als pornografische Zettelkastenschmierereien derangiert, andere als Geschwätz entlarvt. Auch das von Hans Giese 1952 herausgegebene »Wörterbuch der Sexualwissenschaft« ist jetzt überholt. Es war ohnehin mißlungen, weil Giese alles andere als ein Rationalist und Volksaufklärer war, weil er sich dieser Aufgabe halbherzig stellte: »Wir sind«, lautet der erste Satz seines Vorwortes, »keine Anhänger der These, daß die Öffentlichkeit über sexuelle Dinge notwendig aufgeklärt werden müsse, sind vielmehr der Ansicht, daß sich Sexualität wesensgemäß zwischen zwei Menschen abspielen und diesen Rahmen nicht ohne weiteres überschreiten soll.« (S. 5)

Geblieben ist nur noch das enzyklopädische »Handwörterbuch der Sexualwissenschaft«, welches Max Marcuse (1923) herausgegeben hat. An ihm haben Gelehrte wie Sigmund Freud, Wolfgang Mittermaier, Ferdinand v. Reitzenstein, Alfred Vierkandt und Leopold v. Wiese mitgearbeitet, von ihm zehrt auch Kentler, es bleibt von Belang.

Ziemlich unerfreulich sind spätestens jetzt der Borneman (1968), der Dietz-Hesse (1964), der Bastin (1972) und wie sie alle heißen. Schlagen wir beispielsweise den Buchstaben M auf. Bei Kentler liest er sich sexualwissenschaftlich so: Matriarchat, Menstruation, Minderheiten, Mißhandlung, Monogamie, Moral, Mutterschutz, Mythos usw. In Ernest Bornemans »Lexikon der Liebe« (welch ein Titel!) wird er dagegen so gefüllt: Machlänomanie, Madelonettes, Mädchenstecher, Magdalenenhäuser, Mère sotte, Mixakusis, Mixoscopia, Muliebriores usw. Wer will das wissen, wer soll das wissen, wer muß das wissen? Selbst ich, ein Archivar der Sexualwissenschaft und anfällig fürs Seltsame, kann leichten Herzens auf Bornemans Sammlungen verzichten.

Schlimmer noch, weil unbedarfter und unbelesener, geht es im DDR-»Wörterbuch der Sexuologie und ihrer Grenzgebiete« von Karl Dietz und Peter G. Hesse zu. Dort steht unter M: Macginty-Test, Mäeutik, Makrophallie, Marderbeindl, Metakentrin, Metromanie, Misopädie, Monomerie usw.

Schaute ich in die Nachkriegslexika des Sexuellen hinein, zogen sich mir immer Gehirn und Gedärm zusammen. Der Kentler dagegen ist bekömmlich, er hat meine prinzipielle allergische Reaktion auf solche Unternehmungen gemildert. Hier wird kein totgeborenes Raritätenkabinett eröffnet und mit belanglosem Petitessenwissen angegeben, hier ist klar und bedeutsam gegliedert, wird ungespreizt geschrieben und als Anhang eine kenntnisreiche Bibliografie zum Thema präsentiert. Kentler hat nicht, wie üblich, von anderen geklaut; er macht sich seine eigenen Gedanken, spricht aus eigener Erfahrung als Psychologe, Pädagoge, Sexualforscher. Viele Darstellungen sind ebenso schlicht wie bestechend, ob es nun um »Liebe«, »Inzest«, »Sprache« oder »Obszönität« geht. Psychiatrische Gerichtsgutachter, die zwar eine süchtig-perverse Entwicklung im Sinne von v. Gebsattel und Giese zu diagnostizieren wagen, die entsprechenden Leitsymptome aber höchstens dunkel erinnern, können sie jetzt im Kentler nachlesen und für ihre schriftlichen Einlassungen abschreiben. Damit ist ein Problem aller Lexika benannt: Je mundgerechter ein Thema aufbereitet ist, desto leichter kann es verwertet werden. Läßt sich etwas einfach abschreiben, braucht man vom Problem nichts verstanden zu haben. Wir selber besitzen in dieser Hinsicht reichlich schmerzliche Erfahrungen. Einige unserer offenbar allzu systematischen klinischen Überlegungen hat mancher Arzt wie eine Rezeptverordnung an seine Patienten weitergereicht.

Manchmal ist Kentler einfach entwaffnend. So eröffnet er das Stichwort »Päderastie« mit der »Definition«: »das Gernhaben von Jungen« (S. 198). Manchmal ist es zu schön, um wahr zu sein. Beispielsweise, wenn er in dem Stichwort »Sexualwissenschaft« schreibt, Giese habe »eine wertfreie Analyse sexueller Abweichungen eingeleitet« (S. 262) - als ob Gieses Bewährungspunkt nicht die sogenannte Wir-Bildung gewesen wäre (wer sie schaffte, trat aus dem Kreis der Perversen heraus), als ob er nicht ein Fehlstehen *in der* über ein Fehlstehen *gegen die Ordnung* gesetzt hätte. Manchmal geht es unscharf zu, wo eine klare Aussage möglich wäre oder vonnöten: Das Transsexuellengesetz regelt nicht die ärztliche Behandlung. Der Begriff der repressiven Entsublimierung stammt nicht von Reimut Reiche, sondern von Herbert Marcuse. Wer ein derartiges Buch kauft, hat ein Recht zu erfahren, wie die Phimose behandelt wird. Und Ängste sollten auf keinen Fall geschürt werden: »Unbehandelt führt die Vorhautverengung zu ernsthaften Erkrankungen (z.B. Nierenschäden).« (S. 295) Diese Aussage ist extremer, als wenn es unter dem Stichwort »Zukunft« hieße: Im nächsten Jahr wird jeder zweite Mensch auf der Straße tot gefahren. Ich sage das, weil Kentler erklärtermaßen Ängste mildern will, weil es doch nur drei Gründe gibt, in einem Lexikon zu lesen: 1. Man hat ein persönliches Problem (siehe Phimose). 2. Man will einen Terminus erklärt finden (siehe repressive Entsublimierung). 3. Man sucht über Stichworterläuterungen und Literaturangaben einen ersten Zugang zu einer Frage.

Für die nächste Auflage werden Kentler und seine Mitarbeiter gewiß solche Unschärfen aufs Korn nehmen. Vielleicht sollten sie auch eine falsche Schärfe bekämpfen, die mich als einziges wirklich geärgert hat. Ich meine eine gelegentlich durchkommende Abhängigkeit von der rationalistisch-behavioristischen, namentlich US-amerikanischen Sexualforschung. »Arousal« und »arousability« brauchen wir weiß Gott nicht als »Fachausdrücke« für Erregung und Erregbarkeit. Wohin die Annahme eines Sexualverhaltenszentrums geführt hat, bringt uns nach wie vor aufs blutigste die sogenannte Psychochirurgie vor Augen. Und den »jüngsten Fortschritt in der Sexualforschung brachten die amerikanischen Wissenschaftler William H. Masters und Virginia E. Johnson« (S. 252) bei aller Liebe wirklich nicht. Ich bin nicht verwundert, daß die westdeutsche Sexualforschung »mit international anerkannten Ergebnissen« (S. 252) aufwartet. Viele europäische Arbeiten der letzten Jahre sind gedanklich sehr viel spektakulärer als die von Masters und Johnson. Kentler weiß das alles und bezeugt es selber durch seine Bücher, macht sich aber nicht ganz frei von dem Gejubele der Illustrierten. Natürlich lassen sich Masters und Johnson in »Spiegel« und »lui« besser verwerten als Günther Anders oder Cornelius Castoriadis.

Jedes Lexikon der Sexualität hat ein Bild vom Menschen, eingestanden oder nicht. Ist es in Georges Bastins »Wörterbuch der Sexualpsychologie« ein unerschütterlicher Naturalismus - bei ihm hat die Frau einen gottgewollten »Muttertrieb« -, regiert in Kentlers Lexikon eine unerschütterliche Menschlichkeit. Wir haben, schreibt er, »das Sexualleben jedes Menschen zu achten (mag es einem noch so seltsam und fremd vorkommen), denn in ihm äußert sich nicht nur heimliche Sehnsucht nach Verstandenwerden und Glück, sondern es ist auch eine ganz persönliche Lebensleistung, die von der Hoffnung auf ein erfülltes Leben bestimmt ist« (S. 255). Voller Hoffnung ist der Verfasser selber. Schon im Vorwort heißt es: »Arbeitslosigkeit, wirtschaftlicher Rückgang, fehlende Zukunftsaussichten, Umweltverschmutzung, Kriegsdrohungen machen allen zu schaffen. Und doch geht die sexuelle Emanzipation, die vor ungefähr 25 Jahren begann, weiter - lautloser, weniger aufsehenerregend als früher, dafür aber wirkungsvoller.« (S. 5) Ich teile diesen Optimismus nicht. Sympathisch aber ist mir das Kentlersche Anliegen: »Für Angehörige sexueller Minderheiten soll mehr Toleranz entstehen, die aus genauer Kenntnis und tieferem Verstehen kommt« (S. 6). Bei den Entrechteten, Erniedrigten und Verfolgten setzt Kentler an, nicht bei den »Normalen«, nicht bei der »Psychologie des Paares, das sich auf einer Bank im Park umarmt, das seine Ehe vorbereitet oder im Kreise seiner Kinder älter wird«, wie Bastin (1972, S. 10) in seiner Einleitung bekennt. »Rosa Listen«, »Chauvis« oder »Cock-Ringe«, die es bei Kentler selbstverständlich gibt, trieben Bastin die Röte der Scham, der Wut ins Gesicht.

Bleibt die Schwierigkeit, vielleicht Unmöglichkeit, überhaupt Sexuelles lexikalisch abhandeln zu können. Wer es tut, muß das definieren, was undefinierbar ist, muß Einheit schaffen, wo Widersprüche herrschen, muß auf unsere Rationalität ziehen, was dagegen opponiert. Er handelt von den -täten, -keiten, -lungen, also von den historisch gewordenen und gesellschaftlich fabrizierten Sexualformen, die wir als verdinglichte seit zwei Jahrhunderten Sexuali*tät* nennen. Dieser Versachlichung muß er beim Definieren mehr Tribut zahlen, als wenn er einen Essay schreibt, in dem das Disparate, in dem die Anarchie des Triebes und der Lust als die andere Seite - ich spreche dann im Gegensatz zur Sexualität immer vom Sexuellen - nicht ganz und gar dem Formelwissen geopfert wird. Schließlich sind Liebe, Trieb, Lust, Perversion nur zu denken, zu begreifen durch den Einschluß dessen, was sie ausschließen.

Jeder Ausdruck, schon gar jeder Fachausdruck, der mehr ist als ein Zeichen, ein blanker Neologismus, bündelt in sich einen oft von weit herkommenden Gedankenstrang, friert das Leben ein, aus dem die Vorstellungen kamen. Dieses Leben muß in einem guten Lexikon wieder erweckt werden, indem die verschiedenen Bedeutungen expliziert werden, indem auf die historische Genese eines Begriffs verwiesen wird. Es ist überaus bezeichnend und keineswegs kurios, daß der Ausdruck »sexuell« zunächst auf die Welt der Pflanzen beschränkt war.

Etwas davon hängt ihm und dem, was er zu umgreifen sucht, heute noch an. Werden Ausdrücke über Jahrhunderte oder gar Jahrtausende festgehalten, dürfen wir vermuten, daß das Problem, welches sie meinen, geblieben ist. Die unterschiedlichen Bedeutungen sagen uns, welche historische Lösung versucht worden ist. Platons Begriff der Liebe meint die Liebe zu der an-sich-seienden Idee. Uns ist dieser Begriff fremd und problematisch, weil uns Ideen fremd sind und jedes An-sich problematisch. Und doch lebt in unserer »Definition« von Liebe diese platonische Anschauung fort, wenngleich weniger als Gedanke denn als Gefühl.

Als ich vor kurzem einen Vortrag über den Begriff des Triebes hielt (vgl. S. 27 ff. in diesem Buch), wurde ich in der anschließenden Diskussion von Günter Amendt gefragt, wie ich denn nun Trieb »definiere«. Ich war verblüfft. Wie kam er, ausgerechnet er, nach einer 50-minütigen Exposition dazu, mich nach einer dreisätzigen Definition zu fragen? Hatten wir nicht bei Adorno gelernt, daß die Geschichte der neueren Philosophie auch eine Geschichte der Kritik des definitorischen Verfahrens ist? Hatte uns Adorno nicht eingeschärft, daß die Forderung nach Definitionen vorkritisch ist? In der transzendentalen Methodenlehre Kants heißt es: »Definieren soll, wie es der Ausdruck selbst gibt, eigentlich nur soviel bedeuten, als den ausführlichen Begriff eines Dinges innerhalb seiner Grenzen ursprünglich darstellen.« (Kritik d. reinen Vernunft, S. 668) Ausführlich - das hatte ich versucht - und nicht mit einem Satz: dadada, dadada, peng, peng. Wird expliziert, wird Festes, Eindeutiges, Gebrauchsfertiges immer auch ins Gegenteil verkehrt. Nach Kant, dem Großmeister der Definition, kann weder ein empirischer, also ein Erfahrungsbegriff, noch ein a priori gegebener Begriff definiert werden. Übrig bleiben »keine anderen als willkürlich gedachte«. An diesen kann »das Kunststück« versucht werden (ebd., S. 669 f.). Kant dachte dabei an die Mathematik. Mit dieser hat der Trieb gar nichts und sehr viel zu tun - er ist ihr Gegenbild. »Das Grundvorurteil«, sagt Nietzsche, »ist aber: dass die Ordnung, Uebersichtlichkeit, das Systematische dem wahren Sein der Dinge anhaften müsse, umgekehrt die Unordnung, das Chaotische, Unberechenbare nur in einer falschen oder unvollständig erkannten Welt zum Vorschein komme, - kurz ein Irrthum sei - : - was ein moralisches Vorurtheil ist, entnommen aus der Thatsache, dass der wahrhaftige, zutrauenswürdige Mensch ein Mann der Ordnung, der Maximen, und im Ganzen etwas Berechenbares und Pedantisches zu sein pflegt. Nun ist es aber ganz unbeweisbar, daß das An-sich der Dinge nach diesem Recepte eines Muster-Beamten sich verhält.« (GW XVI, S. 53 f.)

Wer noch dort nach Definitionen verlangt, wo die Sache selber in einzigartiger Weise sich dem Gerinnen widersetzt, sollte sich zunächst fragen, ob nicht sein Verlangen aus dem neuzeitlichen Prozeß der Verdinglichung kommt. Bei den frühen Denkern gab es keine begriffliche Verfestigung, weshalb unsere Definition des platonischen Liebesbegriffes immer an dessen Wirklichkeit vorbei gehen muß, auf unsere gezogen ist. Welchen Anstrengungen hat sich Hegel unterzogen, um das Feste wieder flüssig zu machen, und welchen Widersprüchen. Bei ihm kommt die Zwiespältigkeit der neueren Philosophie gegenüber der Definition als Dialektik zu ihrem Höhepunkt.

Lexikon der Liebe, des Sexuellen, selbst der Sexual*ität* – das ist, Gott sei Dank, ein Widerspruch in sich. Mit dem lebt aber die Sexualwissenschaft selbst von Anfang an. Seit das Faktische unser Leben beherrscht, gibt es dieses verdinglichte und verdinglichende *Un*ding Sexualwissenschaft. Wie die Dinge liegen, wird dem Sexualforscher am meisten geglaubt, dem es am effektivsten gelingt, seinen widerborstigen Gegenstand wissenschaftlich zu zähmen, zu messen und zu replizieren, der das Triebhafte der Rationalität opfert. Die DDR-Wissenschaftler Dietz und Hesse (1964, S. 119, 267) nehmen kein Blatt vor den Mund: Auf den Begriff des Triebes könne »in der Wissenschaft verzichtet werden«, da er »verschwommen« (chaotisch!) und »hypothetisch« (unbewiesen!) sei, da er »erkenntnistheoretisch« (was für ein Quatsch!) nichts erkläre. Als Methoden der Sexualwissenschaft werden folglich »das Sammeln von Material«, »das Vergleichen (Statistiken des Verhaltens, Analysen)« genannt. Es lebe der RALPH-Report. »Das Maß liefert der Durchschnitt.« Es lebe das dumpf grollende gesunde Volksempfinden samt Coitus anglogermanicus simplex. Coitus meint Geschlechts*vollzug*, und simplex heißt einfach. Einfach ist auch der »Grundsatz der Sexualwissenschaft«. Er lautet: »wissenschaftliche Nüchternheit, Unvoreingenommenheit und Sauberkeit«. Wieder einmal sitzen die amtierenden Dienstmänner der Sexualideologie Deutschdeutschlands in einem Boot. Die einen berufen sich auf die gottgewollte Ordnung, die anderen auf die realsozialistische. Im »Ziel« sind sie vereint: »optimale Sexualfunktion mit einer dauernden Beschränkung auf einen bestimmten Partner«. Ebenso beschränkt ist übrigens das dreibändige DDR-Handbuch »Sexuologie«, als dessen Hauptherausgeber Hesse (1974, 1976, 1978) fungiert.

Seit nur noch zählt, was Fakt ist, geht an den Lexika und Wörterbüchern der Sexualität kein Weg mehr vorbei. Das Zählen und Auflisten und Definieren verstümmelt unser Leben, stellt es so unvollkommen dar, wie es tatsächlich ist. Wahr ist aber auch, daß jedenfalls heute ohne feste Termini gar nicht konsequent gedacht werden kann. Es macht allerdings einen Unterschied, ob die Termini wie Atome anfänglich gesetzt oder in einem Zusammenhang reflektierend entfaltet werden.

Einer, der ein Lexikon verfaßt, hat es wirklich nicht leicht. Er muß beamtisch sein. Kentler ist das auf eine höchst unpedantische Weise. Viele seiner Termini bleiben unabgeschlossen, manche werden flüssig gemacht: »Was wir heute unter Liebe verstehen, hätte in Griechenland etwa bis zur Zeit des Sokrates als Wahnsinn gegolten.« (S. 158) Wo es um den Kampf gegen Vorurteile und Ressentiments geht, wird er wohltuend dogmatisch: »Inzest zerstört also nicht die Familie, sondern ist die Folge von Familienstörungen.« (S. 131) Was will man mehr?

Noch nie habe ich ein Lexikon der Sexualität gesehen, in dem so viel Zutreffendes steht, in dem mit so viel menschlicher Wärme »definiert« wird.

Was heißt Sexualtherapie?

Das Schlagwort ist da. Nach positiver, kreativer, rationaler, emotiver, meditativer, transpersonaler, humanistischer und integrativer, nach Musik-, Art-, Tanz-, Geruchs-, Farb-, Aktions-, Transaktions-, Körper- und Leibtherapie, nach Erkenntnis-, Relaxations-, Implosions-, Kommunikations-, Flash-, Schrei-, Sensitivitäts-, Gefühls-, Identitäts- und Realitätstherapie haben wir nun endlich auch Sexualtherapie, treffender noch: Sextherapie.

Sie ist eine Realität. Es gibt Forschungs- und Ausbildungsinstitute, Zeitschriften, Zahlenwerke, Kochbücher, Manuals, Leitfäden und natürlich Handbücher. Es gibt einen Markt, auf dem Slides, Filme und Mikrofilme, Video- und Tonbandkassetten gehandelt werden. Ganz naturwüchsig wird auf den Kongressen, Wochen und Workshops davon geredet - von Lindau über Heidelberg und Frankfurt bis nach Frigo, Alabama. Alle machen mit - von der International Academy for Sex Research, der feinen, über Humanistische Psychologie und DGVT bis zur Psychoanalyse, der eingeklemmten. Und die Sextherapeuten scheinen sich parthenogenetisch zu vermehren: 1979 zählte die GFSS in ihren Reihen fünf, 1980 waren es schon 81. Hinz und Kunz teilen einem mit, sie hätten gerade eine Praxis für Partner- und Sexualtherapie eröffnet (New Yorker Zeitungen enthalten inzwischen schon einen seitenlangen Dschungel von Annoncen unter den Chiffren »therapy« und »counseling«.) Psychotherapeuten, mit denen man sich immer gut verständigt hat, betiteln das, was sie tun, auf einmal nicht mehr Psycho-, sondern Sexualtherapie.

Kaum einer versieht dieses anstößige Wort mit Gänsefüßen, der »Spiegel« nicht, die »psychologie heute« nicht, nicht die »Familiendynamik«. Macht man es selber, kommt man sich vor, als ginge man wie Springer mit der DDR um. Und selbstverständlich ist auch die Pro Familia in den Sog geraten: Sie läßt auf Bundesebene einen Ausschluß tagen, der sich über die richtige Ausbildung zum Sexualtherapeuten streitet. Offenbar hat diese Gesellschaft ihre hergebrachten Felder zwischen Familienplanung und Kontrazeption einschließlich der schrecklichen Abtreibungsfrage ausreichend und befriedigend bestellt? Offenbar ist sie von der Güte ihrer Sexualberatung so überzeugt, daß sie meint, nach Höherem greifen zu dürfen?

Natürlich nicht! Jeder hat das Gegenteil erfahren, am schmerzlichsten die unmittelbar Betroffenen. Das gilt für den ganzen Therapismus dieser Tage. Kann das Ziel nicht mit jener Hurtigkeit erreicht werden, derer man bedurfte, müssen neue Programme her. Stellt sich der irgendwie massierte Gegenstand als zu komplex und widerborstig dar, wird der Ruf nach anderen Techniken laut. Ist eine tiefer reichende Ausbildung angesichts der eigenen Affekte und Triebverwerfungen zu strapaziös oder zu riskant, wird halt gesessen und gelegen, gerollt und geschrien. Will man gar nicht »ein integrer Charakter« sein, der die gewöhnliche »Mischung von Lüsternheit und Prüderei« überwindet - was Freud beim Psychotherapeuten bescheiden voraussetzte -, müssen Ablagerungen aus der alten Sexpol-Bewegung hineinideologisiert werden.

Warum, wird vielleicht mancher fragen, reagiert ein Sexualwissenschaftler auf solche Entwicklungen so idiosynkratisch? Müßte er nicht froh sein, endlich auch eine eigene Therapie zu haben? Und woher nimmt gerade er das Recht, Sexualtherapeuten zu kritisieren?

Gerade als Sexualforscher? Es ist wahr: Sexualwissenschaft und Psychoanalyse wurden aus der Not geboren. Sie kamen zu einer Zeit auf, im 19. Jahrhundert, als jedenfalls einige Vertreter der damaligen Wissenschaft die Verschwörung zur Verleugnung des Sexuellen nicht mehr mitmachen konnten, als und weil und wo die sexuelle Dimension in den seelischen Erkrankungen der Menschen massenhaft zutage trat. Lange blieb die Sexualwissenschaft, anders als die Psychoanalyse, ein hybrides Fach, ein Monstrum, in gewisser Hinsicht bis heute. Sie konnte und mußte sich irgendwie abgrenzbar konstituieren, weil die zuständigen Wissenschaften, besonders Anthropologie und Gesellschaftstheorie, Soziologie, Psychologie und Medizin, nicht bereit und nicht in der Lage waren, das so sehr hervorstechende Sexuelle anständig zu berücksichtigen.

So ist die Spezialität Sexualforschung der wissenschaftlich-disziplinäre Reflex auf die gesellschaftliche Exposition und Isolation des Sexuellen in einer bei Arbeit wie Erkenntnis in Teile, Aspekte, Funktionen zerschlagenen Welt. Entsprechend weit und mühsam und unbegehbar ist ihr Weg. Aber immerhin: In einer Denkrichtung hat sie verstanden, daß das Sexuelle nicht aus dem Seelenleben herausgelöst werden kann wie der Knochen vom Fleisch, daß das Geschlechts- und Liebesleben wie das generelle historisch geworden und gesellschaftlich produziert ist, daß unsere wissenschaftlich verdinglichte Vorstellung von ihm auch ein Artefakt ist.

Gerade als Sexualforscher! Das heißt also jetzt, bezogen auf Sexualtherapie: aus eigener Einsicht und Schwäche gegen das falsche Betonen und Mechanisieren des Sexuellen ankämpfen. Was kann denn *Sexual*therapie meinen? Den Kampf ums Geschlecht, um Sinn und Bedeutung der Unterschiede und Rollen, um eine geschlechtliche Identität? Lustgewinn aus verschiedenen Quellen an verschiedenen Objekten mit verschiedenen Resultaten? Triebregungen aus einer Quelle, die sich solchen aus anderen Quellen anschließen und deren weiteres Schicksal teilen? Triebbefriedigungen, die durch andere ersetzt werden? Die Abänderungen in Richtung und Gegenstand? Die Aufschiebbarkeit der Befriedigungen, das Haltmachen auf halbem Weg? Zärtlichkeit, Liebe, Verhältnis, Verbindung oder Beziehung? Ehe und Familie? Dazu all die Affekte, Gefühle, Sensationen, Vorstellungen, Phantasien? Und Symptome, die ganz unsexuell scheinen, aber sexuelle Wunscherfüllungen darstellen, die sich durch Kompromißbildung mit den Abwehrformationen modifiziert, gewissermaßen verschoben realisieren? Und umgekehrt, und immer so weiter...

Wird all das gemeint und dann natürlich mit Herkunft, Werdegang und Bedeutung, bedarf es einer elaborierten Theorie und Praxis mit Tradition, wenn sich mehr als kurzlebige Übertragungs-, Suggestions- oder Spontanremissionen einstellen, wenn mehr als Geseire, Geschwätz, Astrologie und Agitation betrieben werden soll.

Das gilt auch dann, wenn die Optik, wie bei den üblichen Sexualtherapien, scheinbar nur auf gestörte sexuelle Funktionen eingestellt ist. Solche Symptome mögen zwar wie ein Fremdkörper im Seelenkörper liegen, freischwebend sind sie aber gewiß nicht. Sie sind das äußere Zeichen für einen verborgenen Konflikt, der eine Trieb- und eine Abwehrseite hat und vor allem eine Genese; sie haben Bedeutungen und nehmen Aufgaben wahr, die einmal mehr nach innen weisen, in den seelischen Haushalt, einmal mehr nach außen, auf die Bezugspersonen und die Umstände des Lebens.

Als sich vor Jahren die von der Lernpsychologie herkommenden Verhaltenstherapeuten anschickten, das Sexuelle zu entdecken und in

Gestalt von funktionellen Sexualstörungen und Deviationen zu kurieren, waren sie trotz großer Aufbruchstimmung, an die ich mich noch recht lebhaft erinnere, sehr schnell am Ende. Von da an wurde zusammengeschustert, ein bißchen von jener Theorie, ein Stück von dieser Apparatur, ein wenig soziale Taktik dazu, bis die »kognitive Wende« geboten schien. Wirklich unerhört: »Innere Prozesse« wurden »anerkannt« und ein »Konzept vom Selbst« gestohlen.

An der sexuellen Situation etwas ändern konnte schon damals nur ein breitgefächertes Verfahren, welches weit übers vermeintlich als Funktion dingfest gemachte Sexuelle hinausreicht. Ich meine die sog. Masters-Johnson-Therapie, für mich bis heute die einzige diskutable »Sexualtherapie«. Sie gab Informationen und beseitigte störende Umstände und behindernde Vorstellungen, sie enthielt allgemein-psychotherapeutische sowie speziell verhaltens- und kommunikationstherapeutische Elemente. Nachträglich konnte man in ihrer ursprünglich ganz und gar naiven Form vor allem lernpsychologisch begründbare Techniken - Desensibilisierung in vivo, Entspannungsübungen, sexual responses, assertive training, besonders feeling talk - wiederfinden und das Prinzip der reziproken Hemmung am Werke sehen.

Heute reicht das schon nicht mehr aus. Heute wird gewollt eklektiziert. Das heißt dann »integrative Sexualtherapie« und enthält z.B. Stücke aus Gestalt- und Verhaltenstherapie, Bioenergetik und Rolfing. Werden solche Therapie-Cocktails von einzelnen schulpsychologisch vorgebildeten Heilerpersönlichkeiten geschüttelt und mit Wortmarken »wissenschaftlich« drapiert, die ein normaler Arzt weder kennt noch kennen sollte, können wir es getrost dabei bewenden lassen. Das sexuelle Feld hat immer Personen mit zweideutigen Subsistenzmitteln, Lazzaroni und Maquereaus angezogen und ohne großen Schaden verkraftet. Aufhorchen sollten wir erst, wenn eine große Gesellschaft wie die Pro Familie solche Mixturen allen Ernstes Monat um Monat diskutiert. Das weist auf einen objektiven Zug hin, den ich bereits andeutete und noch etwas näher bezeichnen will, um nicht der falschen Exposition sog. Sexualtherapien und damit ihrer Überbewertung im kleinen und im großen das Wort zu reden.

Mit ihrem vermeintlichen Gegenstück, der Psychochirurgie, müssen sie unter einer allgmeinen Betrachtung in eine - hoffentlich nicht nur auf den ersten Blick - empörende Berührung gebracht werden. Die Fatalität, die allen finalen Heilkünsten gemeinsam ist, muß begrifflich gefaßt werden.

In der Tat: Angesichts von Allerweltspsychotherapie als Pipifax und Massage, als Show und leichtes Volksnahrungsmittel, angesichts psychologischer Beratungspraxis (ich erhielt gerade einen Brief mit der maßlos traurigen Kopfzeile: Jugend · Sexualität · Partnerschaft · Ehe · Familie), angesichts des Menschenbildes moderner Psychotherapie, angesichts der therapistischen Sektiererei haben Psychochirurgie und angewandte Elektroneurophysiologie, also ins Gehirn implantierte und über Computer gesteuerte Reiz-Elektroden, etwas feudal Direktes. Liegen bei den körperlichen Experimenten am Menschen die Karten auf dem Tisch, sind Psycho- und Psychotherapie-Boom schwer durchschaubar mit ihren vielen Seiten. Einerseits geht es um Ablenkung vom Gang des Ganzen nach der herrschenden Manier des Fetischisierens: Was gesellschaftlich ist, erscheint als individuell, was gesund ist als krank, was Widerstand als Preisgabe usw. Andererseits handelt es sich um einen Notruf der Menschen in historisch bestimmter Gestalt, um Aufschrei und Opposition und die blinde Suche nach dem Anderen, nach Sinn und Glück in einer total verwalteten, auf die Katastrophe zurasenden Welt.

Auf die Hirneingriffe dagegen kann sich jeder, der überhaupt will, umstandslos einen Reim machen. Sie drücken die sich auch in den sog. Heilkünsten reflektierende Fatalität des Ganzen unverstellter aus als jene Ideologen und Wissenschaftler, die Gesellschaft psychologisieren, soziale Konfrontationen individuell klinifizieren. Sie sind anachronistisch und höchst aktuell zugleich. Anachronistisch: weil wir Magengeschwüre nicht mehr mit Sauerkraut und Magenbürste behandeln, weil wir Homosexuellen nicht mehr die Ohren abschneiden und die Augen ausstechen wie noch im 18. Jahrhundert. Aktuell: weil sie ihrem Wirt, der bis heute weiterhin unterm Kreuz naturwissenschaftlicher Illusionen operierenden Medizin, eine blutige Rechnung präsentieren. Sie sind, allgemeiner, das konsequente Resultat der aufgekommenen Zweckrationalität, die bekanntlich alle Mittel heiligt. An ihnen kann man diese und jene erkennen. Sie sind also ein vorzügliches Demonstrationsobjekt – auch wegen der Versuchung, der wir alle ausgeliefert sind: die Genese der Erkrankungen des Menschen und den Umgang mit ihnen zu eingleisig und glatt zu vermuten.

Damit wären wir wieder beim Psychoboom samt Sexualtherapismus. Dieser aber ist wirklich nicht anachronistisch. Er ist dem allgemeinen Verblendungszusammenhang sehr viel äquivoker als der unmittelbare Griff durch die Kalotte ins Gehirn à la Frankenstein junior.

Der neue Psychotherapismus mit seinem Furor sanandi will jeden unter Kontrolle bringen, besänftigt, entsorgt, gibt Sinn, bereitet wieder auf, berät rundum: neben jedes Kind einen Sexualpädagogen, an alle Schulen einen Drogenkontaktlehrer, in jede Stadt eine sexuelle Zentralambulanz, die Omnibusse in die Landstriche entsendet, die frühe Kindheit jedes Terroristen durchforstet, Ehepaare wie Exhibitionisten in Programmen erfaßt, Frauen- und Männergruppen gebildet, die Verfassungsschützer in Balint-Seminare, die Manager zum Sensibilitätstraining, die Hausfrauen durch TV und Radio gerichtet: Schöner Psycho-Staat!

Blickt man vom Allgemeinen her, nehmen sich die Hirnschlitzer à la Delgado, die auch von einer mit ihren Mitteln »psychozivilisierten Gesellschaft« träumen, wie überlebte Rohlinge aus, irgendwie *verrückt*. Sie reden nicht im Ernst vom freien Willen der Patienten, vom autonomen Individuum. Sie tun nicht so, als würden die Menschen jetzt auf einmal als Subjekte genommen, obgleich sie doch ein und dasselbe Objekt sind. Sie dämpfen ohne Wenn und Aber und ohne ein Zurück. Das ist klar, überschaubar und irgendwie auch ehrlicher.

Dagegen viele Psychoboom-Therapeuten: Sie reden unablässig vom Menschen (der ja wohl mehr ist als einzelne Funktionsteile) und seiner Freiheit (die ja wohl in mehr bestehen sollte, als einen Ratschlag zu bekommen) und bandagieren doch nur, wenn's gut geht, sind also höchstens so heilsam und wahrhaftig wie Fangopackung, Dampfbad oder Fußzonenreflextherapie. Auf eine doppelt perfide Weise gehen sie mit der Not der Menschen um: Sie sagen, sie nähmen sie ernst, und tun es doch nicht. Objektives und Reales wird in ein Schattenreich von Verhaltens-, Kommunikations- und Funktionsimmanenz gerissen, weil das Ziel die wie geölt funktionierende Person ist, letztlich jener Typ, der weder ein Ich hat, noch unbewußt handelt, vielmehr dem objektiven Zug entlang reflexartig reagiert. So werden Menschen harmonisch verachtet und zu nützlichen Mitgliedern des destruktiven Ganzen trainiert, nachdem sie ermutigt bis genötigt worden sind, Seelisches aus sich herauszulassen.

So läuft alles auf die große Psychoanalyse hinaus. Da ist der Patient noch etwas wert, er hat seinen Therapeuten Hunderte von Stunden lang, es herrscht Luxus und wird nicht verramscht, es wird keine Befriedigung verheißen, die unerreichbar ist. Nur die mehrjährige tiefenpsychologische Behandlung läßt die Not des Lebens seelisch (und körperlich) zutage treten. Nur durch sie ist es heute überhaupt möglich, etwas Verläßliches über das Seelenleben einiger Menschen in der hiesigen Kultur zu erfahren. Doch die Psychoanalyse wird weiterhin angepaßt werden und sich weiterhin anpassen, ihrerseits allerlei Verkürzungen feilbieten, um aus der Rundumversorgung nicht herausgeworfen, vom Futternapf nicht verdrängt zu werden, und geschehe das alles nur auf dem Papier.

Wer über Sexualtherapie redet, muß vorher den neuen Psychologismus und Therapismus ins Auge gefaßt haben. Er wird mit der Einsicht zu Rande kommen müssen, daß Psychologie und Psychotherapie keine vom Allgemeinen abgeschnürte Krypte des Besonderen sind. Die vorbürgerliche Welt kennt Psychologie noch nicht, die total vergesellschaftete nicht mehr. Kant und Hegel hatten sie gegenüber der transzendentalen Sphäre, der objektiven des Geistes als zufällig und irrelevant herabgesetzt. Heute ist Psychologie in aller Munde - als wenn seelisch etwas zu bestellen wäre. Doch sind die gesellschaftlichen Beziehungen der Menschen wie Bewegungen von Sachen, ist Individuell-Psychologisches allgemein außer Kraft gesetzt. Reagieren Ich und Individuum blind und blindwütig, muß nach Identität, Sinn, Glück, anderer Lust und Liebe gesucht werden, werfen sich die Menschen nicht zu den Dosen.

Das aber erzeugt allerlei Seelentheorien, Botschaften und Therapien, von denen wir fatalerweise nicht mehr erwarten können, als daß sie die Salbe der Menschlichkeit sind, welche in die Maschinerie des Ganzen gedrückt, aber auch auf die Narben, das wilde Fleisch, die Wunden der einzelnen geschmiert wird. Darauf wenigstens dürfen und müssen wir, selber Patienten und Therapeuten, gegenüber jeder Sexualtherapie, soi-disant, insistieren.

Natur und Sexualität

Zur Philosophiegeschichte der Kategorie der Natur

Hegel sagt: »Die Natur ist in der Zeit das Erste, aber das absolute prius ist die Idee; dieses absolute prius ist das Letzte, der wahre Anfang, das A ist das Ω.« (Syst. d. Phil. II, Zusatz § 248, S. 58) Gegenüber der Idee ist die Natur also untergeordnet. Sie ist »als ein System von Stufen zu betrachten, deren eine aus der anderen notwendig hervorgeht...; aber nicht so, daß die eine aus der andern *natürlich* erzeugt würde, sondern in der innern, den Grund der Natur ausmachenden Idee« (ebd., § 249, S. 58 f.). Die Idee bringt also die Natur hervor. Die Idee »entschließt« sich, Ausfluß ihrer absoluten Freiheit, »sich als *Natur* frei *aus sich zu entlassen*« (Encykl. d. phil. Wiss., § 244, S. 201). Wie ein Letztes, das immer schon bei sich selber ist, in Gegenständlich-Materielles übergehen kann, ist auch den Hegelianern schleierhaft geblieben. Die höhere Wahrheit der von der Idee geborenen Natur ist der Geist: »Wir haben in der Einleitung zur Philosophie des Geistes bemerklich gemacht, wie die Natur selber ihre Äußerlichkeit und Vereinzelung, ihre Materialität als ein Unwahres, dem in ihr wohnenden Begriffe nicht Gemäßes aufhebt, und dadurch zur Immaterialität gelangend in den Geist übergeht.« (Syst. d. Phil. III, S. 54) Weil und indem und insofern die Natur in Geist und Seele übergeht, erweist sie sich letztlich wieder als immateriell: »Indem so alles Materielle durch den in der Natur wirkenden an-sich-seyenden Geist aufgehoben wird, und diese Aufhebung in der Substanz der *Seele* sich vollendet, tritt die Seele als die Idealität *alles* Materiellen, als *alle* Immaterialität hervor, so daß Alles, was Materie heißt, - so sehr es der Vorstellung Selbständigkeit vorspiegelt -, als ein gegen den Geist Unselbständiges erkannt wird.« (Ebd., S. 58) Wenn der Natur »gerade die Äußerlichkeit eigentümlich« ist, »die Unterschiede auseinanderfallen und ... als gleichgültige Existenzen auftreten zu lassen« (Syst. d. Phil. II, § 249, S. 58 f.), gibt es keine Naturgeschichte im allgemeinen Sinne: »Solcher nebuloser im

Grunde sinnlicher Vorstellungen, wie insbesondere das sogenannte *Hervorgehen* z.B. der Pflanzen und Thiere aus dem Wasser und dann das *Hervorgehen* der entwickelten Thierorganisationen aus den niedrigeren usw. ist, muß sich die denkende Betrachtung entschlagen.« (Ebd., § 249, S. 59)

Feuerbach setzt diametral gegen diese idealistische Naturphilosophie seinen Naturalismus: Natur gründet aus sich, durch sich, in sich selber. Die Hegelsche Auffassung, nach der die Natur von der Idee gesetzt wird, ist für Feuerbach »nur der *rationelle* Ausdruck von der theologischen Lehre, daß die Natur von Gott, das materielle Wesen von einem immateriellen, d.i. abstrakten Wesen geschaffen ist« (Vorläufige Thesen z. Ref. d. Phil., S. 74). Der Geist, das Denken ist eine der Naturqualitäten des Menschen. Wissenschaften, die sich nicht auf die Natur gründen, sind keine. Das gilt auch für Philosophie: »Die neue Philosophie macht den *Menschen* mit *Einschluß der Natur*, als der Basis des Menschen, zum *alleinigen universalen* und *höchsten Gegenstand* der Philosophie – die *Anthropologie* also, mit *Einschluß der Physiologie, zur Universalwissenschaft.*« (Grundsätze d. Phil. d. Zukunft, S. 167) Natur und Mensch sind die Feuerbachschen Grundkategorien. Der Mensch steht als Subjektivität der Natur als Objektivität passiv-anschauend, nicht praktisch-tätig gegenüber. Beide bilden nur insofern eine Einheit, als der Mensch aus der Natur hervorgegangen ist. Das unmittelbare Sein des Menschen erscheint als sein Wesen, und die Natur ist eine einheitliche, geschichtslose Matrize, letztendlich »reine« Natur.

Marx hat ebensowenig mit Hegels absoluter Idee wie mit Feuerbachs »reiner« Natur im Sinn. Er setzt nicht an die Stelle eines metaphysischen Prinzips, einer ontologischen Substanz, wie den Hegelschen Weltgeist, ein anderes der Welt zugrunde liegendes letztes Seinsprinzip, wie beispielsweise eine materielle Weltsubstanz. Das wäre naturalisierter Hegelianismus, nicht mehr als Materie statt Geist. Daher und trotzdem können Marx und Engels gegen Hegel sagen: In seiner Natur- und Geschichtsphilosophie »gebiert der Sohn die Mutter, der Geist die Natur ... das Resultat den Anfang« (MEW 2, S. 178), und die Natur ist ihm nur »die liederliche Periode der absoluten Idee« (MEW 3, S. 460).

Beide, Hegels naturphilosophischen Idealismus und Feuerbachs mechanisch-materialistischen Naturalismus, löst Marx in eine Dialektik von Subjekt und Objekt auf. Aus der klassischen deutschen Philosophie heraus und gegen sie denkt er seinen neuen, praktischen Materialismus: »Der Hauptmangel alles bisherigen Materialismus – den Feuerbachschen mit eingerechnet – ist, daß der Gegenstand, die Wirklichkeit, Sinnlichkeit, nur unter der Form des *Objekts* oder der *Anschauung* gefaßt wird; nicht aber als *menschliche sinnliche Tätigkeit, Praxis*, nicht subjektiv. Daher geschah es, daß die *tätige* Seite, im Gegensatz zum Materialismus, vom Idealismus entwickelt wurde - aber nur abstrakt, da der Idealismus natürlich die wirkliche, sinnliche Tätigkeit als solche nicht kennt.« (MEW 3, S. 533) Mit Kant und gegen Hegel besteht Marx auf der Nicht-Identität von Subjekt und Objekt. Er sieht im Subjektiven Objektives und im Objektiven Subjektives. Die bisher nur passiv gedachte Sinnlichkeit begreift er als tätig, die Tätigkeit als sinnlich. Denken und Sein, Bewußtsein und Gegenstand, Natur und Gesellschaft, Subjekt und Objekt sind als herkömmliche, seit Descartes in der Neuzeit herrschende Gegenüber überwunden. Der neue Materialismus geht nicht von der Abstraktion des absoluten Subjekts oder von der Abstraktion des absoluten Objekts aus, sondern von der gesellschaftlichen praktischen Tätigkeit, der *Praxis*, der konkreten, empirisch gegebenen Menschen unter bestimmten historischen Bedingungen. Er rettet dabei die »tätige«, subjektive Seite der Wirklichkeit, die der deutsche Idealismus von Kant bis Hegel exponiert hatte, in die materialistische Theorie als konkrete hinüber.

Die Kategorie der Natur bei Marx

Bezogen auf Natur - Marx legt keine systematische Theorie der Natur vor und »kommt in seinen Schriften auf die Natur ›an sich‹ nur äußerst selten« und »immer nur mit großer Vorsicht« zu sprechen (Alfred Schmidt 1974, S. 7, 179) -, heißt das: Natur ist erst konkret als dialektisches Moment menschlicher Praxis. Sorum interessiert sich Marx für Natur, nicht als Weltmaterial vom Range eines Seinsprinzips.

Im Gegensatz zu anderen Konzeptionen geht es Marx um den geschichtlich-gesellschaftlichen Charakter der Natur. Was über sie gesagt wurde und werden kann, setzt gesellschaftliche Praxis der Menschen voraus. Aussagen über Natur sind stets bezogen auf menschliche Tätigkeit, abhängig vom Stand der erreichten und herrschenden ökonomischen, technologischen, geistigen menschlichen Aneignungsweisen der Natur, und in diesem Sinne relativ. Eine Trennung der Theorie der Natur von der Geschichts- und Gesellschaftstheorie kann es bei Marx nicht geben. »Reine« Natur, Natur als ontologisches Prinzip, selbständig und ohne konkrete Bestimmungen existierend, ist ihm reine Gedankenschöpfung, Metaphysizierung.

Diese Position bedeutet nicht, daß es Natur nicht *auch* als etwas an sich Seiendes gibt, jedenfalls als durch Arbeit ins Für-uns transformiertes An-sich. Es ist ein Mißverständnis, einmal ein idealistisches, andermal ein perfektionistisch-materialistisches, wenn so getan wird, als habe Marx alles, darunter Natur und leibhaftig-materielle Dinge, ganz und gar aufgelöst in den Weisen ihrer theoretischen Bearbeitung und praktischen Aneignung. So eingleisig, apriorisch, schlecht prinzipiell ist der praktische Materialismus nicht.

Natur ist einerseits unabhängig, andererseits gesellschaftlich vermittelt. Daran hält Marx bis zum Ende, bis zu den Randglossen zu Wagners Lehrbuch fest (MEW 19, S. 362 f.). Materialismus heißt für ihn: Die Natur und die ihr eigenen Gesetze existieren außerhalb und unabhängig vom Bewußtsein des Menschen. Dialektischer Materialismus heißt für ihn: Die Menschen können sich der Natur und ihrer Gesetze nur mittels und gefiltert durch die Arbeit versichern, sie nur durch ihre vermittelnde gesellschaftliche Praxis hindurch erkennen und für ihre Zwecke anwenden. Die Unabhängigkeit und die gesellschaftliche Vermitteltheit der Natur bilden eine Einheit.

Die Ausdrücke »Natur«, »Naturstoff«, »Naturding« und »Materie« benutzt Marx synonym; seiner Blickrichtung entsprechend auch »sachliche Arbeitsbedingungen« und »gegenständliche Daseinsmomente der Arbeit«. Der Materiebegriff des dialektischen Materialismus ist nicht von irgendwelchen inhaltlichen Aussagen abhängig; er wird je nach Stand der naturwissenschaftlichen Erkenntnis, die von der gesellschaftlichen Praxis bestimmt wird, immer mehr angereichert. Die historisch fortschreitenden Ansichten der Naturwissenschaftler über die Struktur der Materie bleiben dem Materiebegriff des philosophischen Materialismus äußerlich: »Denn die *einzige* ›Eigenschaft‹ der Materie, an deren Anerkennung der philosophische Materialismus gebunden ist, ist die Eigenschaft, *objektive Realität zu sein*, außerhalb unseres Bewußtseins zu existieren.« (Lenin, LW 14, S. 260)

Wenn Marx der äußeren Natur den genetischen Primat zuerkennt, dann besitzt die Natur diese Priorität immer nur innerhalb ihrer gesellschaftlichen Vermittlung, ohne dadurch jedoch völlig beseitigt zu werden. Marx interessiert das, was für den Menschen von Belang ist: nicht das abstrakte materielle Sein, sondern die durch Arbeit angeeignete

Natur. »Als Bildnerin von Gebrauchswerten, als nützliche Arbeit, ist die Arbeit ... eine von allen Gesellschaftsformen unabhängige Existenzbedingung des Menschen, ewige Naturnotwendigkeit, um den Stoffwechsel zwischen Mensch und Natur, also das menschliche Leben zu vermitteln.« (MEW 23, S. 57) Da der Mensch selber, »als bloßes Dasein von Arbeitskraft betrachtet, ... ein Naturgegenstand, ein Ding, wenn auch lebendiges, selbstbewußtes Ding« ist (ebd., S. 217) und der äußeren Natur in der Arbeit »als eine Naturmacht« gegenübertritt (ebd., S. 192), ist sein Lebensprozeß ein Naturzusammenhang. Dabei »verändert er zugleich seine eigne Natur«, indem er »auf die Natur außer ihm wirkt und sie verändert« (ebd., S. 192). Die Dialektik von Subjekt und Objekt ist somit »eine Dialektik von Bestandteilen der Natur«, und die Natur »ist das Subjekt-Objekt der Arbeit« (Alfred Schmidt 1974, S. 8, 58). Insofern und insoweit Marx den Menschen als Bestandteil der Natur betrachtet, erfaßt sein Naturbegriff die Gesamtwirklichkeit, die Totalität dessen, was ist.

Der »Stoffwechsel« von Mensch und Natur

Der Mensch ist aus Gründen des Überlebens gezwungen, sich mit der Natur auseinanderzusetzen, sie sich anzueignen und zu beherrschen. Für die wechselseitige Durchdringung und Vermittlung von Mensch und Natur benutzt Marx im »Kapital« durchgehend den Begriff »Stoffwechsel«. Wenn man berücksichtigt, daß es für Marx im Grunde nur den »Mensch(en) und seine Arbeit auf der einen, die Natur und ihre Stoffe auf der andren Seite« gibt (MEW 23, S. 198 f.), wobei der Mensch nicht von der Natur und die Natur nicht vom Menschen ablösbar ist, dann wird erkennbar, welche zentrale Bedeutung dem »Stoffwechsel« in der theoretischen Analyse zukommen muß. Die Blickrichtung ergibt sich dabei aus dem spezifischen Standort: Von der Natur spricht Marx als der Spenderin der Produktionsmittel, der »ersten Quelle aller Arbeitsmittel und -gegenstände« (MEW 19, S. 15); der Mensch, selber Naturding und Naturmacht und daher ein Teil der Natur, ist ihm von Natur gesellschaftlich. Natur ist bei Marx immer auf den Lebensprozeß der Gesellschaft bezogen, immer schon menschlich bearbeitet. Ohne den gesellschaftlichen Lebensprozeß gäbe es kein biologisches Leben der Gattung Mensch.

Diese Position, gegen die bürgerliche Philosophie und mit Blick auf die bürgerliche Gesellschaft errichtet, bedeutet nicht, daß die Natur und ihre Stoffe ohne Rest in die Momente der gesellschaftlichen Prozesse, die sie vermitteln, aufgelöst werden. Das wäre ebenso metaphysisch, wie wenn die Natur dem Menschen unverrückbar, unveränderlich vorausgesetzt wird. Sie bedeutet, daß die Dialektik von Unmittelbarkeit und Vermitteltheit in ihrer jeweiligen historischen Gestalt erst konkret eröffnet werden muß. Und da der Mensch selber ein Teil der durch ihn vermittelten Natur ist, wird die Annahme der Unmittelbarkeit der Natur nicht idealistisch. Alfred Schmidt (1974, S. 77) weist schließlich auf eine Seite des Zusammenhangs hin, die er »die geheime Naturspekulation in Marx« nennt: »Sosehr alle Natur gesellschaftlich vermittelt ist, sosehr ist freilich umgekehrt die Gesellschaft als Bestandteil der Gesamtwirklichkeit naturhaft vermittelt.« Lukács (1968, S. 240) hatte in »Geschichte und Klassenbewußtsein« über den Marxschen Naturbegriff gesagt: »Natur ist eine gesellschaftliche Kategorie. D.h. was auf einer bestimmten Stufe der gesellschaftlichen Entwicklung als Natur gilt, wie die Beziehung dieser Natur zum Menschen beschaffen ist und in welcher Form seine Auseinandersetzung mit ihr stattfindet, also was die Natur der Form und dem Inhalt, dem Umfang und der Gegenständlichkeit nach zu bedeuten hat, ist stets gesellschaftlich bedingt.« Dagegen insistiert Schmidt (1974, S. 66): »Natur ist aber für Marx nicht *nur* eine gesellschaftliche Kategorie. Sie läßt sich nach Form, Inhalt, Umfang und Gegenständlichkeit keineswegs ohne verbleibenden Rest in die historischen Prozesse ihrer Aneignung auflösen.«

Der Stoffwechsel von Mensch und Natur, das menschliche Leben schlechthin, wird durch die ewige Naturnotwendigkeit Arbeit vermittelt. Die Arbeit ermöglicht die Aneignung der außermenschlichen Natur, von der Marx in den Pariser Manuskripten sagt, sie sei »der *unorganische Leib* des Menschen«. Dabei weiß der Mensch »nach dem Maß jeder species« zu produzieren und kann sich zumindest potentiell die gesamte Natur aneignen, die ihm einerseits »ein unmittelbares Lebensmittel«, andererseits »die Materie, der Gegenstand und das Werkzeug seiner Lebenstätigkeit« ist; das Tier aber »formiert nur nach dem Maß und dem Bedürfnis der species, der es angehört« (MEW, Erg.-Bd., Erster Teil, S. 516 f.).

Mit Vorliebe bedient sich Marx naturwissenschaftlich-physiologischer Ausdrücke - gesellschaftlicher »Lebensprozeß«, äußere Natur als

»unorganischer Leib des Menschen«, »Stoffwechsel« von Mensch und Natur –, wenn er gesellschaftliche Sachverhalte bezeichnen will. Wenngleich diese Ausdrücke innerhalb seiner Theorie zwangsläufig einen anderen Charakter erhalten, sollen sie doch den physiologischen Beigeschmack behalten. »Stoffwechsel« von Mensch und Natur meint *auch*, daß der Mensch so unveränderbar unter dem Zwang der Produktion und Reproduktion seines Lebens steht, wie die Kreisläufe der äußeren Natur ewig sind. Das eine hat etwas vom anderen. Die Menschen gehen durch die Naturstoffe hindurch, die Naturstoffe gehen als Gebrauchswerte durch die Menschen hindurch und fallen wieder in äußere Natur zurück. Auf natürliche Grundstoffe wie Erde, Wasser und Luft ist der Mensch wohl immer direkt angewiesen. Und ein gesellschaftlicher Sachverhalt wie die Teilung der Arbeit ist nicht nur ökonomisch, sondern auch natürlich, »physiologisch« bedingt: »Es ist nicht die absolute Fruchtbarkeit des Bodens, sondern seine Differenzierung, die Mannigfaltigkeit seiner natürlichen Produkte, welche die Naturgrundlage der gesellschaftlichen Teilung der Arbeit bildet und den Menschen durch den Wechsel der Naturumstände, innerhalb deren er haust, zur Mannigfachung seiner eignen Bedürfnisse, Fähigkeiten, Arbeitsmittel und Arbeitsweisen spornt.« (MEW 23, S. 536) Auch der Arbeitsprozeß selber kann nicht losgelöst von der menschlichen Physiologie betrachtet werden. Die physiologische Ausstattung des Menschen, seine »körperliche Organisation« bestimmt sein »Verhältnis zur übrigen Natur« mit (MEW 3, S. 21) und begrenzt seine historisch-gesellschaftliche Veränderbarkeit.

Natur und Gesellschaft

Im Laufe der Menschengeschichte ist die außermenschliche Natur immer mehr zum Moment gesellschaftlicher Prozesse geworden. War der Mensch am Anfang noch abstrakt identisch mit der Natur, setzte sich zunächst beim Stoffwechsel die naturale Seite durch, dominierte nach und nach die historisch-gesellschaftliche. Sklavenhalterdemokratie und Feudalismus kannten letztlich keine Trennung von Arbeit einerseits und der ihr vorausgegebenen Natur samt ihrer Stoffe andererseits: »Der Sklave steht in gar keinem Verhältnis zu den objektiven Bedingungen seiner Arbeit; sondern die *Arbeit* selbst, sowohl in der Form des Sklaven, wie der des Leibeignen, wird als *unorganische Bedingung* der Produktion in die Reihe der andren Naturwesen gestellt, neben das Vieh oder als Anhängsel der Erde.« (Marx, Grundrisse, S. 389)

In der bürgerlichen, warenproduzierenden Tauschgesellschaft ist die Scheidung dagegen total; die Arbeit ist von ihren natürlichen objektiven Bedingungen getrennt. Diese Trennung ist nach Marx nur charakteristisch für die bürgerliche Gesellschaft: die »*Trennung* zwischen diesen unorganischen Bedingungen des menschlichen Daseins und diesem tätigen Dasein, eine Trennung, wie sie vollständig erst gesetzt ist im Verhältnis von Lohnarbeit und Kapital« (ebd., S. 389). Nicht unmittelbar als Bestandteil der Natur eignet sich der Kapitalist den Arbeiter an, sondern *vermittelt durch den Tausch* als Halterung für abstrakte Arbeit, die von jener nicht ablösbar ist.

Kapitalistische Produktion heißt ferner: Die Grundform gesellschaftlicher Arbeit ist Arbeit als abstrakt-allgemeine und gleiche, die den Tauschwert setzt, nicht als konkret-besondere, die Marx die »Naturalform der Arbeit« nennt (MEW 23, S. 91) und die den Gebrauchswert setzt. Die Produkte seiner Arbeit treten dem Menschen als leblose, dingliche Realität, als objektive Notwendigkeit, als sein Leben schicksalhaft bestimmend gegenüber; als Waren verkörpern sie nicht mehr seine lebendige Auseinandersetzung mit der Natur, und den gesellschaftlichen Verhältnissen wird eine »gespenstige Gegenständlichkeit« verliehen (ebd., S. 52).

Im Gebrauchswert tritt die Ware in ihrer »hausbackenen Naturalform« auf (ebd., S. 62). »Die Gebrauchswerte Rock, Leinwand usw., kurz die Warenkörper, sind Verbindungen von zwei Elementen, Naturstoff und Arbeit.« (Ebd., S. 57) Der Tauschwert einer Ware ist dagegen eine »übernatürliche Eigenschaft« (ebd., S. 71); Naturstoff enthält er überhaupt nicht: »Da Tauschwert eine bestimmte gesellschaftliche Manier ist, die auf ein Ding verwandte Arbeit auszudrücken, kann er nicht mehr Naturstoff enthalten als etwa der Wechselkurs.« (Ebd., S. 97) So wie der Wechselkurs durch und durch »unnatürlich« ist, so ist im Tauschwert alles Naturale ausgemerzt. Das wirkliche Verhältnis von Gebrauchswert und Tauschwert stellt sich allgemein so dar, als ob »der Gebrauchswert der Sachen unabhängig von ihren sachlichen Eigenschaften, dagegen ihr Wert ihnen als Sachen zukommt« (ebd., S. 98). In der bürgerlichen Gesellschaft haben die Arbeitsprodukte der Menschen eine phantastische Gestalt angenommen. Was gesellschaftsbestimmt ist, erscheint als naturbestimmt, was natürlich als gesellschaftlich. Diesen Sachverhalt hat Marx unter dem Titel »Der Fetischcharakter der Ware und sein Geheimnis« im »Kapital« abgehandelt.

Das Gegenstück zur radikalen Herabsetzung der Natur, die jetzt »rein Sache der Nützlichkeit« ist und nicht mehr »als Macht für sich anerkannt« wird (Marx, Grundrisse, S. 313), ist »die ganze Negation« der »natürlichen Existenz« des Arbeiters, der nur noch als Tauschwert Produzierender existiert, »ganz durch die Gesellschaft bestimmt« (ebd., S. 159).

Naturgeschichte und Menschengeschichte

Natur und Gesellschaft, Naturgeschichte und Menschheitsgeschichte bilden eine Einheit in der Differenz. Nur vorübergehend, aus Gründen der Standortbestimmung können sie getrennt werden: Es ist philosophisch und politisch entscheidend, auf welche Seite das Gewicht gelegt wird. Marx betrachtet die Geschichte von der Seite der Menschheit aus. Dabei geht die Naturgeschichte nicht restlos in Menschengeschichte auf und vice versa, wenngleich von Naturgeschichte im Grunde nur gesprochen werden kann, wenn die von bewußten Subjekten gemachte Menschengeschichte vorausgesetzt wird. Die Naturgeschichte ist die »rückwärtige Verlängerung« der Menschengeschichte und »wird von den Menschen als *nicht mehr* zugängliche Natur mit denselben gesellschaftlich geprägten Kategorien erfaßt, die sie auf die *noch nicht* angeeigneten Naturbereiche anzuwenden genötigt sind« (Alfred Schmidt 1974, S. 40 f.) Aus dieser Betrachtungsweise resultiert weder eine Trennung von Theorie der Natur und Geschichtstheorie noch ein grundsätzlicher methodologischer Unterschied zwischen sogenannten Naturwissenschaften einerseits und Geistes- oder Gesellschaftswissenschaften andererseits. Sie war zunächst die Überwindung der naturalistischen Geschichtsauffassung, nach der die Naturbedingungen die Geschichte der Menschen bestimmen.

Einheit in der Differenz bedeutet: Der Mensch ist zwar für immer an den Stoffwechsel mit der Natur gebunden. Dabei werden Sachverhalte, die für die »vormenschliche« Geschichte typisch waren, nie völlig wirkungslos. Insofern kann Marx auch die Produktionsinstrumente als Organe, die der Mensch »seinen eignen Leibesorganen hinzufügt, seine natürliche Gestalt verlängernd« (MEW 23, S. 194), und die Geschichte der Gesellschaft als einen »*wirkliche(n)* Teil der *Naturgeschichte*« betrachten (MEW, Erg.-Bd., Erster Teil, S. 544). Der aus der Natur hervorgegangene und von ihr nicht abgelöste Mensch ist aber für Marx das einzige Subjekt, fähig, zweckgerichtet zu handeln, grundsätzlich in der Lage, die außermenschliche Natur zu beherrschen. Marx (MEW 23, S. 393, Fn. 89) zitiert einmal zustimmend Vico, der den Unterschied zwischen Naturgeschichte und Menschengeschichte darin sah, daß die eine von Menschen gemacht und die andere von Menschen nicht gemacht wird.

Für Marx waren die Alternativen, entweder Natur- und Menschheitsgeschichte zusammenfallen zu lassen oder ihre Verschiedenheit als unüberbrückbar anzusehen, undialektisch. Er wollte dort, wo der Unterschied zu sehen ist, die Einheit suchen und dort, wo die Einheit zu sehen ist, den Unterschied betonen. Nur so bleibt die spezifische Differenz zwischen Geschichte der außermenschlichen Natur, die im Grunde unveränderlichen Gesetzen folgt, und Geschichte der Menschen erhalten. Naturgesetze können nicht mehr einfach auf gesellschaftliche Verhältnisse übertragen werden.

Von hier aus ist auch, wenn man die Linien bisherigen naturgeschichtlichen Denkens ins Auge faßt, vor allem die Differenz zum Darwinismus zu bestimmen. In einem Brief an Kugelmann, in dem er sich mit F.A. Lange auseinandersetzt, schreibt Marx: »Herr Lange hat ... eine große Entdeckung gemacht. Die ganze Geschichte ist unter ein einziges großes Naturgesetz zu subsumieren. Dies Naturgesetz ist die *Phrase* (- der Darwinsche Ausdruck wird in dieser Anwendung bloße Phrase -) ›struggle for life‹, ›Kampf ums Dasein‹, und der Inhalt dieser Phrase ist das Malthussche Bevölkerungs- oder rather Übervölkerungsgesetz. Statt also den ›struggle for life‹, wie er sich geschichtlich in verschiednen bestimmten Gesellschaftsformen darstellt, zu analysieren, hat man nichts zu tun, als jeden konkreten Kampf in die Phrase ›struggle for life‹ und diese Phrase in die Malthussche ›Bevölkerungsphantasie‹ umzusetzen.« (MEW 32, S. 685 f.) Und Engels gegenüber hatte Marx bereits früher betont, wie voraussetzungsvoll auch Darwins Aussagen sind: »Es ist merkwürdig, wie Darwin unter Bestien und Pflanzen seine englische Gesellschaft mit ihrer Teilung der Arbeit, Konkurrenz, Aufschluß neuer Märkte, ›Erfindungen‹ und Malthusschem ›Kampf ums Dasein‹ wiedererkennt. Es ist Hobbes' bellum omnium contra omnes, und es erinnert an Hegel in der ›Phänomenologie‹, wo die bürgerliche Gesellschaft als ›geistiges Tierreich‹, während bei Darwin das Tierreich als bürgerliche Gesellschaft figuriert.« (MEW 30, S. 249)

Selbstverständlich ist Marx' Auffassung von Natur- und Menschengeschichte gerade da in erster Linie Ideologiekritik, wo menschengeschichtlich-gesellschaftlich bedingte Erscheinungen wie Kriege und Krisen als unvermeidliche Naturereignisse dargestellt oder, grundsätzlicher, wo die Klassenverhältnisse als naturgegeben hingestellt werden. Seit Marx (vgl. MEW 23, S. 183) können wir klipp und klar sagen: Die Natur produziert nicht auf der einen Seite Verfügende, Geld- und Warenbesitzer, auf der anderen Seite Verfügte, bloße Besitzer der eigenen Arbeitskraft, einerseits Satte und Unterdrücker, andererseits Depravierte und Beherrschte, hier Funktionierende, Lenkbare und Normale, dort die, deren Reaktionen kriminell, krank, verrückt oder abnorm zu nennen uns allen immer wieder allzuleicht von der Zunge geht.

Individuum und Gesellschaft

Wollen wir, mit der bürgerlichen Gesellschaft im Genick, nach solchen Gedankengängen der Frage »Was ist natürlich, was ist gesellschaftlich am Sexuellen?« noch ein Stück weiter zu Leibe rücken, dann stoßen wir auf das Verhältnis von Individuum und Gesellschaft samt »ihrer« Wissenschaften, Psychologie und Soziologie, auf das Problem der Vermittlung der Ergebnisse historisch-ökonomischer mit denen psychologischer Wissenschaften. Das Erweitern der Gesellschaftstheorie zum Psychologischen hin ist angesichts des deutschen Faschismus in ganzer Schärfe als notwendig erkannt und bis vor einiger Zeit vor allem unter der Chiffre »Psychoanalyse und Marxismus« betrieben worden.

Mir scheint, die Diskussion hat sich jahrzehntelang im Kreis gedreht oder schlimmer: sie war gar keine. Einige haben Freud und Marx simultan abgeschrieben und zu etwas »zusammengefaßt«, was man wissenschaftliche Pornographie nennen könnte, z.B. Osborn (o.J.), andere, wie Wilhelm Reich (1934), haben Annahmen und Begriffe der Psychoanalyse zwangsweise historisiert, materialisiert und dialektisiert und anschließend mit »systemtranszendenten« Weihen versehen.

Gegenwärtig machen Betrachtungen von sich reden, deren Streitfrage letztlich ist, ob der Marxismus bloßer Objektivismus oder ob er die allgemeine Subjektwissenschaft sei. *Daß* die Menschen mit ihren Bedürfnissen, Wünschen, Gefühlen usw. historisch Gewordene und gesellschaftlich Bestimmte sind, ist bei allen Differenzen im Ernst nicht strittig. An dem *Inwiefern* und *Inwieweit* gehen die Auffassungen auseinander, versagt das wissenschaftliche Bemühen - ein Umstand, der für die Entwicklung einer Theorie der menschlichen Sexualität weiß Gott nicht belanglos ist. Obgleich Anleitung und Programm, konnten die erkenntnistheoretische Gruppe der Feuerbach-Thesen und Passagen wie jene, in der Marx die Geschichte und das gegenständliche Dasein der Industrie als »das *aufgeschlagne* Buch der *menschlichen Wesenskräfte*, die sinnlich vorliegende menschliche *Psychologie*« bezeichnet (MEW, Erg.-Bd., Erster Teil, S. 542), bisher kaum lebendig gemacht werden.

Vielleicht müssen wir dieses theoretische Versagen allmählich konkret als das begreifen, was es ist: Ausdruck der Wirklichkeit. In der warenproduzierenden Tauschgesellschaft treten zwischen die Menschen Ware und Tausch. Die gesellschaftlichen Beziehungen der Menschen sind wie Beziehungen und Bewegungen von Sachen. Das setzt Psychologie außer Kraft. Die Menschen können umstandslos weder *sich in der Gesellschaft* noch *diese in sich* erkennen, weil sie zueinander und zur gesellschaftlichen Gesamtheit in einem entfremdeten Verhältnis stehen. Die Unvereinbarkeit von soziologischen und psychologischen Kategorien muß auch einmal bis zum Ende gedacht werden als Unvereinbarkeit von Gesellschaft und Individuum. Gesellschaftliche Antagonismen sind keine Grillen, die man sich durch eine genügend raffinierte oder schlichte Analyse vom Hals schaffen könnte. Es geht um das Bestimmen der Differenz, der objektiven Widersprüche, der prinzipiellen Entzweiung. Wie subjektiv-individuelle mit objektiv-gesellschaftlichen Momenten vermittelt sind, kann nicht durch das Vereinheitlichen und parallelisierende Benutzen von vorhandenen psychologischen Begriffen und solchen der Gesellschaftstheorie geklärt werden. Das ist wie das Wechseln eines Kondoms, das ist bloße Harmonisierung über begrifflichen Abhub unterm Kreuz naturwissenschaftlicher Ideologie. Das Unversöhnliche und Widersprüchliche fällt durch alle Siebe, und das stattliche Ergebnis ist die - natürlich undialektische - Einheit des objektiv Getrennten. Doch die Separation von Individuum und Gesellschaft ist falsches Bewußtsein, und die Wissenschaft gibt ihm verschiedene Gestalten - »subjektive« Ökonomie, ökonomistische Psychologie, psychoanalytistische Gesellschaftslehre usw. -, die sich zum Studium der wirklichen Welt verhalten wie die Onanie zur Geschlechtsliebe.

Nun erwartet vielleicht doch noch mancher, daß ich unverblümter aufs Sexuelle zu sprechen komme. Ich weiß: Die Frage, was natürlich am Liebes- und Geschlechtsleben sei, verfolgt uns. Die Menschen fragen seit einigen Jahrhunderten in spezifischer Weise und wir seit einigen Jahrzehnten immer irritierter, hilfesuchender und ungläubiger: Ist dieses oder jenes Sexualverhalten natürlich? Ist der Mensch von Natur aus hetero-, homo- oder bisexuell? Ist die Ehe die erste und heiligste Einrichtung der Natur, wie Rousseau einst meinte und der Vatikan gestern beteuerte? Inwiefern und inwieweit ist diese oder jene sexuelle Reaktion biologisch vorausgegeben, körperlich gesteuert? Welches Ausmaß an Fetischismus, Sadomasochismus oder gleichgeschlechtlicher Neigung ist normal, kommt bei »Naturvölkern« vor? Lebten die ersten Menschen monogam? Hat diese oder jene sexuelle Störung ursächlich mit Hormonen, Hirnzentren, überhaupt dem Körperlichen zu tun und ist sie daher solcherart zu beeinflussen? Und so weiter, und so fort. Wer diese Fragen wirklich beantworten will, muß sich zunächst der Kategorie der Natur ideengeschichtlich nähern. Das zu zeigen und angesichts der Theorielosigkeit unseres Gebietes darauf zu bestehen, ist meine Absicht.

Wird nach dem Sexuellen gefragt, so kann ich hier, so falsch es auch ist, nur im gewöhnlichen Verstand, auf der Ebene des locus communis sprechen. Wir haben uns ja seit einhundert Jahren mehr oder weniger daran gewöhnt. Jeder denke sich also, was er sich immer denkt, und er wird nicht aus dem Rahmen fallen. Freud sagte bekanntlich in seiner XX. Vorlesung, als er versuchte, »anzugeben, was den Inhalt des Begriffes ›sexuell‹ ausmacht«: »Im ganzen sind wir ja nicht ohne Orientierung darüber, was die Menschen sexuell heißen. Etwas, was aus der Berücksichtigung des Gegensatzes der Geschlechter, des Lustgewinnes, der Fortpflanzungsfunktion und des Charakters des geheimzuhaltenden Unanständigen zusammengesetzt ist, wird im Leben für alle praktischen Bedürfnisse genügen.« (GW XI, S. 313 f.) Und eine Vorlesung später bemerkte er lapidar: »Vergessen Sie nicht, wir sind derzeit nicht im Besitz eines allgemein anerkannten Kennzeichens für die sexuelle Natur eines Vorganges.« (Ebd., S. 331).

Knapp fasse ich jetzt zusammen, was mir auf der Hand zu liegen scheint:

1. Der Mensch ist von Natur gesellschaftlich und seine Sexualität ist es auch. Sexualität ist eine gesellschaftliche Kategorie. Menschensexualität schlechthin, »reine« Sexualität ist reine Gedankenschöpfung. Das natürliche Moment am Sexuellen läßt sich vom gesellschaftlichen prinzipiell nicht abscheiden - im Sinne von primär und sekundär, von vorausgegeben und gemacht, von richtig und falsch. In jedem Trieb, in jedem Bedürfnis des Menschen ist seine ganze Gattungsgeschichte reflektiert. Die Geschichte reicht bis in die physiologischen Vorgänge hinein. Am Beispiel des Hungers ist das besonders schön gesagt worden, zuerst von Marx: »Hunger ist Hunger, aber Hunger, der sich durch gekochtes, mit Gabel und Messer gegeßnes Fleisch befriedigt, ist ein andrer Hunger, als der rohes Fleich mit Hilfe von Hand, Nagel und Zahn verschlingt. Nicht nur der Gegenstand der Konsumtion, sondern auch die Weise der Konsumtion wird daher durch die Produktion produziert, nicht nur objektiv, sondern auch subjektiv.« (MEW 13, S. 624) Man könnte fürs Sexuelle viele Variationen bringen. Hüten wir uns also, die zarte Erektion des Hirtenknaben vergangener Jahrhunderte und seinen Umgang mit ihr als etwas Natürliches auszuspielen gegen die rezente Gliedversteifung einer staatstragenden Person. Oder gegen die Art und Weise, wie Frau Häusermakler in ihrem Bungalow nach Lektüre von »Geruchloser Leben«, Roger Pure vorm Auge, crèmegebadet, rasiert, gezupft, gesprüht und frisiert à la française zur Musik von Boney M. in der Reizhose von Beate U. mit Gesichtsmaske aus der geilen Haut springen zu müssen meint und tatsächlich zu fahren genötigt ist.

2. Zu interessieren hat uns der geschichtlich-gesellschaftliche Charakter des Sexuellen. Das ist philosophisch ebenso wie politisch geboten. Nur so erkennen wir, was für die Menschen konkret und bedeutsam ist. Nur bei dieser Blickrichtung können wir Pornographie, Partnertausch oder Gruppensexualität als das begreifen, was sie sind: Ausfluß hingerichteter Begierde. Daß der letzte Schrei immer US-amerikanisch klingt - fist fucking, poppers, escort girls, peep shows -, sagt uns, wo die Zerstörung am gründlichsten ist. Wer es liebt, den Atem am Kultur-, Sitten- und Seelenzerfall zu haben, der reise nach New York. Aber: Pornographie und peep show sind nicht unnatürlicher als die begierlich erlahmende, eifernde, kurzmütige, unfreundliche, bittere, fetischistische und zwanghaft das Ihre suchende Art und Weise, wie wir alle gehalten sind, einen anderen Menschen zu lieben. Nur diese Optik erlaubt uns eine menschliche Sicht des gegenwärtigen Liebes- und Ge-

schlechtslebens, bewahrt uns vor flottem Zynismus gegenüber massenhaftem Erleben, vor schneller Abscheu und Resignation.

3. Wenn der natürliche Anteil der Sexualität nie unmittelbar, sondern stets nur als historisch Gewordener und gesellschaftlich Produzierter in Erscheinung tritt, ist das Sich-Berufen auf die Natur der Sexualität Ausdruck der allgemeinen Verblendung und Ratlosigkeit, von rechts bis links. Wer von »natürlicher« Sexualität als biologisch vorausgegebener, gesunder, normaler, richtiger, als nur gesellschaftlich überlagerter oder als der ungebrochenen, ungehemmten des »einfachen« Menschen redet, leugnet die gattungsspezifische Natürlichkeit des Menschen, die in seiner gesellschaftlichen Geschichtlichkeit besteht, will menschenfeindliche medizinische Attacken rechtfertigen (Beispiel: Psychochirurgie), will entschuldigen und vorm Zeigefinger bewahren (Beispiel: Homosexualität), will »alternative« Lebensformen unter die Leute bringen (Beispiel: Psychosekten), kocht sein eigenes Süppchen und hat Grund dazu.

4. Wenn gesagt wird, menschlich Sexuelles werde erst in seiner gesellschaftlichen Vermitteltheit konkret und bedeutsam, erst dadurch werde es, über das Körperlich-Morphologische hinaus, konstituiert, dann heißt das nicht, daß der natürliche Anteil am Sexuellen in den Weisen gesellschaftlicher menschlicher Praxis und theoretischer Bearbeitung ganz und gar aufgelöst werden könnte. Die anatomisch-physiologische Ausstattung des Menschen bleibt der geschichtlich-gesellschaftlichen Bildung seiner Sexualität nicht ganz und gar äußerlich, sie setzt Richtungen und Begrenzungen, wenn auch noch so randständige und kraftlose, wie die klinische Pathologie uns oft lehrt. Und vergessen wir nicht: Ohne den gesellschaftlichen Lebensprozeß gibt es kein biologisches Leben der Gattung Mensch.

5. Es ist gefährlich, am Sexuellen einen konstanten von einem variablen Anteil zu trennen. Selbst das, was wir gelegentlich etwas vorlaut »Naturbasis« des Sexuellen genannt haben, ist zur historisch-gesellschaftlichen Seite hin nicht blind. Als solches hat es keine Bedeutung. Jede Aussage über die zentralnervöse Steuerung der Sexualität, über die Physiologie der Fortpflanzung, über »Sexualhormone« und dergleichen ist durch die jeweils in gesellschaftlichem Maßstab regierende Art und Richtung sowie Vollständigkeit wissenschaftlicher Erkenntnis, durch das jeweilige Bild vom Menschen, das jeweilige Naturbewußtsein, die jeweilige Naturideologie hindurchgegangen, deren Boden sich nach dem allgemeinen Verhältnis von Mensch-Natur-Gesellschaft bemißt.

Greifen wir den Geschlechterdimorphismus mit dem entscheidenden Umstand: daß die Frau empfangen, gebären, daß der Mann zeugen kann – und das ist ja der biologische Kern der Alternativgeschlechtlichkeit –, greifen wir dieses Merkmal heraus, das man als das relativ stabilste gegenüber dem Historisch-Gesellschaftlichen ansehen könnte, dann sehen wir sofort dreierlei. Zum einen ist das Zusammenpassen der männlichen mit den weiblichen Geschlechtswerkzeugen keine zwischengeschlechtliche Garantie, welche sexuelle Anziehung und Aktion zwischen Mann und Frau zu halten vermochte. Zum anderen wissen zunehmend weniger Menschen, wes Geschlechts sie sind, ob, wie , wann und wozu sie empfangen oder zeugen sollen. Auch hier also wieder: Abgelöst vom Menschen und seinem gesellschaftlichen Lebensprozeß hat Biologisches keinen Sinn. Zum dritten ist die Fortpflanzung, ohnehin ein nichtsexueller Vorgang, aus dem Körper des Menschen bereits herausgeschält. Und nur moralische Resthemmungen und das Chaos des Monopols hindern Wissenschaftler zur Zeit daran, die Lösung massenhaft zu probieren, mittels genetischer Techniken billigste »menschliche« Ersatzteillager anzulegen, überhaupt »menschliche« Arbeitskraft künstlich zu produzieren.

6. Eine von Geschichts- und Gesellschaftstheorie getrennte Theorie der Sexualität des Menschen ist keine. Wer über Sexualität ernsthaft nachdenkt, hat die ganze Gattungsgeschichte des Menschen und mehr am Hals. Die Arbeit ist die erste Kategorie der Sexualwissenschaft. Während das noch bestritten werden muß, ist allgemeine Überzeugung, daß es eine Sexualtheorie außerhalb einer umfassenden Persönlichkeitstheorie nicht geben kann. Die aus der gesellschaftlichen Dialektik wie der Knochen aus dem Fleisch herausgelöste Seele (samt Sexualität) ist aber entsubjektiviert – und sei die psychologische Theorie in sich noch so »stimmig« und begeistere sie einen noch so sehr. Sexualität als autonomes Feld bearbeiten, heißt sie zu einem Objekt des Forschens und Behandelns machen nach der gesellschaftlichen Manier des Abstrahierens, des Trennens und des Bruches. So, als Firlefanz, paßt Sexualforschung vorzüglich ins allgemeine Geschäft. Und namentlich die US-Amerikaner belästigen uns jeden Tag mit Variationen zum Thema »Wie die Sexualforschung im Zuge des imperialistischen Kulturzerfalls immer läppischer wird«. Das Aufschütten unverbundener Datenberge und anschließende Herumstochern in ihnen sollte uns kalt lassen. Soweit es mich betrifft, können sie ihre Schein-mit-Schein-Korrelationen, genannt Reports, für sich behalten. Ich diskutiere dann wirklich lieber mit Moraltheologen und lese Gehlen.

7. Alles Natürliche ist im Laufe der Menschheitsgeschichte immer mehr zu einem »Gemachten« geworden und immer weniger ein »Vorausgegebenes« geblieben. Das Objektive ist dabei subjektiviert, das Subjektive objektiviert worden. Hier muß, erkenntnistheoretisch, auch die Sexualwissenschaft ansetzen. Heute sind die Menschen vollends unter sachliche Bedingungen gestellt, die ihnen als unkontrollierte wie eine Naturgewalt, als künstliche, »zweite« Natur entgegentreten und erscheinen. Unter der Diktatur des Warenfetischs imponiert das als natürlich, was gesellschaftlich ist, und das als gesellschaftlich, was natürlich. Individuum und Gesellschaft sind prinzipiell zusammengebrannt und prinzipiell entzweit. Das macht das theoretische Dilemma jeder Subjektwissenschaft und auch der Sexualforschung aus. Solange den Menschen ihre eigenen gesellschaftlichen Verhältnisse als fremde, von ihnen nicht beherrschte Gewalt entgegenstehen, so lange sind sie, in diesem Sinne, aus der Naturgeschichte noch gar nicht herausgetreten, so lange hat die wirkliche Menschheitsgeschichte noch gar nicht begonnen. Standortblind muß uns das nicht machen, aber oft ratlos – solange die Treue eine Hure ist.

Liebesmittel, Hormone, Prothesen

Über die körperliche Behandlung von Impotenz und Frigidität

Alles ist versucht worden: Ambra und Zibet, Moschus und Strychnin, Arsen und Phosphor, Pfeffer und Vanille, Panax quinquefolium und Atropa Mandragora, also chinesisches Gin-seng und germanische Alraune, Mimosa pudica und Phallus impudicus, genannt Rutenmorchel oder Schamloser Schwamm, Pimpinella anisum und Piper nigrum, Birke und Kastanie, Taubenblut und die Zunge des Vogels Isop, Hosendall und Hosenwurz, Barba Jovis, Pao rosa und Al Tercum; das Balsam der Bibel und die Krone der Aphrodite, Tongatrank, Dhatripulver und Tinctura pulsatillae, die Kohle von Belloc und das Wasser von Bad Freienwalde, Gurke, Kürbis, Mannstreu und Gebärmutterblume, Samen und Urin, Scheidensekrete und Menstrualblut, Minnenhaar und Helenakraut, Reizringe und Löwensteins Koitus-Training-Apparatus (KTA), Opium, Peyotl, Chloroform-Narkose und poppers, Analeptika, Diuretika und Irritantia, Sympathikolytika und Parasympathikolytika, pulverisiertes Nashorn-Horn und puverisierte Kuh-Hufe, Spanische Fliegen und kydonischer Apfel, Dr. med. Hirschfelds Pillen und Dr. med. Krauguschs Tabletten, der Lebenswecker nach Otto und das Papier Fayard, die Huhnersche Silbernitratapplikation in die Urethra posterior mittels des Ultzmannschen Katheters, gelber Ingwer und rote Rübe, Elektrizität, rektal und pararektal, Bäder und Duschen, heiß und kalt, Diät und opulentes Mahl, Penis-Schienen und Diathermie, Akupunktur, Homöopathie und Zellulartherapie, Steinachsche Vasoligatur und Lowsleys Operation, Damiana und Taurische Pillen, urethrale Passage von »cold sounds« und »psychrophores«, Bulbo- und Ischiocavernosus-Operation, Brassica oleracea capitata alba, Malabaila Sekakul Russow, Tabernanthe Iboga Baill, Asparagus officinalis, Petroselinum sativum und Apium graveolens, also Spargel, Petersilie und Sellerie, und so weiter und so fort.

Ich muß mich beherrschen. Während ich den Versuchen nachspürte, sexuelle Begierde und Kraft zu steigern – und dabei etwas ungehalten viele Stunden dransetzte –, strömte allmählich etwas von jenem Gefühl der Faszination auf mich über, das die Menschen hat Jahrtausende suchen lassen. Es erging mir wie bei den Anaphrodisiaka*, der Kastration. Man weiß, es gibt keine verläßlich wirkenden oder akzeptablen Mittel und Methoden, das sexuelle Verlangen und die sexuelle Leistungsfähigkeit zu erhöhen oder zu senken, und doch hätte man sie gern und denkt: vielleicht dieser Käfer oder jene Quitte? Aber es gibt sie nicht. Gäbe es sie, die Menschen hätten sie schon entdeckt oder erfunden.

Doch das Verwirrspiel geht weiter. Im Gestrüpp aus Mystizismen, Okkultismen, pharmakologischer Wirkung, Symbolik, Betrug, Suggestion und Legende blüht der Mummenschanz, wissenschaftlich drapiert. Und der Volksmund plappert vor: Freu dich, Fritzchen, morgen gibt's Selleriesalat. Grundsätzlich wird alles, was ich aufgezählt habe, noch heute angewandt, in oder außerhalb der Heilkunde, hier und da pharmazeutisch gekonnter oder technisch modernisiert. Jedenfalls muß man auch und gerade heute mit allem rechnen.

Dafür zwei Beispiele aus wissenschaftlichen Zeitschriften der Allopathie. In der »Ärztlichen Praxis« empfiehlt ein Arzt für Haut- und Harnleiden ein hormonfreies Kombinationspräparat, das als angebliche Neuheit das angeblich stark sexuell stimulierende Extraktum Muira-puama enthält (Schubert 1971). Es habe sich durchweg bewährt, bei Impotenz und Frigidät. In der »Medizinischen Welt« präsentiert ein Psychiatrieprofessor ein Suppositorium, ebenfalls eine Mixtur, die als Knüller Extr. ex cornuti nasali enthält, also zermahlene Nasenmuschel - mit aller Anstrengung: Tabellen, Belege, Hormonanalysen, Kontrollgruppe (Barberini 1969). Natürlich ist das im Handel befindliche Präparat erfolgreich. Schließlich stützt sich der Autor auf Landrys »Rhinostress« und die alte Erkenntnis, daß eine im hinteren Teil der mittleren Nasenmuschel tief diathermisch vorgenommene Intervention eine endokrine Wirkung auf das vegetative Nervensystem hat, kurz: auf den funktionellen Zusammenhang zwischen Nase und Genitalsystem. Jetzt hat er sich für die äußere Zone der unteren Nasenmuschel frischgeschlachteter junger Rinder entschieden, lyophilisiert. Es lebe die sexuelle Osphresiologie!

Höchst bedenklich aber wird es, wenn wieder einmal zum Messer gegriffen wird, wie schon so oft in der Geschichte der Medizin. Män-

---

* Medizinische Fachausdrücke, die für das Verständnis des Textes wichtig sind, werden im Glossar am Ende des Buches erläutert (s.S. 196 ff.).

ner sind ja bekanntlich wegen ihres Sexuallebens infibuliert, zirkumzidiert, sterilisiert, kastriert worden; Frauen hat man die Klitoris amputiert, kauterisiert oder beschnitten, oder man nähte einfach die Labien zusammen, oder man kastrierte sie (vgl. Sigusch 1970). Heute will noch immer mancher Gynäkologe den Vaginismus mit Scheiden-Inzisionen bekämpfen, so wie mancher Psychiater die Onanie in bekannter Manier. In einem Krankenblatt dieser Tage, welches mir eine namhafte und empörte Kollegin übersandte, las ich mit eigenen Augen: Sedativa, Fausthandschuhe, zeitweise Fixierung - alles verordnet gegen »übermäßiges Onanieren«.

Am Rande jedes Sexologenkongresses stößt man auf Lazzaroni mit zweideutigen Subsistenzmitteln, die eine neue Operationsmethode oder ein neues Sexualmittel vortragen möchten, oder sie suchen einen daheim auf. Die Mitglieder der »International Academy of Sex Research« hörten jüngst einen Inaugurator ganz offiziell. Burt (1977) beunruhigte das Auditorium mit einem »innovative surgical procedure« zur Behandlung der koitalen Anorgasmie der Frau. Er zerschneidet Beckenbodenmuskulatur, verlagert und verlängert die Scheide, um einen »günstigeren Einfallswinkel« für den Penis zu erhalten und einen direkten Kontakt zwischen diesem und der Klitoris zu gewährleisten. Allein sexualphysiologisch gesehen: glatter Nonsens. Besonders schwer wiegt die Gefahr der Harninkontinenz, der Gebärmuttersenkung, wiegen die Komplikationen, die bei zukünftigen Schwangerschaften und Geburten zu gewärtigen sind. Aber das ficht diesen Operateur nicht an. (Er wäre wohl auch bereit, Männern die Scheide »ihrer« Frau nach den jeweiligen Penisabmessungen maßzuschneidern, was tatsächlich gelegentlich von Gynäkologen verlangt wird; ein Mann gab »seiner« Frau gleich die eigenen Penismaße mit, wie mir kürzlich ein Frauenarzt berichtete.) Burt jedenfalls sah natürlich überwiegend Erfolge.

Wie die Pharma-Industrie. Wie der Spezialversandhandel. Wie gewisse kommerzielle chirurgische Kliniken. Nach Pressemitteilungen geben Männer und Frauen dieses Landes allein für ein bestimmtes »Sexualmittel« - oder wie soll man es nennen? -, das pharmakologisch überhaupt nicht in spezifischer Weise wirken kann, höchstens roboriert, pro Jahr zehn Millionen Mark aus. Ich will den Namen nicht nennen, um nicht noch zu kolportieren. Der Chef des Unternehmens weiß natürlich, daß sein Mittel wirkungslos ist. Er hat es mir selber gesagt. Einige Spezialitätenhersteller scheuen vor nichts zurück. Kürzlich sah ich ein Psychopharmakon angepriesen zur - »medikamentösen Psychotherapie«. Und für ein prinzipiell ungeeignetes Androgen-Kombinationspräparat wurde im »Deutschen Ärzteblatt« (38/1970), dem feinen, mit Hilfe eines erigierten Hundepenis Reklame gemacht. Bei beiden Herstellern handelt es sich übrigens nicht um Hinterzimmerdestillen.

Der Stand der Forschung ist kaum erhebender (vgl. dazu »Arzneimittelbrief« 1970). Über das zuletzt erwähnte Präparat veröffentlichte z.B. Kunzfeld (1966) in einer angesehenen Fachzeitschrift eine »wissenschaftliche« Arbeit, die so wie sie ist in die Annoncenplantagen der Ärzte- oder Laienblätter eingerückt werden könnte. Die Zusammensetzung des Präparates sei »geglückt«, habe sich ihm »in vielen Fällen« hervorragend bewährt, auch »bei Depressionszuständen nach sexuellen Exzessen« usw. Margolis et al. (1971) erfaßten 10 000 erektionsgestörte Männer, die mit einem ebenfalls prinzipiell ungeeigneten Androgen-Kombinationspräparat behandelt worden waren. Ergebnis: nur in 4 % ein Versagen der Therapie, minimale »Nebenwirkungen«. Wenn das alles so wäre, könnte die Menschheit aufhören, Aphrodisiaka zu suchen. Fast jeder praktizierende Arzt weiß aus eigener Erfahrung, daß hier etwas nicht stimmen kann. Erinnern wir uns vorerst nur an die Tatsache, daß viele medizinische Fachzeitschriften bloß existieren, weil die Pharma-Industrie in ihnen Werbung treibt. Und aus eigener Anschauung könnte ich erzählen, wie die »objektive« Forschung aussehen soll, die zumindest bestimmte Hersteller einzig bereit sind zu finanzieren.

Wenden wir uns aber der ärztlichen Praxis zu. Schorsch et al. (1977) haben die medizinische Behandlung von Patienten mit sexuellen Störungen in Hamburg untersucht: Nach »unspezifischen Beratungsgesprächen«, die 71 % der Ärzte angaben, stehen medikamentöse Maßnahmen obenauf, besonders Psychopharmaka (35 % der Ärzte), Hormone (28 %) und »libidosteigernde Mittel« (28 %). Also Rezept und Spritze. Das ergibt sich auch, wenn man die Fachliteratur durchsieht. Wie haben es am Beispiel der Ejaculatio praecox einmal demonstriert (Sigusch und Maack 1976, vgl. dort Tab. 1).

Insgesamt sind gegenwärtig folgende somatische Behandlungsversuche relevant, auf die ich jetzt eingehen werde:

1. Behandlung der Grunderkrankung
2. Aphrodisiaka

3. Psychopharmaka
4. Sexualhormone
5. Neurohormone
6. mechanische Prozeduren
7. operativ implantierte Penisprothesen

Behandlung der Grunderkrankung

Die Behandlung einer eventuell vorhandenen körperlichen Grund- oder Allgemeinerkrankung als solche oder hinsichtlich ihrer Auswirkungen auf die Sexualität steht immer zwangsläufig oder logischerweise im Vordergrund. Das gilt für das primäre Myxödem und das Klinefelter-Syndrom ebenso wie für Anämie, Hypertonie oder Lungentuberkulose. Dabei kann und muß die »theoretische« Frage ruhen, welche dieser Erkrankungen denn überhaupt »organische« seien. Wenn eine bedrohliche »Somatisierung« eines eigentlich seelischen Leidens bereits vorliegt, wenn körperliche Störungen bestehen, hat die Körpermedizin zu entscheiden, ob sie helfen kann. Gehen sexuelle Funktionsausfälle oder -beeinträchtigungen auf Unfälle, Traumen, Mißbildungen, Organverluste, Intoxikationen und dergleichen zurück, muß zunächst der Körperarzt versuchen, die Ursache oder Noxe zu beseitigen, die Funktion zu retten. Hierher gehören auch medikamentöse Behandlungsversuche, wie ich sie am Beispiel des Diabetes mellitus und der retroperitonealen Lymphadenektomie beim Mann erwähnt habe. Ansonsten gilt das andernorts Gesagte (Sigusch 1980a).

Aphrodisiaka

Wer sich über diese Mittel genauer informieren möchte, sei auf die grundlegenden Arbeiten von Hirschfeld und Linsert (1930) sowie Borelli (1960), außerdem auf eine kurze Kritik im »Arzneimittelbrief« (4, 1970) hingewiesen. Ich habe bereits einige der pflanzlichen und tierischen »Liebesmittel«, wie Hirschfeld und Linsert sie nannten und von dem Kraut Achaemenidon bis zu dem Wurzelstock Zingiber unermüdlich präsentierten, dem Leser in Erinnerung gerufen, um auch zu zeigen, daß man sie an diesem Ort nicht abhandeln kann. Aus medizinizinischer Sicht lassen sich die heute benutzten Aphrodisiaka mit Borelli (1960) folgendermaßen einteilen:

1. Drogen mit einer Wirkung vorwiegend auf das nervale Sexualgeschehen (z.B. Yohimbin, das Hauptalkaloid der Rinde des in Westafrika heimischen Yohimbe-Baumes);
2. Drogen mit vorwiegend diuretischer und das Urogenitalsystem reizender Wirkung (z. B. Kantharidin, ein aus dem Käfer Lytta vesicatoria bereitetes Pulver);
3. Drogen mit vorwiegend allgemein tonisierender Wirkung (z.B. Strychnin, ein u.a. aus der Brechnuß Strychnos nux vomica gewonnenes Alkaloid);
4. Drogen mit vorwiegend zentral erregender bzw. enthemmender Wirkung (z.B. Nachtschattengewächse, Weckamine, Genußmittel, Rauschdrogen i.e.S.).

Die Aphrodisiaka, die überhaupt nennenswerte pharmakologische Wirkungen entfalten, setzen also recht unterschiedlich an: zentrale Stimulation bei allgemeiner Ermüdung, Irritation des Harnsystems oder abdominale Hyperämie. Viele gelten als sehr gefährlich oder eindeutig gesundheitsschädlich; viele können gerade so sinnvoll oder vertretbar sein wie eine allgemeine Roborierung, Tonisierung oder zentrale Stimulation.

Ernsthaft diskutiert wird von kritischer Seite eigentlich nur das Yohimbin, das ein Sympathikolytikum ist, die abdominalen Gefäße erweitern und die Reflexerregbarkeit im Lumbal- und Sakralmark steigern soll und hinsichtlich seiner unerwünschten Wirkungen als vertretbar gilt. Als Kontraindikationen werden »ausgeprägte Hypotonie, chronische Herzkrankheiten sowie akute oder chronisch-entzündliche Erkrankungen im Genital- und Abdominalbereich« genannt (Vogt und Borelli 1977, S. 96).

Eine sexuelle Funktionsbeeinträchtigung aber, die seelisch oder körperlich gehalten ist, kann durch aphrodisische Drogen nicht beseitigt werden. Borelli hat es schon 1960 (S. 737) so gesagt: »Wenn man es genau definiert, handelt es sich bei den Aphrodisiaka um Mittel, die eine normale oder nur leicht geschwächte geschlechtliche Leistungsfähigkeit steigern können.« Und das wiederum geschieht im allgemeinen auf dem Wege der Einbildung und Suggestion. Und deren Wirksamkeit beim einzelnen wiederum sollten wir nicht unterschätzen, bei der Frau nicht, namentlich aber nicht beim Mann.

Psychopharmaka sind zur Behandlung generell ungeeignet, oft sind sie sogar kontraindiziert. Die Gründe sind so allgemein bekannt, daß ich sie nicht noch einmal herbeten muß. Fast jeder Arzt, der diese Drogen verordnet, weiß im Grunde auch, daß er es faute de mieux tut: Ihm stehen keine geeigneten therapeutischen Mittel zur Verfügung, oder er nimmt sich für den Patienten keine Zeit.

Wenngleich alle Patienten mit sexuellen Funktionsstörungen, denen Psychopharmaka verabreicht werden, eigentlich einer psychotherapeutischen Beratung oder Behandlung bedürften, weil nur auf diesem Weg bewußte oder unbewußte seelische Konflikte bearbeitet werden können, übersehe ich doch nicht, daß es gelegentlich in der Praxis wirklich unmöglich ist, den rechten Weg mit dem Patienten gemeinsam zu gehen. Ich erinnere mich recht lebhaft an Arbeitsemigranten aus südlichen Ländern, die ich im Rahmen einer psychiatrischen Poliklinik sah. Das einzige, was sie in deutscher Sprache immer wieder sagten, war: »Ich bin impotent!«Ansonsten waren sie ein einziger Widerstand, zutiefst überzeugt von der körperlichen Genese ihres Leidens. Nicht einmal ein Beratungsgespräch war möglich, und ich brachte es nicht fertig, sie ohne ein Mittel, das sie so heiß ersehnten, wieder wegzuschicken. Allerdings wählte ich ein pharmakologisch harmloses, allein vertrauend auf die suggestive Kraft.

Im allgemeinen werden die Objektbeziehungs-Konstellationen, die die Wahrnehmung der Wirkung psychotroper oder anderer Medikamente für den Patienten auf symbolischer Ebene erst definieren, gar nicht erkannt (vgl. z.B. Danckwardt 1978). Dem Arzt, der Psychopharmaka oder andere Drogen verordnet, um eine lebendige Arzt-Patient-Beziehung von Anfang an totzustellen, bleiben sie immer verborgen. In der Psychoanalyse wird das Verabreichen von Medikamenten als die Anwendung eines Parameters gesehen, als eine Ich-stützende Maßnahme (z.B. Menninger und Holzman 1973), die unter bestimmten Umständen indiziert ist. Am Beispiel der Antiandrogen-Behandlung eines perversen Patienten bin ich an anderer Stelle (1980b) ausführlicher auf solche Fragen eingegangen.

Von der Behandlung einer Grunderkrankung und dem Beseitigen einer faßbaren Noxe einmal abgesehen, gibt es nur zwei wirklich vertretbare Wege der Therapie sexueller Funktionsstörungen: psychotherapeutische Beratung oder Behandlung bei beiden Geschlechtern einerseits, Substitutionstherapie mit Androgenen beim Mann andererseits. Damit ist schon gesagt: Die Träume, die nach der Entdeckung der Sexualhormone aufgeblüht waren, sind in den letzten 30 Jahren von der Realität eingeholt worden.

Heute gilt es - ganz unabhängig von der sonstigen krankheitstheoretischen Position - durch die Lager hindurch nur dann als gerechtfertigt, Hormone zu verabreichen, wenn tatsächlich ein Androgendefizit vorliegt. Nach aller Erfahrung ist das aber höchst selten der Fall, und die Substitution mit männlichen Sexualhormonen beseitigt keineswegs mit Sicherheit das sexuelle Symptom, und wenn doch, dann oft nur für kurze Zeit.

Die Erklärung dafür ist einerseits in den ätiopathogenetischen Überlegungen zu suchen, die ich andernorts vorgetragen habe (1980a). Andererseits liegt sie wohl auch in der Tatsache, daß zur hormonellen Sensibilisierung der für die Sexualität bedeutsamen anatomischen Strukturen und physiologischen Prozesse - und *das* ist in unserem Zusammenhang die einzige Androgenwirkung von Belang - und damit zur Aufrechterhaltung der sexuellen Reagibilität eine minimale Testosteron-Konzentration im Serum ausreicht, die weit unter der physiologischen, klinisch als normal bezeichneten liegt (200 bis 900 ng/dl beim Mann, 20 bis 60 ng/dl bei der Frau; Radioimmunonachweis). Neumann hat als Mindestandrogenblutspiegel $\geqslant$ 3 ng Testosteron/ml Serum genannt (1978a) und berichtet (1978b), daß gesunde jüngere Männer, deren Testosteronwerte im Serum unter der Gabe von Cyproteronacetat auf etwa 50 % gegenüber den Ausgangswerten abgefallen waren, dennoch nicht über sexuelle Appetenz- oder sonstige Funktionsstörungen geklagt hätten.

Wir wissen mit Sicherheit: Es gibt keine Korrelation zwischem dem Androgenspiegel im Blut einerseits und der »Triebstärke«, der sexuellen Appetenz, Reagibilität oder Aktivität andererseits (vgl. z.B. Brown et al. 1978), jedenfalls nicht unter physiologischen Bedingungen. Selbst nach dem Verlust oder der operativen Entfernung der Keimdrüsen können Appetenz, Sexualfunktionen und Sexualaktivität sehr lange

Zeit erhalten sein. Die drastische Erhöhung des Testosteronspiegels im Blut hatte bei sexuell gestörten Männern mit einem physiologischen Testosteronspiegel nicht die erhoffte Wirkung (Cooper et al. 1972; vgl. auch Cooper und Ismail 1972). Die enormen intra- und interindividuellen Schwankungen und Differenzen in der sexuellen Bedürftigkeit und Aktivität allgemein entziehen sich sowieso einer endokrinologischen Erklärung. Sie verweisen auf einen psychosozial-somatischen Zusammenhang, der eindimensionale Erklärungsversuche verbietet und regelhaft ins Leere stechen läßt. Hormone bedingen nicht das Seelen- und Sexualleben.

Schmidt (1982c) hat die diesbezüglichen Forschungsergebnisse gerade zusammengefaßt und gewürdigt. Danach sind die Verhältnisse bei der Frau komplexer. Mit hoher Wahrscheinlichkeit sind aber auch bei ihr die Androgene das »Libidohormon«. Für diese Annahme sprechen u.a.: der insgesamt geringe direkte Effekt des Ausfalls der Östrogene (Menopause, Ovarektomie) und der im Sinne einer Reduktion deutliche Effekt des Ausfalls der Nebennierenrinden-Androgene (Adrenalektomie, Hypophysektomie) auf die sexuelle Exzitabilität oder Aktivität sowie die Zunahme der sexuellen Appetenz bei Frauen, die wegen eines Mamma-Karzinoms mit männlichen Sexualhormonen behandelt worden sind. Allerdings handelt es sich durchweg um Befunde, die nicht an gesunden Frauen erhoben worden sind und daher keine allgemeine Gültigkeit beanspruchen können.

Auf die Frage der Androgenbehandlung zurückkommend, sprechen nach meinem Eindruck klinisch-endokrinologische Forschungsergebnisse - von der generellen therapeutischen Position ganz zu schweigen - keinesfalls dafür, Appetenz- oder sonstige Funktionsstörungen der Frau mit Androgenen (oder gar anderen Hormonen) zu behandeln, wie es immer wieder empfohlen und unterhalb der Virilisierungsschwelle versucht wird. Angesichts des Forschungsstandes und aus prinzipiellen Gründen kann es sich nur um Experimente handeln.

Beim Mann ist die spezifische Wirkungslosigkeit (und allgemeine Gefährlichkeit) der Hormonapplikation zumindest in Fachkreisen unumstritten, es sei denn, es geht, wie ich sagte, um eine Substitutionstherapie, die natürlich auch bei der adrenalektomierten und hypophysektomierten Frau vorgenommen wird. Wenn beim Mann eine deutliche Senkung des Testosteronspiegels im Serum nachgewiesen worden ist, muß entschieden werden, welches Präparat verordnet werden soll. Es muß ein Mittel gewählt werden, daß die Gonadotropinbildung im Hypophysenvorderlappen möglichst wenig hemmt, damit die körpereigene Androgenbildung erhalten bleibt, und das die Leber möglichst wenig belastet. Unter diesen Gesichtspunkten gilt gegenwärtig Mesterolon eindeutig als Mittel der Wahl. Dieses synthetische Androgen soll peroral voll wirksam sein und selbst bei Tagesdosen bis zu 100 mg weder die Hypophyse noch die Spermiogenese hemmen. Als Tagesdosen für die ersten Wochen der Behandlung werden in der Literatur durchschnittlich 30 bis 75 mg angegeben, für die Zeit danach eine Reduktion bis auf 10 mg/die. Die erforderliche und verträgliche Dosis muß aber selbstverständlich individuell bestimmt werden. Sie sollte so niedrig wie möglich sein. Gelegentlich ist unter der Mesterolon-Therapie ein Appetenzverlust beobachtet worden, der somatisch nicht zu erklären ist, möglicherweise aber auf eine zu hohe Dosis zurückgeht.

Einige Kliniker empfehlen generell, vor allem aber zusätzlich Hypophysenvorderlappenhormone und auch Glukokortikosteroide. Wirkungslos sind Hodengesamtextrakte, generell abzulehnen Kombinationspräparate, die neben einem Androgen sog. aphrodisische Substanzen enthalten, wie Yohimbin, Strychnin oder gar Vitamin E. Es ist bedauerlich, daß auch Schering ein solches Kombinationspräparat auf den Markt gebracht hat. Ich meine Tonol® . Selbstverständlich müssen bei einer Androgenbehandlung die bekannten Kontraindikationen und unerwünschten Wirkungen bedacht und die notwendigen Kontrolluntersuchungen vorgenommen werden. Ich erinnere nur an die Aktivierung eines bereits bestehenden Prostata-Karzinoms und die Gefahr einer Fertilitätsstörung. Eine Dauertherapie mit männlichen Sexualhormonen ist immer zu vermeiden.

Neurohormone

Zwei Beobachtungen der letzten Jahre waren der Anlaß dafür, die Wirkung von Neurohormonen auf die Sexualität des Menschen näher zu untersuchen:

1. Unter der Behandlung mit L-DOPA in höherer Dosierung berichteten einige Parkinson-Kranke über eine gesteigerte sexuelle Appetenz.
2. Nach der Verabreichung von p-Chlorphenylalanin (PCPA) wurde bei Laborratten ein vermehrtes Vorkommen von »mounting behaviour« registriert.

»Newsweek« nannte den Serotonin-Antagonisten PCPA sogleich eine »Sex-Droge«, das »Wall Street Journal« alarmierte die Welt mit der Vermutung, es könnte nun endlich ein »echtes Aphrodisiakum« gefunden worden sein.

Die weitere Forschung hat, wie nicht anders zu erwarten, innerhalb kurzer Zeit den wohligen Schauer, der wieder einmal Mitglieder des männlichen Geschlechts durchlief, weitgehend zerrinnen lassen. Zwar haben Neurotransmitter, wie Serotonin, Dopamin, Noradrenalin und Adrenalin, im Experiment auf das Paarungsverhalten unterhalb der Primaten stehender Säuger eine mehr oder weniger deutliche stimulierende oder hemmende Wirkung. Insbesondere ist für Serotonin ein eindeutig hemmender Effekt sowohl bei Männchen als auch bei Weibchen beschrieben worden (vgl. z.B. Everitt 1978; Meyerson und Malmnäs 1978). Am Menschen dagegen konnten die Tierforscher ihre Befunde nicht bestätigen. Sie sind so wiedersprüchlich wie die, die sich auf die Verabreichung von Sexualhormonen beziehen. Es genügt eben nicht, daß bestimmte Substanzen, hier biogene Amine, in bestimmten Körperregionen, hier vor allem im Hypothalamus, in besonders hoher Konzentration vorkommen und mit Sicherheit eine biologische Steuerfunktion haben. Man hätte das schon aus der bisherigen Hormonforschung lernen können. Einige Neurotransmitter-Forscher hatten denn auch schon tiefe Einsichten, beispielsweise Hyyppä und seine Mitarbeiter (1975), die »sozioökonomische und psychische Faktoren« beim Menschen für das Fehlschlagen der Experimente verantwortlich machen.

Jedenfalls: Systematische Studien konnten weder die oben erwähnte L-DOPA-Wirkung bestätigen noch einen eindeutigen Effekt der Serotonin-Antagonisten auf die Sexualität (vgl. Übersicht bei Schmidt 1982c). Benkert (1977) schließlich, was hier besonders interessiert, konnte in kontrollierten Studien keine signifikante Steigerung der sexuellen Reagibilität bei erektionsgestörten Männern nach der Verabreichung von Serotonin-Antagonisten feststellen. Ebenso unsicher war der dämpfende Effekt serotoninhaltiger Drogen auf die Sexualität »normaler« und »devianter« Männer. Die Forschung auf diesem Gebiet wird aber konzentriert weitergegeben. Darauf wenigstens können wir uns verlassen.

Mechanische Prozeduren

Sogenannte Mechanotherapie wird in zahllosen Variationen immer wieder empfohlen, insbesondere gerichtet auf Genital- und Beckenregion. Sie ist immer kontraindiziert, ob es sich nun um Prostata-Massagen handelt oder den »mechanischen« Ratschlag bei bestehender Ejaculatio praecox, einen »Coitus iteratus« zu versuchen.

Anders zu beurteilen sind im Einzelfall Versuche, durch Elektrostimulation ein Ejakulat bei bestehender Ejaculatio deficiens zur homologen Insemination zu gewinnen (vgl. Literatur bei Sigusch und Maack 1976). Ein elektrisches Vibrationsgerät wird seit einiger Zeit übrigens auch zur allgemeinen Beseitigung des Symptoms Ejaculatio deficiens von körpermedizinischer Seite angewandt. Ich lehne das ab.

Operativ implantierte Penisprothesen

Chirurgen und Urologen haben im Verlauf der letzten 30 Jahre immer häufiger erektions- und auch ejakulationsgestörte Männer auf ihre Weise und auf eigene Faust behandelt: Mit operativ in den Penis eingepflanzten Knochen- und Knorpelsegmenten sowie Kunststoffprothesen. Sie erinnerten sich offenbar an das bei einigen Tierspezies natürlicherweise vorkommende Os penis und an zahlreiche Versuche seit dem Altertum, den menschlichen Penis mit externen Hilfsmitteln zu versteifen. Heute werden ausschließlich Kunststoffimplantate benutzt, rigide bzw. halbrigide und seit kurzem auch hydraulische, d.h. durch ein kompliziertes System füll- und entleerbare Prothesen, die die sonst besonders störende »Dauererektion« vermeiden.

Die Entwicklung ist besorgniserregend. Mittlerweile preisen einige Institute und Operateure ihre Dienste per Annonce an. Wir wissen aus eigener Erfahrung, daß selbst Operateure an Universitätskliniken nach höchstens zehnminütigen Untersuchungen die Indikation zur Penisprothese gestellt haben, ohne einen Vertreter der psychosozialen Medizin hinzuzuziehen. Aus solchen Gründen haben wir die bisherigen internationalen Veröffentlichungen systematisch durchgesehen und die gegenwärtige Praxis eingehend kritisiert (Rieber 1979). Das wissenschaftliche Niveau ist tief, die Praxis rüde und borniert.

Das darf uns aber nicht von der Frage abhalten, ob es nicht doch Patienten gibt, bei denen eine operativ implantierte Penisprothese die Therapie der Wahl ist. Schließlich gibt es Männer mit Erektionsstörungen, bei denen gegenwärtig weder psychoanalytische noch verhaltenstherapeutische Verfahren erfolgreich angewandt werden können. Sie sind in ihrer Persönlichkeit schwer gestört. Es ist immerhin denkbar, daß bei solchen Patienten der Persönlichkeitszerfall nur durch das Aufrichten einer Scheinpotenz mittels einer Penisprothese aufgehalten werden kann. Dann läge möglicherweise eine Indikation vor. Allerdings haben wir in unserer Poliklinik noch nie die Indikation konkret zu erwägen brauchen.

Um solche Fragen beantworten zu können, müssen psychodynamisch orientierte Untersuchungen vorgenommen werden. Sie müßten sich gleichermaßen auf »chronisch somatogene« wie auf »chronisch psychogene« Erektionsstörungen beziehen, weil das Vorliegen einer organischen Ursache allein nie einen derartigen Eingriff rechtfertigen kann. Aber auch dann, wenn solche Untersuchungen gewichtige therapeutische Gründe für eine Operation liefern sollten, müssen wir die Frage beantworten, ob diese irreversiblen Eingriffe ethisch zu verantworten sind. Ich zweifle daran sehr.

Die Kastration des Mannes

Historisches

Männer werden von Männern seit Jahrtausenden kastriert, wenn nicht länger: aus magischen, kultischen, religiösen, sittlichen, ästhetischen, künstlerischen, machtpolitischen, rassistischen und medizinischen Motiven. Die Techniken reichen von dem Versuch, die Hoden mittels Schierling, Hyazinthenzwiebel oder Fledermausblut zu vertrocknen, über das mechanische Zerquetschen der Hoden männlicher Säuglinge nach einem heißen Bad zwischen den Fingern, bis zur Ausschaltung mittels Strahl und Stahl in der Neuzeit. Allgemein wird angenommen, Schammuramat, im Griechischen Semiramis genannt, Frau des Königs Schamschiadad V. von Assyrien, habe 700 bis 800 Jahre vor unserer Zeitrechnung, wohl aus »eugenischen« Gründen, die Kastration »erfunden«. Wahrscheinlich aber verliert sich ihr »Ursprung« in den grauen Anfängen der Gattung Mensch.

Aus der geschriebenen Menschheitsgeschichte erfahren wir: Bei den alten Chinesen soll das Verschneidergewerbe - die Kastrationsanstalt lag vor dem Kaiserpalast - vom Vater auf den Sohn übergegangen sein. Unter den Perserkönigen des 5. bis 3. Jahrhunderts v.u.Z. soll sich kaum einer finden, der nicht von einem Eunuchen umgebracht worden ist. Die alten Ägypter sollen Tausende von Knaben, meist Kinder Kriegsgefangener oder armer Leute, von koptischen Mönchen haben kastrieren lassen. Die Tortur wird folgendermaßen beschrieben (Wolf 1934, S. 10): »Der Operateur bindet mit feinen festen Wollfäden die Geschlechtsteile ab, und schneidet unter der Ligatur durch. Die Blutung wird mit Asche, siedendem Öl, rotglühendem Eisen gestillt. Dann wird in die Harnröhre eine grobe Metallsonde eingeführt, die durch einen Gürtel gehalten wird, und die Opfer werden bis zum Nabel in den heißen Nilsand eingegraben, worin sie 5-6 Tage bleiben. Die eiternde Wunde braucht bis zu ihrer Heilung mehrere Monate. Sehr häufig tritt dauernde Inkontinenz ein. Nach 3 Monaten wurden die Operierten verkauft.«

Bei den Griechen und Römern waren Idee und Praxis der Entmannung höchst lebendig (vgl. z.B. Hopfner 1938). Typhon nimmt Osiris' Penis als Trophäe, Kronos kastriert den besiegten Okeanos, Jupiter behandelt Saturnus ebenso. Namentlich Besiegte und Gefangene, tote wie lebende, wurden ihrer Genitalien als Symbol der Sieghaftigkeit beraubt. (Massenkastrationen von Kriegsgefangenen wurden übrigens auch noch im laufenden Jahrhundert vorgenommen.) Aber nicht nur Sklaven, Sträflinge, Bergarbeiter oder Diener (vornehmer alleinstehender Damen oder Hetären) wurden entmannt, auch Sänger, Lustknaben, hohe Beamte, Lehrer und Erzieher mächtiger Familien. So soll Severus Plautianus sämtliche Lehrer und Hüter seiner Töchter haben entmannen lassen, um deren Unberührtheit zu sichern – ein höchst unsicheres Unterfangen. Aber nicht alle kastrierten Männer waren entrechtet, mißachtet oder einflußlos. Jene Eunuchen und Kastraten, die von den Geschichtsschreibern erwähnt werden, widerlegen die spätere medizinische Auffassung, nach der alle kastrierten Männer träge oder feige seien. Platon hatte mehrere kastrierte Schüler. Aristoteles und Xenokrates wurden an den Hof des Fürsten Hermaias, eines ehemaligen kastrierten Sklaven, gerufen. Hinreichend bekannt ist die Beziehung Neros zu dem entmannten Sporus. Heliogabalus ließ sich angeblich kastrieren, um Oberpriester werden zu können. Die römischen Kaiser des 3. und 4. Jahrhunderts hatten als Minister, Erzieher und Wissenschaftler kastrierte Männer, die gelegentlich so mächtig wurden, daß sie ihre Herren stürzen konnten. Narses, Feldherr Justinians, der die Vandalen und Ostgoten besiegte, war ein Eunuch. Abaelard schließlich, Begründer der dialektisch-scholastischen Methode, der große Spätkastrat des Abendlandes, blieb auch dann ein streitbarer Gelehrter, als ihn Verbrecher, die der Onkel der Heloïse gedungen hatte, seiner Genitalien beraubten.

Im Mittelalter wurden, wie allgemein bekannt, besonders in den Kirchenstaaten Knaben kastriert, weil sie als Sänger dienen sollten. Frauen war es verboten, in katholischen Kirchen zu singen. Noch im 17. und 18. Jahrhundert sollen jährlich 5 000 Knaben im Alter von fünf bis sieben Jahren allein in Italien und allein zu diesem Zweck kastriert worden sein (Nelson 1977). An den Schaufenstern der römischen Barbiere hat gestanden: »Hier wird billig verschnitten!« (Hirschfeld 1921, S. 14) Damals dominierte die *voce blancho* auch in der Oper. Alle Frauenrollen wurden von kastrierten Männern gesungen, für die, beispielsweise von Rossini, damals auch eigens Opern geschrieben wurden. Aber sie sangen in der Sixtinischen Kapelle noch am Beginn des 20. Jahrhunderts. Der letzte war der berühmte Altist Professor Alessandro Morechi. *Viva il coltello!*

Daneben wurde die Emaskulation im Mittelalter zur Bestrafung und Behandlung angewandt. Bestraft wurde vor allem bei Notzucht, Sodomie, Pädophilie und Ehebruch; geheilt werden sollten vor allem Lepra, Gicht, Hautkrankheiten, Epilepsie und Tobsucht. Angeblich soll Hippokrates angeregt haben, die Gicht durch Kastration zu kurieren.

Zu Charcots Zeiten wurden Millionen von »hysterischen« Frauen kastriert, bei denen die Ärzte einen »hysterogenen« Ovarialdruckschmerz diagnostiziert hatten (Ackerknecht 1967, S. 82). Am Ende des 19. Jahrhunderts wurde dann die Orchiektomie als Behandlungsmethode des Prostataadenoms eingeführt. Die erste Kastration aus »moderner psychiatrischer Indikation« wurde in Europa wahrscheinlich 1892 auf Antrag von Forel in Zürich vorgenommen. Es handelte sich um einen imbezillen Patienten mit »sexueller Überreiztheit«, bei dem wegen »Hodenneuralgien« die Gefahr einer Selbstkastration bestanden habe (Wolf, 1934, S. 15).

Entmannungen aus religiösen Gründen sind besonders von den Skopzen bekannt, einer um 1775 gegründeten russisch-rumänischen Sekte, die Pelikan (1876) in der zweiten Hälfte des vorigen Jahrhunderts im Auftrag der russischen Regierung untersuchte, weil sie sich in bedrohlicher Weise über das Land ausdehnte. (Heute leben in der Sowjetunion die »geistlichen« Skopzen, die nur noch strenge Askese fordern.) Die Skopzen praktizierten bis ins 20. Jahrhundert hinein massenhaft das »kleine heilige Siegel« (Entfernung der Hoden) und das »große heilige Siegel« (Entfernung der Hoden und des Penis). Aber Christen neigten von Anfang an zu Fremd- und Selbstentmannung. Die Vorläufer der Skopzen waren jene zahllosen Verkünder des christlichen Glaubens, die sich im ersten Jahrtausend u. Z. ihrer Keimdrüsen entledigten oder entledigen ließen, um der sündigen Fleischeslust zu entrinnen (vgl. Matth. 19, 12; Kol. 3, 5; Jes. 56, 3).

Bei den Vorarbeiten zu diesem Aufsatz bin ich auf viele interessante Materialen gestoßen, die erst noch einer sittengeschichtlichen Bearbeitung unterworfen werden müssen. Ich muß mir selber Einhalt gebieten, um nicht noch länger in der Geschichte der Entmannung herumzustochern.

Mein Lehrer Hans Giese sagte 1968, also noch vor der Verabschiedung des Kastrationsgesetzes und mit zustimmendem Blick auf eine von ihm provozierte Grundsatzentscheidung des Bundesgerichtshofes, »daß eine medizinische Indikation erst dort erblickt werden darf, erst in den seltenen Fällen, wo sexuelle Süchtigkeit vorliegt«. Es genüge keineswegs das Vorliegen einer sexuellen Auffälligkeit, »gleich, wie man sie moralisch, konventionell, strafrechtlich usw. zu beurteilen gewohnt ist«. Giese ließ nur die süchtig-perverse Entwicklung als Indikation gelten und wehrte sich »entschieden dagegen, so etwas wie eine kriminalbiologische Indikation einzuführen, weil damit einerseits der ärztliche Sachverstand überdehnt wird und weil andererseits dann ein gefährliches grünes Licht aufflackert - vom Stil der Forderung nach Wiedereinführung der Todesstrafe, vom Stil jedenfalls politischer Forderungen. Die Kastration ist ein ärztlicher Eingriff; er hat nichts mit Politik zu tun. Wir sind nicht dafür da, die Straße sauber zu halten«.

Eine klinisch präzisere Indikationsstellung und eine ärztlich rigorosere Indikationsbegründung, als sie Giese uns hinterlassen hat, gibt es in der bisherigen Literatur nicht. Ich verzichte daher auf weiteres Referieren. Andere Psychiater haben es sich nämlich sehr viel leichter gemacht: Sie gingen mit den moralischen oder strafrechtlichen Forderungen konform oder ließen halt »ausweglose«, »anderweitig unbehandelbare« oder »besonders gefährliche Fälle« kastrieren. Diese Positionen sind unärztlich, schielen aufs dumpf grollende gesunde Volksempfinden (niederträchtigerweise so genannt), sie sind willkürlich, resignativ, wie Wechselbälger: Was heute aufs härteste verfolgt wird, kann morgen nur noch als »grober Unfug« angesehen werden. So konträr ist bei uns beispielsweise innerhalb weniger Jahrzehnte öffentlich, strafrechtlich und »moralisch« mit dem Exhibitionismus umgegangen worden. Wer hierzulande als schwerstgestört und unbehandelbar ausgeschieden wird, hätte in den Niederlanden schon seit Jahrzehnten die Chance, auf psychoanalytischer Grundlage erfolgreich sozialtherapeutisch behandelt zu werden (Goudsmit und Reicher 1980). Auf jeden Fall sind Psychotherapie und andernorts auch Soziotherapie theoretisch und behandlungstechnisch so weit entwickelt, daß die wirklichen Ursachen für das Versagen anderswo gesucht werden müssen.

Angesichts der langen Geschichte der Entmannung und der großen Zahl solcherart Traktierter ist das Niveau der bisherigen Kastrationsforschung schandbar (vgl. dazu u.a. Rasch 1962; Bermant und Davidson 1974; Heim 1977; Heim und Hursch 1979). Man setzte offenbar auf die Radikalität und scheinbare Überschaubarkeit des Eingriffs und fühlte sich von den Ansprüchen der Therapieforschung und der Forderung nach katamnestischen Studien freigestellt. Kontrollierte Untersuchungen sind eine Rarität (z.B. Yamamoto und Seeman 1960), ebenso überraschenderweise testpsychologische (z.B. Bowman und Crook 1960).

Im allgemeinen wurden die Ergebnisse über den Daumen gepeilt, aus zweiter oder dritter Hand genommen, zusammengewürfelt und zurechtfrisiert. Die Stichproben sind höchst heterogen (es macht wohl einen Unterschied, wenn z.B. ein Teil der Probanden während der Nazi-Diktatur zwangsweise kastriert worden ist); die Forschungsinstrumente liegen im dunkeln (es macht wohl einen Unterschied, ob man z.B. Patienten selber untersucht oder sich von auswärtigen Kollegen Erfahrungsberichte geben läßt); die benutzten Ausdrücke werden nicht definiert (was meint eigentlich »Potenz«?); die Lehre von der Statistik wird wie eine Phrasenlehre behandelt; Planung gibt es nicht, man »analysiert« post festum. Es wurde gemogelt (bereits vor der Operation sexuell Inaktive werden als »Erfolg« verbucht); es wurde unterschlagen (wie viele Probanden haben eine Auskunft verweigert?); es wurde fahrlässig behauptet (z.B. daß es zu keiner Osteoporose komme); es wurde nicht nachgedacht (z.B. über den Einfluß des Alterns auf die sexuelle Aktivität oder die Art und Häufigkeit delinquenten Verhaltens): Lehrstücke über die Qualität jener medizinischen Untersuchungen, die sich wissenschaftliche nennen und die wir vollständig verwerfen könnten, wenn es genügend bessere gäbe.

Die einzige Auswirkung der Kastration, die wirklich »überschaubar« ist und mit der immer gerechnet werden muß, ist die Fortpflanzungsunfähigkeit. Ansonsten wirkt sich der postpuberale Eingriff aus sexualwissenschaftlicher Sicht individuell höchst unterschiedlich aus (vgl. u.a. Miller et al. 1938; Engle 1942; Hamilton 1943a, 1943b; Burrows 1949; Soffer 1956; Cornu 1972; Heim 1977). Einige Männer geben ein allmähliches Nachlassen bis Versiegen des sexuellen Verlangens und der Kohabitationsfähigkeit an. Andere berichten über eine verminderte »Potenz« bei weitgehend erhaltener sexueller Appetenz. Wieder andere geben an, sexuelle Appetenz und Kohabitationsfähigkeit seien nach der Kastration unverändert noch jahrelang vorhanden gewesen. Einige Autoren berichten über Männer, die in dieser Hinsicht 20 oder 30 Jahre post castrationem unbeeinträchtigt gewesen seien.

Das mag einerseits darauf verweisen, wie sehr sexuelles Erleben und Verhalten vom Psychosozialen, beispielsweise von der Güte der Partnerschaft und der inneren Funktion des Sexuellen, abhängt und wie wenig von den Sexualhormonen. Andererseits drängen uns solche Befunde zu der Annahme, Sexualverhalten auch als erlerntes und auf diese Weise abgesichertes Verhalten zu begreifen. Die Vorstellung, man könne jemanden durch das Entfernen der Keimdrüsen total entsexualisieren, ist jedenfalls als Illusion entlarvt worden. Nicht einmal auf die Tierforschung können sich die Somatotherapeuten berufen: Es sind kastrierte Affenmännchen beobachtet worden, die den Paarungsakt häufig und mit Heftigkeit vollzogen haben (vgl. Ford und Beach 1951). Selbst Endokrinologen finden es nicht überzeugend, diese Beobachtungen mit der Tatsache aus der Welt schaffen zu wollen, daß nach einer Kastration noch die - wenngleich biologisch wenig aktiven - Nebennieren-Androgene wirksam seien (Voigt und Schmidt 1968).

Wenn man diese aufs wesentliche zielenden interindividuellen Differenzen nicht aus dem Auge läßt, kann man gewiß die Ergebnisse der kontrollierten Studie von Yamamoto und Seeman (1960) an 26 kastrierten und 26 nichtkastrierten Männern als die *statistische* Wirklichkeit ansehen, die darin besteht, daß bei postpuberal kastrierten Männern im Vergleich mit einer Kontrollgruppe die Erektionsfrequenz und die sexuelle Appetenz vermindert sind. Als unüberprüfte, aber allgemeine Erfahrung gilt übrigens, daß die sexuellen Funktionen um so länger erhalten bleiben, je früher die Entfernung der Keimdrüsen erfolgt. Fast überflüssig zu betonen: Art und Weise der sexuellen Wünsche und Präferenzen und damit die sogenannte Triebrichtung werden natürlich nicht verändert.

Über die Rückfälligkeit der operierten Delinquenten, die den kriminalbiologisch motivierten Indikatoren das wichtigste ist, liegen ebenfalls kaum verläßliche Daten vor. Die Durchsicht von Strafregisterauszügen und das Abfragen von Probanden, die von erneuter und das heißt schärferer Bestrafung bedroht sind, kann sowieso keine glaubwürdigen Ergebnisse liefern. Insofern ist gegenüber den Zusammenstellungen älteren Datums höchste Skepsis geboten: Bremer (1959,

N = 102), Ohm (1960, N = 224), Theiler (1960, N = 2335), Langelüddeke (1963, 1971, N = 1036) und Stürup (1968, N = 3186) geben nur, je nach Aufschlüsselung, knapp 2 % bis gut 5 % Rückfälle auf sexuellem Gebiet an. Dabei werden merkwürdigerweise in älteren Arbeiten gelegentlich niedrigere Prozentsätze angegeben als in vorausgegangenen.

Eine kritische Untersuchung jüngeren Datums (Heim 1977; Heim et al. 1978) kommt erwartungsgemäß auf deutlich höhere Zahlen: Elf von 40 Männern sind nach der Kastration auf sexuellem und/oder nichtsexuellem Gebiet rückfällig geworden, davon vier ausschließlich im sexuellen Bereich. Daß das aber auch nicht mehr als die Spitze eines Eisberges ist, ergibt sich allein aus der Methode der Heimschen Untersuchung (Auswertung von Führungszeugnissen und verschickten Fragebogen) und dem Beobachtungszeitraum (bei fast der Hälfte der Probanden weniger als fünf Jahre). Auf jeden Fall ist die Rückfallquote sehr viel höher, als vielerorts behauptet wird. Es stimmt auch nicht, wie vor allem Langelüddeke permanent kolportiert, daß die Rückfallquote bei nichtkastrierten Sexualdelinquenten fast 40 % Prozent betrage. Christiansen et al. (1965) sowie Stürup (1968) haben für 2934 dänische Sexualdelinquenten bei einem Beobachtungszeitraum von zehn Jahren Rückfallquoten zwischen rund 24 % (Delikte auf sexuellem und nichtsexuellem Gebiet), knapp 11 % (Delikte ausschließlich auf sexuellem Gebiet) und rund 7 % (Ersttäter) errechnet. Da ihre Untersuchungen gewiß methodisch nicht glänzender sind als die der Kastratoren, kann man sie einmal, die Augen zudrückend, zum Vergleich heranziehen.

Unerwünschte Wirkungen

Zu den unerwünschten Wirkungen der Kastration gehören jene, die durch den Ausfall der Keimdrüsen-Androgene bedingt sind. Wenn die Gonaden erst nach der Pubertät entfernt oder zerstört werden, kann es Jahre dauern, bis sich pathologische Organveränderungen und äußerlich erkennbare Folgeerscheinungen einstellen. Im allgemeinen fällt zuerst eine Veränderung, vor allem Reduktion der Körperbehaarung auf, beginnend bei der Brust-, Extremitäten- und Wangenbehaarung und übergreifend auf Kinn-, Lippen- und Schambehaarung. Das

Haupthaar wird dagegen kräftiger. Penis und akzessorische Geschlechtsorgane werden kleiner. Die Haut wird blaß, dünner, weicher und sieht runzlig aus. Es kommt zu Verschiebungen der Fettverteilung am Körper, wodurch Gesäß und Brust (bis hin zur Gynäkomastie) betont werden. Das Körpergewicht kann erheblich zu- oder abnehmen, letzteres durch Reduktion der Muskulatur, die außerdem an Kraft verliert. Eine Anämie kann auftreten. Knochenschmerzen und -deformierungen kommen vor. Eine Osteoporose, die Langelüddeke und andere »nicht beobachtet« haben, fand Cornu (1972) röntgenologisch bei 49 von 60 Patienten.

Theiler (1960) diskutierte einen Zusammenhang zwischen Kastration und vorzeitigem Auftreten »arteriosklerotischer Veränderungen« sowie dem Vorkommen von Karzinomen. Nach Jensch (1944) war bei sechs von 44 verstorbenen Männern die Todesursache ein Karzinom, das sich nach der Kastration gebildet hatte. Das war ihm aufgefallen. Bremer (1959) beschrieb das Auftreten endokriner Erkrankungen post castrationem, besonders des Diabetes mellitus; sie führten bei sieben von insgesamt 215 untersuchten Probanden zum Tode. Dieser Autor hat auch auf vier Todesfälle aufmerksam gemacht, die sich während oder sofort nach der Kastration ereigneten.

Von den unkritischen Anhängern der Entmannung selber stammen diese Resultate: Ein erheblicher Prozentsatz der kastrierten Männer sei später gegen den Eingriff eingestellt, verbittert, voller Gefühle der Verlassenheit und Minderwertigkeit. Einige entwickelten eine regelrechte Genitalhypochondrie. Viele klagten über mangelnde Initiative, Energie, Ausdauer, über Vergeßlichkeit, Reizbarkeit, Stimmungsschwankungen, Hitzewallungen, Schweißausbrüche, Schwindelgefühle, Herzbeschwerden, »Anfälle«, »rheumatische Beschwerden« usw. Und man müsse »nach den vorliegenden Berichten namentlich mit Depressionszuständen rechnen, die zum Suizid führen können« (Langelüddeke 1971, S. 1043). Welche seelische Bedeutung und soziale Auswirkung dieser Eingriff aber tatsächlich hat, erfahren wir nicht. Symptome werden uns aufgezählt und Wortmarken, mehr nicht.

Kastration, Recht, Verbrechen

Verengen wir jetzt die Optik auf die rechtliche Entwicklung und die hiesige gesetzliche Situation. Bereits 1855 war im US-Staat Kansas ein Kastrationsgesetz erlassen worden, das sich auf bestimmte Sexualdelikte bezog. Das erste europäische Gesetz wurde 1929 in Dänemark erlassen. Deutschland folgte 1934. Gegenwärtig wird in einigen europäischen Ländern mit, in anderen ohne ein spezielles Gesetz kastriert.

Während der Nazi-Herrschaft sind in Deutschland von 1934 bis 1945 nach Langelüddeke (1963) etwa 2800 chirurgische Kastrationen an »effektiven und potentiellen« Sexualdelinquenten vorgenommen worden. Die Nazis und ihre Helfershelfer beriefen sich dabei auf gesetzliche Bestimmungen, die sie erst im »Tausendjährigen Reich« erlassen hatten (vgl. z.B. Böhme 1935). Sie ersannen das »Gesetz zur Verhütung erbkranken Nachwuchses« (ErbgesG) vom 14.7.1933 (RGBl. I 529), nach dessen § 14 sich »belastete und gefährdete« Männer »freiwillig« kastrieren lassen konnten. Sie erließen das »Gesetz gegen gefährliche Gewohnheitsverbrecher und über Maßnahmen der Sicherung und Besserung« vom 24.11.1933 (RGBl. I 995). Sie führten einen besonderen Abschnitt über »Maßnahmen der Sicherung und Besserung« als § 42a bis § 42n in das Strafgesetzbuch ein. Nach § 42k StGB konnte das Gericht neben der Freiheitsstrafe eine Kastration anordnen und zwangsweise durchführen lassen.

Puvogel (1937), bis 1978 Justizminister des Bundeslandes Niedersachsen, hat in einer Arbeit über die »leitenden Grundgedanken bei der Entmannung gefährlicher Sittlichkeitsverbrecher« besonders unzweideutig gesagt, worum es ging: »Für den Nationalsozialismus ist der Rassengedanke einer der Grundpfeiler seiner Weltanschauung. Für ihn steht fest, daß das Erbe des Blutes, d.h. die erbmäßige Anlage in ausschlaggebender Weise den Einzelmenschen in körperlicher wie seelischer Beziehung gestaltet. Diese Erkenntnis aber zu verwirklichen, ist Zweck der Rassegesetzgebung der nationalsozialistischen Regierung. Ihr Kampf geht um die Erhaltung unseres Volkes. Ihr Endziel ist, durch geeignete Maßnahmen die wertvollen Erbströme unseres Volkes immer stärker fließen zu lassen, die minderwertigen hingegen nach und nach zum Versiegen zu bringen.« (S. 9) »Bedenkt man ferner, daß der Gesetzgeber sich die Förderung einer gesunden Rasse durch Ausmerzung minderwertiger und verbrecherischer Elemente im hohen Maße angelegen sein läßt, so glauben wir mit vollem Recht, die Behauptung aufstellen zu dürfen, daß die Entmannung als weiteres Mittel neben der Sterilisation im Kampf um die rassischen Belange unseres Volkes eingesetzt werden soll. Die Entmannung beraubt den Verbrecher seiner Zeugungsfähigkeit und verhindert auf diese Weise eine weitere Verseuchung des Volkes mit dieser Verbrechensneigung.« (S. 12) »Ob das Volk für eine Ausscheidung des Minderwertigen durch Tötung bereits Verständnis aufzubringen vermag, mag dahingestellt bleiben, sicher aber begrüßt es heute zumindest die Ausrottung des Sittlichkeitsverbrechers und damit die Verhütung einer asozialen Nachkommenschaft. Der rassischen Aufartung aber hat das gesamte Recht zu dienen ... Eine wirksame Bekämpfung der durch die Entartung hervorgerufenen gefährlichen Disposition des Täters aber bedingt, daß die seelischen Beziehungen des Täters zur Tat, kurz, alles das, was wir unter dem Begriff der ›Schuldbeziehung‹ verstehen, außer Betracht zu bleiben hat.« (S. 34)

Nach dem Ende des Zweiten Weltkrieges war die rechtliche Situation uneinheitlich und verworren. Der § 42k StGB wurde zwar durch Kontrollratsbeschluß aufgehoben; das Erbgesundheitsgesetz erklärten die westlichen Siegermächte dagegen nicht für ungültig. Nur die Sowjetische Militär-Administration hob es mit Befehl 6/1946 für ihren Bereich auf. In der aus den Westzonen hervorgegangenen Bundesrepublik Deutschland hoben nur einige Länder das Erbgesundheitsgesetz ganz oder teilweise auf oder setzten es »bis auf weiteres« außer Kraft; die meisten rührten es nicht an. Kastrationen waren in der Folge also entweder nach § 226a StGB oder, sofern noch in Kraft, nach § 14 ErbgesG rechtlich zu beurteilen. (Das Erbgesundheitsgesetz wurde übrigens erst durch Art. 8 Nr. 1 des 5. StrRG vom 18.6.1974, BGBl. I 1297, gänzlich aufgehoben.)

Fast 20 Jahre nach dem Zusammenbruch fällte dann der Bundesgerichtshof 1963 ein Grundsatzurteil (BGHSt. 19, S. 201), in dem er die Entfernung der männlichen Keimdrüsen durch einen Arzt für rechtlich zulässig erklärte, »sofern sie das einzige Mittel ist, den Betroffenen von einem entarteten Geschlechtstrieb zu befreien, und sofern sie Erfolg verspricht«. Von Wichtigkeit scheint mir zu sein, daß der BGH davon ausging, dieser Eingriff sei nur dann mit der Menschenwürde und namentlich Art. 2 GG vereinbar, wenn bei dem Betroffenen zumindest eine erheblich verminderte Zurechnungsfähigkeit im Sinne des alten § 51 Abs. 2 StGB vorliegt. Aber: Über diese höchstrichterliche Rechtsprechung hat sich der Bundesgesetzgeber hinweggesetzt, als er das

»Gesetz über die freiwillige Kastration und andere Behandlungsmethoden« vom 15.8.1969 erließ (BGBl. I 1143, III 453-16; ÄndG vom 23.11.1973, BGBl. I 1725), das seit dem 18.2.1970 in Kraft ist. Es kennt nämlich nicht nur medizinische Voraussetzungen (§ 2 Abs. 1 Nr. 2), sondern auch kriminologische (§ 2 Abs. 2) und ermöglicht damit die Kastration von Delinquenten, die nach medizinischen Kriterien weder krank sind noch Verhaltens- oder Erlebensweisen von Krankheitswert zeigen. Das ist die sog. kriminalbiologische Indikation, die die Kastrationsapologeten unter den Medizinern schon immer gefordert haben. Sie meint tatsächlich *Entmannung*, zielt auf Bestrafung, Sühne und Prävention und hat daher mit ärztlichen Aufgaben gar nichts, mit dem Staatsinteresse aber sehr viel zu tun.

Das Gesetz versteht unter Kastration »eine gegen die Auswirkungen eines abnormen Geschlechtstriebes gerichtete Behandlung, durch welche die Keimdrüsen eines Mannes absichtlich entfernt oder dauernd funktionsuntüchtig gemacht werden« (§ 1). Kastrationen bei Frauen mit diesem Ziel werden also sinnvollerweise nicht toleriert; das Gesetz kennt aber die Behandlung einer Frau, »mit der nicht beabsichtigt ist, die Keimdrüsen dauernd funktionsunfähig zu machen, die aber eine solche Folge haben kann« (§ 4 Abs. 1). Das ist auf die Antiandrogen-Behandlung gemünzt. Männer können auch dann kastriert werden, wenn sie noch gar nicht in spezifischer Weise straffällig geworden sind oder wenn bei ihnen eine Störung vorliegt, die strafrechtlich gar nicht relevant ist. Eine wesentliche Voraussetzung der Kastration beim Mann ist, daß er das 25. Lebensjahr vollendet hat (§ 2 Abs. 1 Nr. 3). Vor diesem Alter kommt die sog. chemische Kastration, insbesondere mit Östrogenen oder Antiandrogenen, in Frage, die das Gesetz in § 4 erfaßt. Die Einwilligung des Betroffenen zur Kastration »ist nicht deshalb unwirksam, weil er zur Zeit der Einwilligung auf richterliche Anordnung in einer Anstalt verwahrt wird« (§ 3 Abs. 2). Demnach kann die Kastration auch vorgenommen werden, wenn sich der Betroffene in Untersuchungshaft, Strafhaft oder Sicherungsverwahrung befindet, wenn er in einer psychiatrischen oder sozialtherapeutischen Anstalt untergebracht ist. Dabei ist zum Beispiel bekannt, daß Delinquenten, die eine Kastration während der Untersuchungshaft dringend gewünscht haben, nach der Hauptverhandlung von ihr Abstand nahmen (Langelüddeke 1970). Prinzipiell gehen wir davon aus, daß die freie Willensentscheidung eines Inhaftierten, Verwahrten oder Untergebrachten aus Gründen, die hier nicht zum zigsten Mal angeführt werden müssen, zumindest stark eingeschränkt ist. Das hat den Gesetzgeber offenbar nicht angefochten. Er fühlte sich wohl entlastet durch die Einschaltung einer in der Regel bei der jeweiligen Landesärztekammer eingerichteten Gutachterstelle (§ 5), der nach meiner Kenntnis natürlich nicht erklärte Kritiker dieser Methode angehören und im allgemeinen, soweit ich es überblicke, auch nicht Ärzte, die psychodynamische Konzepte von Krankheit und Delinquenz vertreten, selber psychotherapeutisch ausgebildet und sexualwissenschaftlich informiert sind.

Eigene Position

Die chirurgische Kastration ist ein irreversibler und verstümmelnder Eingriff, dessen körperliche, seelische und soziale Auswirkungen wissenschaftlich völlig unzureichend untersucht worden sind. Zwangsläufige somatische Folgen sind ausschließlich die Fortpflanzungsunfähigkeit und allgemein-körperliche Veränderungen, die sich aus dem Ausfall der Keimdrüsen-Androgene ergeben. Für den sexuellen Bereich sind mit einiger Evidenz ausschließlich Beeinträchtigungen einiger sexueller Funktionen belegt worden.

Wenn die Operation merkliche Auswirkungen in der gewünschten psychosozialen Richtung hat, hat das gewiß mehrere Gründe, die ich am Beispiel der Antiandrogen-Behandlung erörtert habe (1980b). Ich nenne hier zunächst nur die verändernde Wirkung der Arzt-Patient-Begegnung und die suggestive Kraft, die in einer solchen medizinischen Technik enthalten ist. Offensichtlich wirkt der (über den Körper erfolgende) Eingriff in den seelischen Haushalt mit seinen Vorausgaben und Folgen stärker als der Eingriff in Hormonhaushalt und Stoffwechsel. Man denke nur an das unbewußte Strafbedürfnis oder die psychisch vorweggenommene antisexuelle und antidelinquente Wirkung. Anders sind die überaus unterschiedlichen sexuellen und psychosozialen Auswirkungen der Kastration nicht zu verstehen. Die physiologischen Effekte der Keimdrüsenentfernung, namentlich die hormonellen, können gar nicht entsprechend different sein. Der wissenschaftliche Trugschluß war und ist: daß die Sexualhormone das entscheidende Movens des Sexuallebens, gar des Soziallebens seien. Ob ein Mann ohne Keimdrüsen sexuell aktiv ist oder Straftaten begeht, hängt aber gewiß von mehr ab als von der Androgenkonzentration in seinem Blutplasma.

Man ist auch versucht zu sagen: Eine psychodynamische und sexualwissenschaftliche Untersuchung auf dem heute erreichten Niveau würde prognostisch, auch hinsichtlich der Delinquenz, zuverlässigere Einschätzungen bringen, als sie sich aus den gegenwärtig zur Verfügung stehenden und in Zahlen ausgedrückten Mutmaßungen über die Rückfallhäufigkeit ergeben. Insofern hat der Gesetzgeber auf Sand gebaut, als er im § 2 das Kastrationsgesetz bestimmte, der Eingriff müsse »nach den Erkenntnissen der medizinischen Wissenschaft angezeigt sein«. Anzeigende Erkenntnisse gibt es nicht.

Die Kastration ist keine Therapie, sondern Strafe. Jedenfalls gilt das unwiderlegbar für die aus kriminologischer Indikation vorgenommene. Oft liegt im Effekt eine perfide Mischung beider vor, die es manchem so ungemein angelegen sein läßt, für die Entmannung zu sein. Wer als Arzt einen Patienten zur Kastration überweist, gesteht therapeutisches Versagen ein. Letzteres ist weiß Gott nichts Sittenwidriges, im Gegenteil. Bei den Omnipotenzphantasien und Allmachtstechniken der hiesigen Medizin mag es sogar ideologisch hochstehend sein.

Ich habe aber den begründeten Verdacht, daß Kastrationen nicht als tatsächliches ultimum refugium befürwortet werden, »wenn alles andere versagt hat«, wie es immer beschwörend heißt. Welcher Patient bekommt denn die Heilbehandlung und Stützung und Fürsorge, die wir bieten könnten? Ich habe auf die niederländischen Erfahrungen verwiesen. Therapeutisches Ultimum meint doch bei uns: Defizit an ausgebildeten Psychotherapeuten, ungeregelte oder verweigerte Kostenübernahme, kein therapiefreundliches Milieu in den Anstalten und außerhalb, federführende somatische Krankheitsideologie, keine Soziotherapie, überhaupt: keine soziale Medizin. Und außerdem geht es manchen Ärzten nach wie vor darum, eine »Maßnahme« zu befürworten und zu vollziehen, die wie sie schreiben, »auch der Allgemeinheit dient«. Kurzum: »Man sollte deshalb nicht mit der Anwendung dieser überaus wirksamen Methode der Verbrechensbekämpfung zögern.« (Mauch und Bechtel 1968, S. 200, 204) Nur, die Gefangenen machen nicht mit. »So haben sich z.B. in einer so großen Straffvollzugsanstalt wie Berlin-Tegel (1100—1500 Belegplätze) seit 1968 nur 5 Sexual-Delinquenten zu einer operativen Kastration entschließen können«, klagt Hiob (1975, S. 118).

Um Giese noch einmal zu erinnern: Wir sind als Ärzte nicht dazu da, die Straße sauber zu halten. Dieses Geschäft besorgen andere, die genau wissen, was die sittlich und gerecht Denkenden zu irgendeiner Zeit als abweichend, sozialschädlich oder kriminell zu erleben und zu definieren genötigt sind. Die Verwalter der Sitten erledigen derweil ihre eigenen Abweichungen im stillen Kämmerlein oder eben als Dienstmänner der amtierenden Sexualideologie.

Wie gefährlich es ist, in der Medizin nicht strikt zwischen Heilen und Strafen zu trennen, lehrt uns gegenwärtig das Beispiel Psychochirurgie. Diese medizinische Technik ist zur sozialen und politischen Manipulation und Kontrolle eingesetzt worden. Der Direktor eines US-amerikanischen Psychochirurgie-Forschungsprojektes möchte aber auch heute noch die Kastration, obwohl in dieser Hinsicht weiß Gott »mittelalterlich« und medizintechnisch überholt, zur politischen Kontrolle einsetzen. Er empfahl, die jugendlichen Ghetto-Aufständischen von Detroit zu kastrieren. Breggin (vgl. The Michigan Chronicle vom 14. Mai 1974, S. 5), selber Psychiater und ein namhafter Psychochirurgie-Kritiker, zitierte öffentlich aus dem unveröffentlichten Manuskript des Direktors: »The castrated ox will pull his plow ... It is also well known that human eunuchs ... are not given to physical violence. Our scientific age tends to disregard this wisdom of the past.«

Ich bin sicher: Der Leser wird es völlig indiskutabel finden, chirurgische Kastrationen zur politischen Kontrolle oder aus rassistischen Motiven vorzuschlagen und durchzuführen. Ich hoffe: Die meisten Leser werden es ebenso ablehnen, die Kastration als medizinische Bestrafungsmaßnahme bei Sexualdelinquenten einzusetzen. Schwieriger wird es dagegen, wenn es um kranke, schwer persönlichkeitsgestörte Menschen geht, die, obwohl nicht straffällig geworden, unbedingt kastriert werden möchten, weil sie hoffen, dann Ruhe finden zu können. Ich kann nur sagen, welche Erfahrungen wir gemacht haben: Nicht nur aus prinzipiellen, vom einzelnen Patienten abgehobenen Gründen haben wir unter keinen Umständen eine Kastration als indiziert angesehen, auch nicht im Sinne einer - wie es Schorsch einmal genannt hat - ärztlichen Verzweiflungstat. Das gilt, anders als bei Giese, auch für süchtig-perverse Patienten.

Die edlen Wilden und unsere sexuelle Frage

Als wir uns und anderen die Hölle bereiteten, entdeckten wir ozeanische Paradiese. Als wir vor lauter Anstand und Sitte zu ersticken drohten, stachen wir in See, um uns berauscht an den seltsamen Bräuchen der Primitiven zu entrüsten. Als es bei uns ebenso sachlich wie brutal zuging, erinnerten wir uns mit Tacitus an die »edlen Wilden«, die er »im Naturzustand« durch die Urwälder Germaniens hatte ziehen sehen, hofften wir auf die »überlegene Vernünftigkeit« der Tahitaner in Diderots »Supplément au Voyage de Bougainville«.

So dienten uns die Primitiven, die Wilden, die Naturvölker, soi disant, als Supplement, als Refugium, als ein Gegenbild, dessen wir uns nur noch in exotischer Ferne vergewissern konnten. Das ist bis heute so geblieben. Im 18. Jahrhundert herrschte beim Blick aufs wilde Leben ungläubiges Erstaunen vor, im 19. Jahrhundert schaurig-schönes Entsetzen. Das 20. Jahrhundert brachte uns mit dem Durchmarsch des naturwissenschaftlichen Denkens die kühle Distanz der Sezierbestecke. Doch die Naturwissenschaften befanden sich von Anfang an in einer Krise und die Objektivität der Feldforscher auch. Mit beiden Krisen leben wir. Daher werden auch Werke wie »Sex and Repression in Savage Society« (1927) und das bekanntere »The Sexual Life of Savages in North-Western Melanesia« (1929) nach wie vor höchst unterschiedlich beurteilt und verwertet.

Der gebürtige Pole Bronisław Malinowski (1884—1942), der in Leipzig studiert und in London gelehrt hat, gehört zu den ersten wissenschaftlich-ethnologischen Feldforschern, die den Seefahrern folgten. Anfang des Jahrhunderts studierte er vor allem das Leben der Bewohner der Trobriand-Inseln (damals Britisch-, heute Papua-Neuguinea). Seine detaillierten Berichte lösten heftige Debatten in den Wissenschaften vom Menschen aus.

Das Familiensystem, das er vorfand, mußte er als »matrilinear« begreifen, das Nichtwissen um die biologische Vaterschaft mußte ihn verwundern. Unter dem Einfluß der Freudschen Lehre fahndete er nach dem Ödipuskomplex (Malinowski 1949). Er fand ihn nicht – Grund genug für weitere 100 Sachbücher. Dafür aber, ebenso von Freud beeinflußt, formulierte er einen anderen »verdrängten Kernkomplex«: den aus der gegenseitigen Anziehung von Bruder und Schwester und dem gegenseitigen Haß von Neffe und Onkel – als ließe sich unsere Seelentheorie auf Wilde übertragen, als wäre das, was wir Verdrängung und Komplex nennen, geeignet, die Wirklichkeit der Trobriander zu beschreiben. Geeignet ist es natürlich (und das meint immer gesellschaftlich) nur, begeben wir uns in eine ethnozentrische Position. Das hat Malinowski, ich denke zwangsläufig, getan, indem er noch den letzten Mythos auf unsere raison d'être zog. In der Theorie aber insistierte er nicht auf der universalen Gültigkeit unserer Vorstellungen vom Menschen. Dafür war er empirisch zu korrekt und subjektiv zu redlich.

Die, die seine Berichte benutzten, konnten oder wollten nicht ganz so zimperlich sein. Beispielsweise Wilhelm Reich. Ihm dienten die Befunde Malinowskis dazu, »den *ethnologischen* Beweis für einige Gesetze der sexuellen Ökonomie zu führen« (Reich 1935, S. 3). Weil der Feldforscher die Kinder der Insulaner in »sexueller Freiheit« aufwachsen sah, wähnte Reich sein Prinzip der sexualökonomischen Selbststeuerung bewiesen, das heißt: das Sexuelle treibt aus sich selber auf eine natürliche Sexualordnung hin, wird es nicht durch eine Zwangsmoral wie die bürgerliche daran gehindert.

Doch die »zärtlichen« und »sexuell freien« Trobriander lebten »monogam«, waren »treu«. Reich ebenso wie die Studentenbewegung, die ihn und damit Malinowski wieder entdeckt hat, haben »hartnäckig« die andere Seite des Paradieses übersehen, wie Gunter Schmidt in »Literatur konkret« (1979) kritisierte: In den Träumen, Phantasien und Mythen der Trobriander geht es aggressiv und grausam zu. Dort toben Geschlechterkampf und unersättliches Verlangen, dort wird überwältigt, verstümmelt, kastriert. Aber gewiß nicht nur dort.

Bücher wie die des Bronisław Malinowski geben uns keine Antwort auf die Frage, was natürlich sei an unserem Liebes- und Geschlechtsleben. Folgten wir dem, was die sogenannte Kulturanthropologie mittlerweile als vorherrschend zusammengetragen hat (vgl. z.B. Ford und Beach 1951), müßten wir den Körper des anderen vor dem Beischlaf einer Pflege unterziehen und uns währenddessen durch schmerzhafte Verletzungen erregen. Wir müßten nur noch bei Tage verkehren, den

Coitus a tergo vergessen, homosexuelles Reagieren als naturgewollt befördern, die Ejaculatio praecox aus der Klinik entlassen und uns als Männer klaglos der sexualphysiologischen, namentlich orgastischen Überlegenheit der Frauen beugen. Unser Beziehungselend könnten wir als ein Artefakt begreifen; denn »im Naturzustand« sind die Geschlechtsbeziehungen der Menschen sowieso stabil.

Doch der Mensch ist von Natur gesellschaftlich und folglich sein Trieb- und Geschlechtsleben auch. Ohne den gesellschaftlichen Lebensprozeß existierte die Menschheit weder biologisch noch sonstwie. Unsere Prüderie und unsere Exzesse, Sexualkatastrophen, Sexualprobleme, Sexualerziehung, Sexualberatung, überhaupt die sexuelle Frage gibt es erst seit einigen Jahrhunderten. Das hat seinen Grund und Boden. Seither definieren wir Undefinierbares als Sexualität. Der Ausdruck verschweigt nicht, worum es geht: handhabbar, dingfest machen. Wie in aller bisherigen Sexualwissenschaft Disparates zusammengesperrt ist: Trieb und Rationalität, so bei Malinowski und seinen Nachfolgern: Mythos und Vernunft.

Was uns fehlt, pflegen wir als von der Natur Intendiertes einzuklagen. Die Annahme der unbehindert fließenden Lust, der geglückten Mitmenschlichkeit kommt jedoch aus der realen Behinderung. Weil der Mangel so gewaltig ist und die Ohnmacht viele spüren, wird nach Auswegen gesucht. Wilde und wildes Denken sind gefragt, Malinowskis Werke werden wieder herausgebracht, die alte Kulturismus-Debatte füllt neue Suhrkamp-Bände (vgl. z.B. Görlich 1980).

»Geschlecht und Verdrängung in primitiven Gesellschaften« muß gegen den Strich der Baconschen Una scientia universalis gelesen werden. Anders können die einst gelebten Antriebe, Vermögen, Sinne nicht zu Theorien werden. Äußerste Zurückhaltung ist geboten. Alle »edlen Wilden«, die unser Verstand erreicht hat, haben wir vernichtet. Nur noch posthum können wir bemüht sein, ihr einzigartiges Leben nicht immer aufs neue zu verhökern - unserem Mangel und unseren Malen entlang.

Verfolgt, konform, subersiv
Zur gesellschaftlichen Lage des Homosexuellen

Man gab mir einen Orden, weil ich zwei Männer tötete,
und man hat mich entlassen, weil ich einen Mann liebte!

US-Sergeant Leonard Matlovich
nach seiner Entlassung aus der Luftwaffe

Alle Homosexuellen leben auch vom Haß der Normalen. Ihre Verfolgung ist ebenso ungerecht und objektiv überholt wie objektiv geboten. Wer es geschafft hat, homosexuell zu sein, kann daraus einige Vorteile ziehen. Er ist so gesund oder krank wie andere auch, dazu aber seelisch geschützter, sozial geschickter, beruflich erfolgreicher und sexuell potenter. Der soziale Aufstieg vieler Homosexueller stützt die Vermutung, gelebte Homosexualität sei inzwischen trotz familienloser Triebhaftigkeit mit Lohnarbeit vereinbar, mit bestimmten Bedingungen des Tauschs und der Warenästhetik gekonnt kongruent. Im ganzen nützen die Homosexuellen dem Ganzen mehr als sie es riskieren. Doch das Homosexuelle ruft unverändert eine geistig-affektive Irritation hervor, die im ersten Anlauf mit den verschütteten Triebwünschen der sich Erregenden zu erklären ist. Menschengeschichtlich aber überwintert in ihm der Gedanke, daß die natürlich erscheinenden Geschlechter-, Liebes- und Sexualverhältnisse nichts Letztes sind, weil sie verändert werden können. Homosexuelle erleben Dinge, von denen Heterosexuelle nicht einmal zu träumen wagen. Einige erinnern mit besonderer Vorliebe daran, wie süß es vielleicht wäre, abwechselnd Henker und Opfer zu sein. Die totale rechtliche, überhaupt staatliche Toleranz, ganz und gar erst die der Menschen lädierte das hiesig Homosexuelle schwer, nähme den Homosexuellen vielleicht ihr Leben, gewiß aber beraubte sie die Homosexualität ihres subersiven und utopischen Gehalts. Und was gibt schon so viel Kraft wie die innere Gewiß heit, mit dem Gemeinen nie auf du und du zu sein, mit der Maschinerie des Bestehenden keinen Frieden schließen zu können?

Solche und ähnliche Behauptungen will ich mit ihrem doppelten Boden ein wenig einsichtig machen, um aus ihnen Gedanken zur Theorie der Homosexualität und zur Praxis der Homosexuellen werden zu lassen.

Homosexuelle, Frauen weniger als Männer, ziehen auf ganz spezifische Weise einen Vorteil aus ihrer Homosexualität und haben einen mit ihr stets verbundenen Nachteil zu tragen. Der Vorteil hat viele Gesichter, kreist um Lust und Erfolg und dauert, sofern er sich einstellt, vom Jugend-, gelegentlich sogar Kindesalter bis zum Ende des Arbeitslebens, nur gelegentlich aber länger. Der Nachteil heißt Diffamierung und Verfolgung, beginnt heutzutage im Leib der Mutter, wenn man an die Hormonexperimente des DDR-Mediziners Günter Dörner denkt (vgl. Dannecker u.a. 1981), gipfelt um die Pubertät, jedenfalls dann, wenn das Anderssein einem selber zur Gewißheit und den Gegenmenschen zum Greuel wird, flacht danach ab, hält aber im allgemeinen buchstäblich bis zum letzten Atemzug und länger an, sofern ihn nicht besondere Lebensumstände oder eine privilegierte soziale Stellung teilweise umschiffen oder sogar in sein Gegenteil verkehren.

Als ich mich entschlossen hatte, der Unzahl von Veröffentlichungen eine weitere hinzuzufügen, schien es mir angemessen zu sein, einmal den Spieß umzudrehen. Kein Gejammer, Rechtfertigen, Schmackhaftmachen — Schande genug, daß wir als Deutsche Gesellschaft für Sexualforschung seit 1950 ununterbrochen die Streichung des § 175 StGB und einiges mehr verlangen müssen (vgl. zuletzt unseren »Aufruf zur Entkriminalisierung der Homosexualität«, Januar 1981) –, kein deprimiertes Mitgefühl, sondern die Leviten lesen: Schaut her, ihr ach so schrecklich Verfolgten, wie gut ihr euch im schlechten Allgemeinen eingenistet habt! Schon im zweiten Gedankenzug aber war mir klar, wie falsch eine solche Position theoretisch ebenso wie im Leben wäre. Spätestens seit der Nazi-Diktatur könnte jeder wissen, wohin Tabu, Vorurteil und Haß im Ernstfall führen: zu physischer Vernichtung, seelischer Folter, sozialer Isolation (vgl. z.B. Harthauser 1967; Heger, o.J.; Wilde 1969; Gollner1974; Lautmann 1977; Dannecker 1978; Stümke und Finkler 1981; Schilling 1983). Die KZs hat kaum ein Homosexueller überlebt, der dort unter dem Kommunisten, Juden, Zigeuner rangierte und von diesen oft noch einmal entwürdigt wurde.

Ohne zusätzlich gezielte Unterdrückung ist die Geschichte des Homosexuellen nicht zu denken. Diese Verfolgung ist nicht gesellschaftsformationsspezifisch, höchstens ihre Mittel und Wege waren es, jedenfalls seit dem Sieg der Bourgeoisie. Wurden homosexuelle Menschen im Feudalismus friedlos gemacht, durch Augenausstechen oder Ohrenabschneiden verstümmelt, gesteinigt, verbrannt, enthauptet, nahmen sich unter den neuen Produktionsbedingungen Moral, Recht und Medizin ihrer systematischer an, um sie als Gruppe dingfest zu machen. Wenngleich vereinzelt in Europa noch bis ins 18. Jahrhundert, nimmt man den geheimen Befehl des Reichsführers der SS von 1943 hinzu, sogar bis in unsere Tage hinein »offiziell« zum Tode verurteilt, »begnügte« man sich jetzt damit, die Homosexuellen zu verpönen, einzusperren und bestenfalls irgendwie zu behandeln - als Sünder, Kranke, Sittlichkeitsverbrecher. Das war sehr viel effizienter und ist im wesentlichen bis heute so geblieben.

Man denke nur an das Waffenarsenal von Medizin und Psychologie, zu welchem Brom, Rohkost, Linimente, Aphrodisiaka und Anaphrodisiaka ebenso gehören wie Transfusionen mit »heterosexuellem« Blut und das Anempfehlen einer Heirat als »Behandlung« sowie bis heute Kastrationen, Hirnreizungen und Hirnoperationen und die mit elektrischem Strom verübte Aversions-»Therapie« (vgl. z.B. Hirschfeld 1920, bes. S. 427; Lautmann 1977; Dannecker 1980; in diesem Buch S. 116 ff.). Oder man erinnere die Verlautbarungen des Vatikans. Oder man lese den das Feld bestellenden Psychoanalytiker Charles Socarides (1971, 1978), für den alle Homosexuellen ihr Leben lang vom Ich-Zerfall bedroht, nur zu Haut- und Schleimhautkontakten fähig, bereits zur Zeit der Pubertät aufzuspüren und möglichst umgehend einer Behandlung zuzuführen sind.[1] Oder man studiere noch einmal, was die Bundesregierung in ihrem berühmten E 62, dem Entwurf eines Strafgesetzbuches, in faschistischer Manier amtlich zum Problem des § 175 StGB zu sagen hatte. Ich zitiere wörtlich (vgl. Bundestags-Drucksache IV/650 vom 4.10.1962):

»Zu bedenken ist aber, daß an Verfehlungen gegen § 175 StGB überwiegend Personen beteiligt sind, die nicht aus angeborener Neigung handeln, sondern durch Verführung, Gewöhnung oder geschlechtliche Übersättigung dem Laster verfallen sind oder die sich aus reiner Gewinnsucht dem gleichgeschlechtlichen Verkehr dienstbar machen ... Außerdem ist ... weder der ... noch der ... gleichgeschlechtliche Trieb regelmäßig so stark, daß dem Betroffenen seine Beherrschung nicht zugemutet werden könnte ... bei zumutbarer Anspannung der seelischen Kräfte in der Lage wäre, ein gesetzmäßiges Leben zu führen ... nach der weitaus überwiegenden Auffassung der deutschen Bevölkerung als eine verachtenswerte Verirrung anzusehen, die geeignet ist, den Charakter zu zerrütten und das sittliche Gefühl zu zerstören ... bestimmte Fälle ethisch besonders verwerflichen und nach der allgemeinen Überzeugung schändlichen Verhaltens auch dann mit Strafe zu bedrohen, wenn durch die einzelne Tat kein unmittelbar bestimmbares Rechtsgut verletzt wird. Das muß vor allem gelten, wenn solches Verhalten seiner Natur nach die Tendenz in sich trägt, auf Dritte überzugreifen und damit die Anfälligkeit dafür im Volke auszubreiten...«

Wie herrlich ist mein junger Freund gebildet!
Welch ein Ebenmaß aller Teile!
Welch eine Fülle der Form, welch ein Glanz der Jugend,
welch ein Gewinn für mich,
meine Einbildungskraft mit diesem vollkommenen Muster
der menschlichen Natur bereichert zu haben!

Johann Wolfgang Goethe

»Wo die gleichgeschlechtliche Unzucht um sich gegriffen und großen Umfang angenommen hat, war die Entartung des Volkes und der Verfall seiner sittlichen Kräfte die Folge ... in öffentliche Einrichtungen einzudringen und sie durch planmäßiges Nachziehen gleichgeschlechtlich veranlagter Mitarbeiter zu beherrschen ... kasernierte Einheiten der Polizei ... Bundeswehr ... Wohngemeinschaften von Männern ... verderbliche Wirkungen ... einen Damm gegen die Ausbreitung eines lasterhaften Treibens zu errichten, das, wenn es um sich griffe, eine schwere Gefahr für eine gesunde und natürliche Lebensordnung im Volke bedeuten würde.«

Wie gehabt: unverbildete Menschen, recht und billig, natürliche Lebensordnung, Entartung des Volkes, Volksseuche, Landplage, unwert, Manneszucht, schändlich, übersättigt, Sittenbild, Abendland, Untergang. Noch nie ist ein Mensch zur Homosexualität verführt worden (weil das etwas ganz anderes ist als ein homosexueller Beischlaf). Noch nie ist ein Mensch geschlechtlich übersättigt gewesen. Noch nie hat jemand von – immer so genannt – Heterosexuellen generell verlangt, auf Geschlechtsverkehr zu verzichten, weil das eine zumutbare Anspannung der seelischen Kräfte wäre (obgleich für diese Forderung ernste Gründe hätten angeführt werden können). Noch nie hat die Homosexualität um sich gegriffen. Noch nie ist eine Kultur, geschweige denn eine Gesellschaftsformation an etwas Sexuellem zugrunde gegangen.

Und doch muß man im Fall X damit rechnen, daß Homosexuelle nach Terroristen und Kommunisten zusammen mit Radikaldemokraten und sonstigem Gesindel selektiert werden. All die Ammenmärchen, Lügengespinste und eigenen Ängste operieren - wie bei der Begründung eines Nürnberger Gesetzes zur Reinerhaltung des deutschen Blutes - mit dem angeblich so dumpf grollenden »gesunden Volksempfinden«. Das gilt als rational und außerdem noch demokratisch, sofern es nicht um Mietwucher, Stadtautobahnen oder Benzinpreise geht.

Ich neige nicht dazu, das Tabu, welches nach wie vor auf der Homosexualität lastet, geringzuachten, aber so erbarmungslos und niederträchtig wie die Dienstmänner des Rechts und der Sitte ist die heterosexuelle Majorität bestimmt nicht. Jedenfalls wird unter Arbeitern mit dem Homosexuellen sehr viel menschlicher umgegangen, auch beim Fußball und am Stammtisch, ja sogar in den homosexualisierten Sektoren der sogenannten Angestelltenkultur. Dort, im Alltagsleben, geht es nicht um Zersetzung, Verfall, Zerrüttung. Dort geht es um Ängste und Phantasien, die das Homosexuelle bei allen Menschen auszulösen vermag, mit denen sie aber unterschiedlich umgehen.

Jenseits des scheelen Blicks und der Zote wird die Diskriminierung vom Staatsapparat und den gesellschaftlichen Institutionen von oben am Kochen gehalten. Sie hat tausend Gesichter, ist einmal wie ein Nadelstich, andermal existenzraubend, teils offen, teils maskiert. Aufzählen kann man das nicht, nur andeuten: Es gibt faktische Berufsverbote (vgl. z.B. Gollner 1975; Lautmann 1977, 1979), besonders im Schul-, Erziehungs-, Kirchen- und Kasernenbereich; die fehlende Gleichstellung im Arbeits-, Sozial-, Hinterbliebenen-, Steuer- oder Erbrecht; den erpresserischen Rufmord des Werkschutzes (vgl. z.B. Weiß 1978); das Datensammeln des sog. Verfassungsschutzes (vgl. z.B. Frankfurter Rundschau vom 31.1.1978, S. 3 und vom 22.7.1978, S. 12; Spontan, Heft 8, 1980, S. 15 f.); das Spitzeln der Polizei auf öffentlichen Pissoirs durch Einweg-Spiegel (vgl. z.B. stern vom 10.7.1980, S. 144 f.) nach der Devise eines Staatsanwalts: Nichts geht »über ein mit griffelspitzerischer Sorgfalt geführtes Homosexuellen-Register« (vgl. Vorwärts vom 19.7.1979, S. 8).

Daneben wird einem Gefangenen »aus Gründen der Sicherheit und Ordnung« untersagt, ein Homosexuellen-Magazin wie die anderen ihren Porno zu beziehen (vgl. z.B. Der Spiegel vom 12.1.1981,

S. 65 ff.); oder es wird höchstrichterlich beschlossen, homosexuelle Soldaten seien als Vorgesetzte ungeeignet[2]; oder der VVN hält sich die homosexuellen KZ-Opfer vom Leibe[3], als hätte der notorisch verklemmte Friedrich Engels[4] recht gehabt oder gar Maxim Gorki, der im russischen Thermidor mit der These aufwartete, die Homosexualität sei eine Ursache des Faschismus.[5]

Derweil verbindet »Bild« lesbische Liebe mit Mord in Serie (vgl. bes. die Ausgaben vom August, September und Oktober 1974); schaltet sich der Bayerische Rundfunk aus, sobald ein Film zum Thema gebracht werden soll, ob nun provokant oder integrativ[6]; meiden Abgeordnete aller Parteien leibhaftige Homosexuelle wie die Pest, versteinern schon beim Reizwort; wünscht der »Rheinische Merkur«[7] auf Seite 1 mehr »gerade Gewachsene«, spricht von der »Gefährdung der seelisch gesunden Substanz« und, alles wie gehabt, von »Volksmeinung«, »Verfall und Untergang«, legt schließlich eine freiwillige Gettoisierung nahe, weil er sich, feiger als die US-Kreuzzüglerin Anita Bryant (vgl. z.B. Frankfurter Rundschau vom 3.7.1978, S.20), nicht traut, die Inhaftierung aller Homosexuellen zu verlangen, kostendämpfend: sie totzuschlagen. So greift eins ins andere. Und da wundert man sich immer noch, daß »die Bevölkerung« Vorurteile hat.

Ich denke, jetzt ist evident: Homosexualität ist ohne Verfolgung nicht zu denken. Gegen sie und mit ihr muß der Homosexuelle überleben. Vom Kern bis zur Schale prägt sie das Leben aller Homosexuellen mit allen Schikanen.

»Bumms! Schwul! Gong! Posaunen von Jericho! Die Mäuse scheißen in die Orgel – der Schwule orgelt in die Scheiße! Tabu! Terrorangriff! Atombombe!

Fiftyfifty! Eine Tunte! Eine Tunte! Eine Tunte! Ein Warmer! Ein Lauwarmer! Ein Warmer Bruder! Ein Huch-Nein! Eine Töhle (ein Pinscher, eine Dogge, eine Promenadenmischung, ein Terrier, ein Dackel)! Eine Triene! Eine Schwuchtel! Ein Arschficker! ...

Mir schneiden sie notfalls die Klüten ab und brennen mir mit einer Stricknadel das Sexualzentrum aus dem Hirn! Niemand darf es wissen, sonst rennen die Kinder auf der Straße hinter mir her und schreiben es mit Kreide an die Hauswand.«

So geht es her, wenn ein Junge zu begreifen sucht, daß er schwul ist, und die eigene Mutter gehört zu den Verfolgern, nicht nur in Hubert Fichtes Roman »Versuch über die Pubertät« (1976, S. 29, 102):

»Die so entsetzt war von den Verhören des Sartre'schen Stückes, verhört mich nun eine Nacht lang und natürlich sag ich nichts – wie ich es in dem

Widerstandsdrama gelernt habe.
Was fürchtete sie?
Einen unbefriedigten, in Büschen hantierenden schwulen Halbjuden, eingesperrt, verprügelt, ausgeraubt, geschlechtskrank, verspottet, von der Gesellschaft in Anführungsstriche gesetzt und schließlich auf einer in- oder ausländischen Polizeiwache peinlich über seine Zärtlichkeiten verhört. Und deshalb verhörte sie mich peinlich über meine Zärtlichkeiten.«

Werden Menschen so geängstigt und verachtet, bleibt ihnen keine andere Wahl, als hinter einer Fassade zu leben, die Bücher doppelt zu führen, Schein für Sein auszugeben. Vielen Homosexuellen ist das perfekt gelungen. In subversiver Weise seelisch das katastrophal Triebhafte repräsentierend, funktionieren sie im Arbeitsleben längst fatal vernünftig. Einige haben sogar eine härtere Schutzschicht entwickelt als gemeinhin Heterosexuelle, eine ganz besondere Haut aus Leder und Lamé, rhodiniert und vergoldet, die sich im hiesigen Leben versilbern läßt.

Wer es geschafft hat, gegen all das zusätzliche Dümpeln und Erniedrigen einer zu werden, der arbeitet und liebt und sich seiner Liebe nicht mehr zu schämen braucht, der mag den anderen über sein, den soi-disant Normalen. Er hat mehr geleistet, und das zählt bekanntlich, flößt auch Anerkennung ein. Er ist im Überleben trainiert, die gemeinen Alltagsverfolgungen müssen ihn nicht gleich aus der Balance werfen. Nur auf sich gestellt, von der ersten Ahnung an, macht er sich nicht die gewöhnlichen Illusionen: über Vater-Mutter-Kind, Freundschaften, Nächstenliebe, häusliches Glück und die weinenden Kinder am Grabe. Er wird so sterben wie er gelebt hat. Das macht ihn freier und unglücklicher, wenn es das gibt.

Wird es ihm im gemeinen Leben zu bunt, und das ist regelhaft der Fall, schwimmt er ans andere, sein Ufer: Land in Sicht? Dort darf er sich zwar in manchem etwas ungezwungener geben, aber er kommt nicht aus der Übung. Die Sündenböcke sind da, der Homosexuellenhaß, die als gefährlich oder krank erlebten Minderheiten der Minderheit, die subkulturell eingefärbten kulturell herrschenden Ideale und Ideologien, der Lug und Trug, das Oben und Unten. Gebeutelt bestärkt kehrt er ins allgemeine Leben zurück, das er nie wirklich verlassen hatte. Für Homosexuelle gibt es keinen sozialen Ort, an dem sie nicht verpönt, verachtet, verfemt würden. Ziehen sie in der eigenen Subkultur als Tunten oder Perverse die Wut auf sich, sind sie woanders die Juden der Antifaschisten (um an Klaus Mann zu erinnern) oder nichts als bürgerliche Zerfallsprodukte wie im Staatssozialismus.

Angesichts dieser Lage davon zu sprechen, es bringe soziale Vorteile mit sich, homosexuell zu sein, ist so zynisch wie der Zwang, der das bewirkt, objektiv ist. Die Vorteile fallen Homosexuellen nicht in den Schoß, sie müssen einer feindlichen Welt abgelistet werden, namentlich als bessere Ausbildung, als beruflicher Erfolg und sozialer Aufstieg, wie er wohl keiner anderen Gruppe in dieser Gesellschaft gelingt. Martin Dannecker und Reimut Reiche (1974) haben das als »kollektive homosexuelle Berufsbiographie« beschrieben und belegt, wobei besonders das Hineindrängen in den Zirkulations- und Dienstleistungssektor beeindruckt.

Dort können Homosexuelle aus dem Anerkennung und Karriere schlagen, was sie sowieso im Schlaf beherrschen müssen: immer charmant und flexibel sein, gefällig und gepflegt, auf der eigenen Ausdrucksklaviatur so einnehmend sicher spielen wie das Gegenüber taxieren können. Wer so funktioniert, kann Waren besser absetzen, Menschen besser beeinflussen. Natürlich haben Homosexuelle auch in der sogenannten Freizeit die Tendenz, Fassaden zu errichten, die Schutz geben sollen - die erwähnten Autoren beschreiben einen »homosexuellen Lebensstil« -, und im Sexualleben das Training, Masken auf- und abnehmen zu können, mobil und auf dem Quivive zu sein.

Die hohe Verwertungsqualität der Arbeitskraft Homosexueller - der Verkäufer wirft mit der Ware »Liebesblicke« nach dem Käufer aus - hat wohl auch mehr als 120 US-Konzerne kürzlich dazu gebracht, »Toleranz« zu versprechen. Sie dürfte auch einer der objektiven Gründe dafür sein, warum nach einhundert Jahren ziemlich geräuschlos die »einfache mannmännliche Unzucht« aus dem Strafgesetzbuch herausfiel. In der Welt der Ware und des Tauschs war sie schon als ein bestimmter Modus des Kontakts in einem objektiven Zug des Ganzen aufgegangen. Einerseits; andererseits konnte auf die Wirksamkeit der sozialen Diskriminierung vertraut werden. Dabei ist wohl den Agenten des Kapitals kaum bewußt, wie vielfältig sich Homosexuelle als Kollektiv in Verwertung nehmen ließen - beispielsweise als »Lockvögel« beim Konsum, wie Dannecker und Reiche formulierten. Jedenfalls fiel ihnen schon die Aufgabe zu, muffig-verbabbten Heterosexuellen ein bißchen mit Schönheitsmitteln und Reizwäsche auf die Sprünge zu helfen.

Sind die bisher erwähnten Vorteile so fatal wie das Ganze, gibt es doch etwas Anderes, das persönlich bleibt, auf das Subversive am

Homosexuellen verweist und darauf, daß es nicht als Ganzes verwertet wird, sondern nur mit den Fähigkeiten und Mechanismen, die allgemein gefordert sind. Ich meine die Lustprämie, die bei manifester Homosexualität eingestrichen werden kann. Gequält haben alle Eingeweihten gelacht, als die falschen Kinseys Masters + Johnson (1979) ihre experimentell gemachte Weisheit um den Erdball posaunierten: »Homosexuelle Männer und Frauen haben mehr Spaß im Bett.« (Vgl. dazu z.B. Der Spiegel vom 30.4.1979, S. 239 ff.) Daß viele Homosexuelle in einer Stunde mehr Lust zu mobilisieren und zu konsumieren verstehen als etliche Heterosexuelle im Verlauf eines Jahres, daß sie Dinge erleben, die die Phantasietätigkeit der Normalen übersteigen, daß sie nicht nur irgendwie quantitativ die anderen in den Schatten stellen, sondern viel einfallsreicher und einstellungsfähiger sind - man konnte es schon ein Weilchen wissen. Aufs Triebflottement, nicht nur bei einzelnen längst von globaler Reichweite: Rhein-Main, New York, Frisco, Sokiol, Uhlenhorst, könnte sich gerade noch der als heterosexuelle Perversion vorgeführte Don Juan einen Reim machen. Casanova aber wäre derangiert.

Klinisch Denkende und besonders die, denen allzuoft oder nie so war, als ob das Herz recht angenehm verblute, können angesichts solcher Eruptionen nur noch beim psychopathologischen Etikettieren - suchtartig, Sexualkrise, ich-dyston, Zerfall der Person usw. - einen gewissen Halt wiederfinden. Durchs Klinifizieren, ja auch Psychologisieren wird das Homosexuelle auf billigste Weise um seine Sprengkraft, um die Dimension des Anderen gebracht. Wie groß die Gefahr ist, kann man selbst an der sozialpsychologischen Studie von Dannecker und Reiche erkennen, zweifellos die produktivste zum Thema überhaupt. Als ich sie wieder las, konnte ich mich des Eindrucks nicht erwehren, daß die Homosexuellen »menschlich« schlechter wegkommen als Heterosexuelle. Dabei muß sich ein solcher Eindruck zwangsläufig einstellen, wenn die Untersuchungsoptik eben nicht auf Normale gerichtet ist und die Resultate für die Erfaßten oft wenig schmeichelhaft, weil für das Ganze kennzeichnend sind. Dank Dannecker und Reiche wissen wir über das Verhältnis von Trieb und Bewußtsein, von individuellem Triebschicksal und kollektivem Zwang bei Homosexuellen mehr, als wir insgesamt bei Heterosexuellen bisher in Erfahrung gebracht haben. Das allein aber ist geeignet, Homosexuelle auf eine kritische Art zu kritisieren. Welche verfolgte Minderheit könnte schon blendend dastehen, wenn es um die normal Disqualifizierten schon so elendig bestellt ist? Möglicherweise haben solche ersten, unreflektierten Eindrücke die Annahme des Buches durch die Homosexuellen-Bewegung affektiv behindert, und vielleicht hätten die Verfasser dieser Gefahr noch entschiedener entgegentreten sollen, auch durch den Verzicht auf Begriffe wie »kollektive Neurose der Homosexuellen«, weil es eben um Notwendiges geht, welches in erster Linie gesellschaftlich, in zweiter sozial und erst in dritter psychisch zu begreifen ist.

Natürlich - und das meint immer gesellschaftlich - haben Normale auch »kollektive Neurosen«, einen »normalen Lebensstil«, eine »kollektive Berufsbiographie«, einen Sex-Markt, eine »Freizeitkultur«, »Brüche im Selbstwertgefühl« und dergleichen, die man in ein ebensowenig vorteilhaftes Licht rücken müßte, sogar in ein klinisches rücken könnte. Und gibt es nicht auch dort »Kernkomplexe« und ein schmerzhaftes Coming out, vielleicht mit besonderen Störungen wie Fett- und Magersucht? Und entbehrt die Fungibilität der Normalen an der Zirkulationsfront und allen anderen nicht jener Bedingung, auf die nur Mitglieder einer Minderheit verweisen dürfen? Und sind Homosexuelle nicht sehr viel weniger anfällig für offene seelische Erkrankungen, für Alkoholismus und andere Drogen, für Gewaltanwendung und Kriminalität überhaupt einschließlich Mord und Totschlag?

Ich habe nicht die Absicht, den Homosexuellen in bekannter Manier eine weiße Weste anzuziehen. Die kommt niemandem zu. Mir geht es darum, eine Lanze für die nichtklinische Sicht der Homosexualität zu brechen, weil nur dann psychozentrische Pathologisierungen vermieden, die unangenehmen Wahrheiten der klinischen und sozialwissenschaftlichen Forschung aber zugleich aufgenommen werden können.

Homosexualität ist gewiß kein Vorzug,
aber es ist nicht etwas, dessen man sich schämen muß,
keine Last, keine Erniedrigung
und kann nicht als Krankheit bezeichnet werden ...
Es ist eine große Ungerechtigkeit,
Homosexualität als ein Verbrechen zu verfolgen
und auch eine Grausamkeit.

Sigmund Freud

Freud hatte recht: »Die Psychoanalyse ist nicht dazu berufen, das Problem der Homosexualität zu lösen.« (GW XII, S. 301) Ihm verdanken wir aber die Einsicht, »daß alle Normalen neben ihrer manifesten Heterosexualität ein sehr erhebliches Ausmaß von latenter oder unbewußter Homosexualität erkennen lassen« (ebd., S. 300). Das ist, bei individuell-psychologischer Optik, die anthropologische Annahme Nr. 1 und zugleich die subjektive Erklärung für die panische Erregbarkeit der Normalen. Kollektiv-psychologisch bewahrt das Homosexuelle, entlastend oder provokant, zusammen mit den anderen sexuellen Minderheiten den Gedanken an ein Leben ohne den normalen Tran und Smer, ohne qualvolle Fortpflanzung, ohne sexuelle Treue, mit Durchbrüchen des Triebes, an denen keiner zugrunde geht. Es gibt eine blasse Ahnung von der Kraft sexueller Begierde, vom Ausmaß des Unbefriedigtseins, von der Potenz, die auch in biologischen Männern steckt. Die lebenden Homosexuellen sind der Beweis für die Annahme, daß keines der großen Geschlechter dem anderen von der Biologie her sexuell über ist, daß die Zügelung des übermächtigen und unersättlichen Sexualtriebes der Matriarchat-Frau, den Mary Jane Sherfey (1974) beschworen hat, ebenso historisch produziert worden ist wie die knödellose Plurre, die rezente Heterosexuelle auch jenen Frauen vorzusetzen sich gezwungen sehen, deren jedenfalls physische Reaktionsfähigkeit selbst biologisch männliche Homosexuelle nicht zu erreichen vermögen. Alle Homosexuellen, die je gelebt haben, machten die Wesensbestimmung der Liebe, die sich bei Platon (Symposion, S. 129 ff.) findet, erst richtig zur aristophanischen Legende.

Das führt zur gattungsgeschichtlichen Betrachtung, bei der die historisch durchgehende Unterdrückung wie das Genötigtsein des Homosexuellen, Angst und Schrecken zu verbreiten, letztendlich aus seiner oppositionellen Stellung zur Alternativgeschlechtlichkeit begriffen werden müssen. Natürlich sind das Mann-Frau-Verhältnis und die regierenden Geschlechtsrollen nicht natürlich; sie erscheinen nur so, weil sie sich jenseits der Biologie wie eine Naturgewalt durchsetzen. Homosexuelle und andere Grenzgänger verwirren und festigen den Trug der Normalen, zu wissen, wes Geschlechts sie sind, wie viele es gibt, wie deren Umgang miteinander ist und worauf alles hinausläuft. Weil über das Geschlechterverhältnis Mann-Frau immer auch die jeweilige soziale Herrschaft ausgedrückt und durchgesetzt worden ist, konnte sich das Homosexuelle in keiner großen Gesellschaftsformation zum allgemeinen Geschlechtsverhältnis aufwerfen, hat es immer auch die Gewalt der Herrschenden zu spüren bekommen.

Da Worte roh sind, nur trennen Herz von Herz,
Und Verständigung uns nicht geschenkt ist,
In solcher Taubheit bleibt nur körperlich Berühren
Zwischen den Männern. Doch auch dieses ist
Sehr wenig und alles ist eitel.

Bertolt Brecht

Das Diskriminieren homosexueller Menschen muß enden. Doch die Forderung nach Integration ist ebenso fatalistisch wie destruktiv fürs Kollektiv der Homosexuellen. Kommen gehobene soziale Stellung und gesteigerter Lustgewinn, spezifischer Schutz vor Erkrankung und selbst der Anreiz, das Verbotene zu tun, aus der gesellschaftlichen Verfolgung und ihren Niederschlägen in der einzelnen Person, steht viel, vielleicht alles auf dem Spiel. Der für manchen enorme seelisch-politische Gewinn, als Mitglied einer verfolgten Minderheit gegen die Normalität zu stehen, ohne weitere gedankliche Anstrengung und ganz verläßlich, soll wegtoleriert werden; jedes Anpassen will ihn zunichte machen. Dabei ist die Vorstellung, nicht restlos ins Bestehende eingestanzt zu sein, das gemeine Unglück nicht am Laufen zu halten, entweder ebenso ohnmächtig oder ebenso ideologisch wie sonst auch. Zugleich aber ist sie das Höchste, das aus dem Homosexuellsein gezogen werden kann, eine Kraft, für die bewußte Schwule Gott auf Knien danken, der erste Schritt auf das hin, worauf es ankommt: Widerstand.

Wenn das so ist und wenn jenes Strafgesetz, welches das Homosexuelle verhindern will, aus unbewußtem Strafbedürfnis und Masochismus und bewußtem Protest zu ebendemselben anreizt, läuft alles auf die Frage hinaus, ob es Homosexuelle, wie man sie meint in sittigen Zuständen als eine besondere Sorte Mensch beschreiben zu können, ohne das Tabu und seine Folgen überhaupt gäbe. Ich glaube das natürlich nicht. Das Homosexuelle aber, das zur Ausstattung des Menschen gehört und ohne ein Verhältnis von Herr und Knecht gedacht werden kann, wird gewiß so lange da sein, so lange Sexuelles oder ähnliche Mischungen der Triebe und mehr als ein Geschlecht und Heterosexuelles dasein werden. Vermutlich aber würden wir weder das eine noch das andere an seiner seelisch-sozialen Gestalt erkennen, könnten wir in jener Gesellschaft hospitieren.

Folgerichtig hirnverbrannt

Psychochirurgische Eingriffe zur sozialen und politischen Kontrolle

Vor Jahren kam ein junger homosexueller Mann vom Lande zu mir und sagte, er wolle sich nur noch vergewissern. Ein Professor habe ihn vor kurzem untersucht und gesagt, die moderne Medizin könne das, was ihn quäle, durch einen operativen Eingriff ins Gehirn anstandslos beseitigen. Die Untersuchung habe etwa zehn Minuten gedauert, und der Operationstermin sei gleich festgesetzt worden.

Damals hielt ich schon fast alles für medizinisch möglich. Das aber nicht. Ich hatte einiges gesehen, erlebt und gelesen: daß zu Charcots Zeiten Millionen von »hysterischen« Frauen kastriert worden waren; daß sich Patienten selber entmannen; daß biedere Ärzte jahrelang an minderjährigen Patienten sexuelle Handlungen vornehmen; daß heute lebende Ärzte Psychopharmaka, Antihormone oder Fausthandschuhe gegen Onanie verordnen; daß Männer darum bitten, die Scheide ihrer Frau operativ den Maßen ihres Geschlechtswerkzeuges anzupassen; daß seelisch Kranke elektrisch geschockt werden; daß Ärzte sexuelle Reaktionen kleiner Kinder als »epileptische« diagnostizieren; daß normale Gerichtsgutachter Sexualwissenschaftler als »Perverse« bezeichnen und so weiter und so fort. (vgl. Sigusch 1970) Ich hatte die »Medizin ohne Menschlichkeit« von Alexander Mitscherlich und Fred Mielke (1960) gelesen und wußte, welche Verbrechen NS-Ärzte im Zusammenspiel mit Konzernen begangen hatten (vgl. z.B. Borkin 1978). Ich kannte schon aus nächster Nähe Brechts »Geschlecht erfinderischer Zwerge«, das »für alles gemietet« werden kann. Mein Vertrauen in die ethische Kraft unserer Medizin war bereits brüchig geworden.

Doch als der junge Mann vom Lande vor mir saß, wollte ich seine »Geschichte« nicht glauben, schloß ich zunächst die Augen. Einen normalen Homosexuellen, der sich gerade in jenem Konflikt befand, den alle durchzustehen haben, wenn auf die innere Gewißheit, anders als andere zu sein, der ausgestreckte Zeigefinger gerichtet wird - einen solchen Menschen nur deshalb und in dieser Lage einer Operation am Gehirn unterziehen wollen? Wer war da krank, abnorm, unmoralisch oder gemeingefährlich? Der Mann vom Lande?

Heute weiß ich mehr, als mir lieb sein kann. Tatsächlich sind in der Bundesrepublik Homosexuelle derartigen Hirnoperationen unterzogen worden (vgl. Rieber u.a. 1976). Der Operateur Gerhard Dieckmann meinte 1977 in einem Forschungsbericht: Auf diese Weise können »homosexuelle Verhaltensweisen kontrolliert und den Forderungen der Gesellschaft angepaßt werden« (Universität des Saarlandes 1978, S. 158).

»Therapeutische« Aggressivität

Die Rede ist von der sogenannten Psychochirurgie, ein Bastardbegriff, der schon sagt, worum es geht. Als psychochirurgische Eingriffe bezeichne ich solche, die am morphologisch gesunden Gehirn mit dem Ziel vorgenommen werden, Erlebens- und Verhaltensbereiche eines Menschen durch das Zerstören oder direkte Reizen von Hirngewebe zu beseitigen, zu beeinflussen oder zu kontrollieren (Sigusch 1977). Hirnoperationen wegen einer organischen Nervenerkrankung, z.B. wegen eines Tumors, sollten nicht mit diesen Eingriffen vermengt werden. Gott sei Dank möchte bei weitem nicht jeder Neurochirurg auch ein Psychochirurg, ein »Seelen-Schneider«, sein, wie der Wissenschaftsjournalist Egmont R. Koch sie nannte.

Seit einigen Jahren sind wir Zeugen einer zweiten Welle der Psychochirurgie. Die erste hatten Antonio de Egas Moniz und Almeida Lima 1935 mit der »klassischen« Leukotomie eingeleitet. Danach wurden zahllose Techniken entwickelt und an ein- bis zweihunderttausend Patienten ausprobiert (vgl. z.B. Haddenbrock 1961; Heimann 1963; Valenstein 1973; Koch 1976). Ich nenne nur die sogenannte Topektomie, bei der einfach der größte Teil des Stirnhirns herausgeschnitten wurde, und die sogenannte transorbitale Leukotomie, bei der ein »Eispickel« genanntes Operationsinstrument unmittelbar über dem Auge des Patienten durch den Knochen hindurch sieben Zentimeter weit ins Gehirn hineingetrieben wurde, um dann mit Kreisbewegungen gesundes Stirnhirngewebe zu zerstören. Zur »Betäubung« wurde ein Elektroschockgerät benutzt. Die häufigste Spätkomplikation war eine traumatische Epilepsie, die nach Walter Jackson Freeman (1953), Erfinder der »Standard«-Leukotomie und genannt »Jack, the Brainslasher«, d.h.

»der Hirnschlitzer«, bei wiederholtem Eingriff in 53 % der »Fälle« vorkam.

Heute sind die Operationen zwar technisch verfeinert, oft »stereotaktisch«, d.h. räumlich gezielt und im voraus berechnet, aber bei weitem nicht so »fein« und »schonend«, wie die Operateure behaupten. Heute wird eine »kleine« Läsion neben die andere gesetzt, dreißig, vierzig, fünfzig, Millimeter um Millimeter Hirnsubstanz verbrannt, nicht selten auf beiden Seiten und in verschiedenen Regionen. Heute wird stereotaktisch leukotomiert, und die Sonde reicht weiter. Aber selbst die grobschlächtigen messerchirurgischen Eingriffe werden nicht allgemein als obsolet angesehen (Breggin 1972). Führende Psychochirurgen verfechten und praktizieren solche Techniken der ersten Leukotomie-Ära bis zur Stunde, voran William B. Scoville (1969, 1975), Präsident der internationalen Fachgesellschaft, der sein »Orbital undercutting«, eine Rindenunterschneidung mit dem Skalpell, als Universaleingriff für seelische Erkrankungen schlechthin propagiert (vgl. Hirose 1968; Knight 1969; Baker et al. 1970). Die Ideologie der Operateure ist heute noch menschenfeindlicher, weil gemeingefährlich im Sinne des Wortes. Die »therapeutische« Aggressivität vieler Psychochirurgen ist heute noch rasender. Es geht weiß Gott nicht »nur« um Homosexuelle. Ich wüßte gar nicht, welche seelische Erkrankung, welche soziale Auffälligkeit sie meinen nicht wegbrennen zu können - Wirtschafts- und Weißkittelkriminalität vielleicht ausgenommen.

Diese Entwicklung, dieser Mißbrauch der Medizin spielt sich vornehmlich nicht im Osten, sondern im Westen ab. Hier handelt es sich *auch* um einen Mißbrauch der Psychiatrie, weil die Operateure ohne den Zuliefererdienst biologischer Psychiater hätten schon lange Skalpell und Sonde wieder weglegen müssen. Die UdSSR hat derartige Eingriffe bereits 1950 gesetzlich verboten (vgl. International Digest of Health Legislation 4, 312, 1952). In der DDR hat die »humanitas«, eine führende »Zeitung für Medizin und Gesellschaft«, psychochirurgische Eingriffe unter dezidierter Bezugnahme auf meinen bisher umfassendsten Beitrag zum Thema (1977) als inhuman gegeißelt (Laumann 1979). Nach allem, was wir wissen, haben zwar viele Mediziner des Ostens mit dieser Technik geliebäugelt, solche Eingriffe tatsächlich durchgeführt hat jedoch bisher ausschließlich ein gewisser Pavel Nádvorník mit seiner Gruppe in Bratislava, wobei er die sogenannte psychiatrische Indikation so exzessiv handhabt wie die skrupellosesten US-Amerikaner - und das, um es nachzutragen und festzuhalten: bis zur Stunde (vgl. die jüngste Übersichtsarbeit von Pogády und Nádvorník 1982).

Die tschechoslowakische Gruppe hat ihre Ideen von den westdeutschen Psychochirurgen, die international führend sind. (Und um auch das nachzutragen: Der theoretische Kopf der hiesigen Operateure hat gerade wieder in ebenso umfangreichen wie selbstkritiklosen Arbeiten zum Kampf geblasen; vgl. Orthner 1981, 1982a, 1982b). Die westdeutschen Psychochirurgen haben etliche Eingriffe zum ersten Mal durchgeführt und neue »Anwendungsbereiche« behauptet. Namentlich die stereotaktische Hypothalamotomie an Menschen mit abweichendem Sexualverhalten können sie auf ihrem Konto verbuchen. Die US-amerikanischen Psychochirurgen, ansonsten weiß Gott nicht zimperlich, halten sie übrigens technisch nicht für »machbar«. Selbst von solcher Kritik unbeeindruckt, haben Gerhard Dieckmann und Rolf Hassler (1976) im »Deutschen Ärzteblatt« propagieren dürfen, was sie glauben erfolgreich »behandeln« zu können. Ich zitiere: Angst und Spannung, Depressionen, Schizophrenie, Zwangserscheinungen, Erethismus, aggressive Verhaltensweisen, sexuelle Verhaltensstörungen und Suchtverhalten. Natürlich werden auch Kinder, selbst unter fünf Jahren, operiert, bei uns und anderswo. So hat Dieckmann (1977) nach eigenen Angaben zwischen 1964 und 1975 auf diese Weise 57 Kinder »behandelt«. Der sehr einflußreiche Inder Balasubramaniam hatte bis 1970 bereits mehr als 150 Kinder, die als »aggressiv« bezeichnet worden waren, an den Mandelkernen des Gehirns stereotaktisch operiert. Er bezeichnet die Psychochirurgie als »sedativ« und versteht darunter jenen Zweig der Neurochirurgie, der es erlaube, »durch eine Operation einen Patienten ruhigzustellen und handhabbar (manageable) zu machen« (Balasubramaniam et al. 1969, S. 377). Bei ihm betrug die Operationsmortalität acht Prozent. Das heißt: Jedes zwölfte Kind starb an den unmittelbaren Folgen des Eingriffs. Das ist Vernichtung von Leben mittels »ärztlicher Kunst«.

Krankheitsideologie und Menschenbild

Wie kommen die Psychochirurgen dazu? Was geht in ihren Köpfen vor? Zunächst: Die moderne Medizin hat keine Theorie, die die Erkrankungen des Menschen in ihren verschiedenen Dimensionen - konstitutionell, körperlich, seelisch bewußt, seelisch unbewußt, zwischenmenschlich, sozial, kulturell, gesellschaftlich - zusammenzusehen vermöchte. Die heutige Medizin ist gespalten in Lager: hier Somatiker, da Psychiker. Die Insassen der beiden großen Lager stehen einander fremder und feindlicher gegenüber als der Zahnarzt dem Installateur und Goldschmied, als der Psychotherapeut dem Häusermakler und Bildhauer, als der Internist dem Automechaniker und elektronischen Datenverarbeiter. Die Somatiker geben natürlich im »technischen Zeitalter« den Ton an - bis hinein in die Schulpsychiatrie. Deren fixe Idee aber, seelische Erkrankungen seien letztlich und irgendwie als körperlich verursacht anzusehen, haben die Psychochirurgen blutig, tödlich beim Wort genommen. Psychosoziale Probleme sind ihnen solche der Organik. Da sie ihre Behauptungen nicht beweisen können, sprechen sie heute zunehmend von Hirn*funktions*störungen. Die aber entziehen sich Reagenzglas und Mikroskop.

Nach meinem Verständnis ist es angesichts der Ergebnisse der Wissenschaften vom Menschen krankheitstheoretisch geradezu monströs, solch komplexe und für die Gattung Mensch spezifische Störungen wie Neurosen in bestimmten Hirnregionen lokalisieren und durch das Vernichten von Hirngewebe beseitigen zu wollen. Für uns sind schwere Neurosen, Psychosen oder Perversionen seelisch-soziale Erkrankungen, deren Behandlung, falls sie erforderlich ist, immer und zuallererst mit psycho- und soziotherapeutischen Mitteln zu erfolgen hat. Alles andere ist entweder Notfalltherapie oder sogenannte ultima ratio, das meint letzte therapeutische Chance. Gerade dann aber dürfen ethische Prinzipien nicht außer Kraft gesetzt, sie müssen vielmehr aufs äußerste strapaziert werden. Ich will das begründen.

Die psychochirurgischen Hirnoperationen suchen in der gesamten Heilkunde der letzten Jahrtausende als Eingriffe in die Integrität des Menschen ihresgleichen. Sie verändern oder beseitigen höchste geistige, emotionale und soziale Fähigkeiten des Menschen. Sie setzen immer Defekte, hinter die kein Weg zurückführt. Sie können nicht mit der Amputation einer Extremität, ja selbst nicht mit chirurgischen Kastrationen gleichgesetzt werden. Sie sind keine Notfalltherapie zur Erhaltung menschlichen Lebens.

Auch mir ist nachvollziehbar, wie bei uns ein Arzt dazu kommen könnte, einen Patienten in auswegloser Situation faute de mieux, in Ermangelung eines Besseren, im Sinne einer ultima ratio, aus Erbarmen und nach subjektiv gewissenhaftem Abwägen aller Aspekte zur Operation zu überweisen. Die allermeisten Patienten wurden aber vor dem Hirneingriff weder psychotherapeutisch behandelt noch überhaupt von einem Psychotherapeuten untersucht (vgl. Sigusch 1977, S. 17, 19 f.). Und was heißt faute de mieux, was heißt ultima ratio unter hiesigen Bedingungen?

In erster Linie doch: Die Strafvollzugs- und Psychiatrie-Anstalten sind für humane Therapien ungeeignet, ob man nun die personellen oder die baulichen Voraussetzungen betrachtet. Ihr Klima ist mindestens so therapiefeindlich wie das im Land allgemein. Das Inkrafttreten des Reformgesetzes, nach dem sozialtherapeutische Anstalten eingerichtet werden sollten, wird von Jahr zu Jahr verschleppt. Die RVO- und Ersatzkassen geben jährlich rund zwölf Milliarden Mark für die ärztliche Versorgung aus - davon 0,5 Prozent für die anerkannten Psychotherapien (Brogwitz 1977). Viele Psychotherapeuten sind entnervt, unwillig, unfähig oder ängstlich. Sie behandeln oft lieber milde Neurosen und distinguierte Herren. Die zuweisenden Bio-Psychiater, selber psychotherapeutisch unausgebildet, hängen wie ihre Operateure einer somatischen und damit asozialen Krankheitsideologie an, die gleichförmig im Kopf der Patienten regiert. Es herrscht eine kollektive Verschwörung zur Verleugnung der wirklichen Krankheitsursachen. Wenn dann noch die Ehrfurcht vor der medizinischen Technik in Zeiten der ökonomischen Krise mit einer allgemeinen Entliberalisierung zusammenfällt, wird humaner Therapie schon gar keine Chance mehr gegeben. Menschenexperimentatoren haben mit den Resten von Anstand und Sitte ein leichtes Spiel. Dann drücken selbst Psychoanalytiker die Augen zu. Sie sind natürlich nicht dafür, aber sie unternehmen auch nichts Energisches dagegen.

In solchen Zeiten, wenn insbesondere die Schulpsychiatrie - ohn' Aug', ohn' Ohr, ohn' Zahn, ohn' alles - wieder einmal versagt hat, diesmal mit den Psychopharmaka, in solchen Zeiten können sich die Psychochirurgen erfolgreich prostituieren: Unser Eingriff ist billig (die Frühinvalidisierungen einmal vergessen), unser Eingriff ist sicher (die Rückfälle einmal vergessen), unser Eingriff ist, so sagte es der Chirurg Fritz Douglas Roeder (1971, S. 76), ein »einmaliger Aufwand« (die Todesfälle, weiteren Hirnoperationen und nachträglichen Kastrationen einmal vergessen), wir halten die Straße sauber, wir entlasten den Steuerzahler, wir sind das tätig gewordene gesunde Volksempfinden, wir sind die gerecht und billig Denkenden im Land.

Was heißt da schon anoperierter Persönlichkeitsdefekt? Viele von ihnen haben es ausgesprochen. Zum Beispiel Erna Hoch (1947): »Aber wenn man schließlich sich vergegenwärtigt, daß vielleicht der größere Teil der Menschheit dahinvegetiert, ohne je von diesen höhern, wahrhaft menschlichen Geistesfähigkeiten ... Gebrauch zu machen oder dann nur, um mit den niedrigeren, animalen Trieben und Instinkten in Konflikt zu kommen, so erscheint eine künstliche Herabsetzung auf dieses unkomplizierte Niveau vielleicht weniger als eine prätentiöse Anmaßung.« (Zit. n. Haddenbrock 1961) Oder v.d.Horst (1952), nachdem er selber festgestellt hatte, daß Operierte auf einer niederen, in der schöpferischen Freiheit beschränkten Existenzebene lebten: Damit werde ja nur eine selten verwirklichte Fähigkeit reduziert, die »bei dem Mann von der Straße praktisch nie realisiert wird« (zit. n. Haddenbrock 1961).

Kann ein medizinisches Bild vom Menschen noch zynischer, im rechtlichen Sinn noch sittenwidriger sein? Und was heißt nach alldem ultima ratio? Wer will verantworten, wer will ethisch rechtfertigen, einige Menschen auszusondern, als unbehandelbar abzustoßen? Ultima ratio ist immer ein Wechselbalg. Je schlechter es um die psycho- und soziotherapeutische Versorgung der Bevölkerung bestellt ist, desto eher muß nach ihr gerufen werden. Was gestern als unbehandelbar galt, wird heute behandelt. Die Medizingeschichte lehrt es. Was gestern als »schwere Unzucht« verfolgt wurde, wird heute weithin als »grober Unfug« angesehen. Die Rechtsgeschichte lehrt es. Man denke beispielhaft an den Exhibitionismus. Ein Arzt, der Hirneingriffe »nur« als sogenanntes letztes therapeutisches Mittel anwendet oder zuläßt, handelt auf der Tiefe der technologischen Medizin, vollkommen pragmatisch, als Dienstmann der amtierenden Krankheits-, Sozialschädlichkeits- oder Sexualideologie, bestenfalls resignativ, mit einem schalen Gefühl in der Gegend des Magens, ein bißchen ethisch. Die Ethik aber ist unteilbar. Nichts ist mir widerwärtiger als hinhaltende, larvierende Positionen. Die, durch und durch liberal, werden den Menschenexperimentatoren letztendlich Tür und Tor öffnen. Doch ich höre die Besänftiger schon sagen: Wir haben ja gewarnt - vor diesem Mißbrauch.

Die Problematik einer therapeutischen ultima ratio zu erörtern, ist aus einem aktuellen Anlaß zusätzlich geboten. Eine Sachverständigenkommission, die die Bundesregierung nach unserer öffentlichen Kritik beim Bundesgesundheitsamt (BGA) gebildet hatte, legte inzwischen ihre abschließenden Empfehlungen vor, denen ich nicht zugestimmt habe (Fülgraff und Barbey 1978). Die Mehrheit der Kommission möchte psychochirurgische Hirneingriffe gegenwärtig nicht verboten sehen und nicht empfehlen, diskutiert sie dann jedoch allen Ernstes als ultima ratio. Die Kommissionsmehrheit hat das Problem an eine Nachfolgekommission weitergereicht, die mögliche Anwendungen »im Sinne einer ultima ratio« erarbeiten und mit der »Ausarbeitung eines hypothesenorientierten wissenschaftlichen Begleitprogramms« beauftragt werden soll. Ferner ist beschlossen worden: »Die Durchführung des Eingriffs sollte grundsätzlich vom Votum der Kommission abhängig gemacht werden.« (Ebd., S. I/52) (Nachtrag 1983: Die Nachfolgekommission ist bis heute nicht berufen worden, wie Gesetzgeber und Regierung überhaupt beharrlich schweigen.)

Dabei ist bekannt: Kein Psychochirurg wird sich zum Befehlsempfänger machen lassen, jeder folgt nur seinem Gewissen. So war es und so wird es sein. Die Psychochirurgen Gerhard Dieckmann und Dieter Müller, die der Kommission angehörten, haben ihr das mündlich und schriftlich gegeben (ebd., S. I/31 f., I/39 ff.). Doch die Mehrheit beschloß das Unmögliche. Sie ließ sich auch nicht von Makabrem beirren: Ein bei allen Beratungen tonangebender Operateur hatte sich an seinem Universitätskrankenhaus dem Votum einer lokalen Fachkommission unterworfen; er nahm an deren Sitzungen teil, hörte sich an, warum ein Patient nicht operiert werden sollte - und hatte ihn zu diesem Zeitpunkt dem Eingriff bereits unterzogen.

(Nachtrag 1983: Dieser tonangebende Psychochirurgieprofessor bezeichnete seine Eingriffe auch dann noch in Kommissionen, im Fernsehen und sonstwo als »durchweg gelungen«, als alle Welt schon von den schrecklichsten Auswirkungen gehört hatte. Einer seiner Patienten brachte nach dem Hirneingriff erst ein Kind und dann sich selber um. Das wird »Rückfall« genannt. Vor dem Eingriff war der Patient nach dem Zeugnis eines kompetenten Professors der Psychiatrie und der Sexualwissenschaft, der ihn unabhängig und eingehend als Gutachter untersucht hatte, »gehalten«. Nach dem Eingriff waren offenbar alle inneren Hemmnisse beseitigt. Ein anderer operierter Patient, den ich bereits in meiner Arbeit »Medizinische Experimente am Menschen. Das Beispiel Psychochirurgie« (1977, S. 14) als »Werner K.« beschrieben hatte, wurde der Öffentlichkeit kurz darauf als »Säureattentäter« bekannt. Er zerstörte 1977 Gemälde und Kunstwerke im Wert von mehr als 100 Millionen Mark, darunter Rembrandts »Selbstbildnis«, Rembrandts »Jacobssegen« und Rembrandts »Der Apostel Thomas als Architekt«. Seine Ehefrau war zuvor »beim Fensterputzen« aus dem 2. Stock gestürzt und hatte sich dabei tödlich verletzt.)

Ich habe auch gegen den Abschlußbericht gestimmt, weil sich die BGA-Kommission trotz wiederholter Proteste mehrerer Mitglieder ausschließlich mit speziellen Eingriffen an Menschen mit sexuell abweichendem Verhalten befassen konnte. Das ist nicht nur krankheitstheoretisch ein Unding - sexuelle Störungen sind keine Krankheitseinheiten, weil sich das Sexuelle nicht aus der Seele lösen läßt, wie der Knochen vom Fleisch -, sondern überhaupt: Die Psychochirurgen bestimmten, wer als »sexuell gestört« bezeichnet, über wen in der Kommission gesprochen werden durfte. Dabei war allen bekannt, daß die psychochirurgischen Eingriffe mit anderer Begründung zahlenmäßig weit überwiegen. Und auch das, was ich jetzt berichte, war der Kommission bekannt, weil ich es ihr vorgetragen habe.

Die Psychochirurgie als Ermittlungs- und Strafvollzugsbehörde

Nicht »nur« wer Angst hat, depressiv ist, homosexuell, ein kleiner Dieb, zwangsneurotisch oder drogenabhängig, lebt in der Gefahr, am Hirn operiert zu werden, wenn er in die falschen Hände kommt, oder meint, sich ein Stück Freiheit damit erkaufen zu können, oder aus unbewußtem Strafbedürfnis nichts anderes wünschen kann.

Namentlich und nachweislich in den USA sind psychochirurgische Eingriffe aus rein politischen Gründen durchgeführt worden, beispielsweise auf dem US-Luftwaffenstützpunkt Travis. Erfaßt worden sind »aufsässige«, »gewalttätige« und politisch motivierte Strafgefangene, Terroristen, Flugzeugentführer, Kriminelle oder als kriminell Bezeichnete (vgl. z.B. Breggin 1972b; Valenstein 1973; Hermann 1974; Koch 1976). Unter den Gefangenen, die für einen Hirneingriff ausgesucht worden waren, befanden sich auch solche, die international als politische Häftlinge anerkannt sind, beispielsweise von amnesty international. Ich nenne Martin Sostre und Eduwardo »Pancho« Cruz. Der Direktor aller kalifornischen Strafvollzugsanstalten und Initiator eines Psychochirurgie-Projekts, Raymond K. Procunier, hat schon vor Jahren eher unfreiwillig bekannt, worum es geht. Nach den Auswahlkriterien gefragt, zitierte er aus dem Gutachten über einen Gefangenen, der bereits für einen Hirneingriff vorgesehen war: »Er ist 25 Jahre alt und macht einen reiferen Eindruck als seine Mitinsassen. Er beherrscht Karate und brachte es auch den anderen bei; er hat Streiks angeführt und versuchte sogar einmal, im Gefängnis einen Generalstreik zu organisieren; er spricht das, was er denkt, stets offen aus und hat Kontakt mit Anwälten, die ihn ermutigen und ihm Bücher gesellschaftlichen Inhalts schickten.« (Zit. n. Koch 1976, S. 101) Auch schon vor Jahren hat Egmont R. Koch recherchiert und mitgeteilt, daß das Team des US-Amerikaners Vernon Mark im »Massachusetts General Hospital« in Boston über 200 Frauen und Männer mit solchen Absichten »behandelt« hat (1976, S. 87)

Zusammen mit anderen namhaften Medizinprofessoren hat Vernon Mark im »Journal of the American Medical Association«, also nicht irgendwo, »wissenschaftlich begründet«, warum »Krawallmacher« und »Aufrührer« am Hirn operiert werden sollten: Menschen, »die Brandstiftung, Schießen aus dem Hinterhalt und tätliche körperliche Bedrohung begangen haben«, leiden an einer »brain dysfunction«, einer Hirnfunktionsstörung. Mark und seine Kollegen forderten weitere Untersuchungen mit dem Ziel, »to pinpoint, diagnose, and treat those people with low violence thresholds before they contribute to further tragedies« (Mark et al. 1967, S. 895; vgl. auch Mark und Ervin 1970). Selektieren, diagnostizieren, operieren.

Wer davon überzeugt ist, hierzulande seien ähnliche Entwicklungen undenkbar - sind die USA kein demokratisches Land? -, der muß die Praxis der Psychochirurgen genau verfolgen und Wort für Wort studieren, was sie zu sagen wagen. Roeder, bislang einer der aktivsten Psychochirurgen in der Bundesrepublik, hat schon 1971 auf die »Möglichkeiten zur Entschärfung persönlicher und vielleicht weit darüber hinausgehender sonst hoffnungsloser Konfliktsituationen« (S. 64) hingewiesen. Und er fährt fort: »Wir wollen gleich in medias res gehen und auf die Gewalttätigen zu sprechen kommen ... Es ist ... grundsätzlich wichtig, straffällig Gewordene in dieser Richtung sehr eingehend zu untersuchen. Es ist dringend nötig, hier möglichst subtil vorzugehen.« (S. 66) Das ist exakt die Position der zitierten US-Amerikaner. Roeder jedenfalls ist sicher, »eine krankhafte Gewalttätigkeit, die immer wieder zu Verbrechen führt, durch geeignete Hirnoperationen steuern, vielleicht sogar beseitigen« zu können. Und er fügt hinzu: »Im Tierversuch führen diese Eingriffe zur ›docility‹ (milde Gefügsamkeit).« (S. 66)

Fritz Douglas Roeder steht in der Bundesrepublik nicht alleine da. Alle westdeutschen Psychochirurgen, die ich kenne, sind davon überzeugt, Aggressivität auf ihre Weise behandeln zu können und zu müssen. Alle haben es versucht. 1976 sagte Gerhard Dieckmann dem »Spiegel«: »Zu mir kam einmal ein erfolgreicher Geschäftsmann und wollte operiert werden, weil er immer so aggressiv sei und bei allen Menschen anecke. Ich riet ihm ab, weil ich daran nichts Krankhaftes fand. Aber ich bin mir nicht sicher, ob das richtig war.« Auf die dann gestellte Frage, ob er nicht beispielsweise auch einen »Radikalen« operieren würde, der unbedingt in den Öffentlichen Dienst wolle, aber nicht dürfe und darunter leide, wobei sich aggressive Tendenzen ja vielleicht diagnostizieren ließen, antwortete Dieckmann: »Man müßte erst einmal feststellen, ob er krank ist. Wenn ja, bestünde sogar eine Berechtigung zur Behandlung.« (»Spiegel«-Gespräch mit G. Dieckmann und H. J. Horn: »Bei Bartsch fehlte der Zielpunkt im Gehirn«, Der Spiegel, Nr. 22 vom 24.5.1976, S. 70 ff.)

Wenige Monate vorher hatte »Bild« (Ausgabe vom 31. Dezember 1975) einen Psychiatrieprofessor gefragt, ob man nicht die Terroristen am Gehirn operieren könne. Roeder hatte diese Fährte natürlich schon aufgenommen. Egmont R. Koch (1976, S. 108) berichtete dazu: Er »glaubt, es sei eine Überlegung wert, gewohnheitsmäßige Gewaltverbrecher, Terroristen vom Schlag der Bader-Meinhof-Leute ... einmal unter dem Gesichtspunkt einer operablen Gehirnstörung unter die Lupe zu nehmen«.

Der Schoß, aus dem das kriecht, ist fruchtbar. Das Klima wird bereitet. Einige haben schon öffentlich Blut geleckt. Und so traurig es ist: An medizinischen Begründungen wird es nicht fehlen. Eine, natürlich geht es um Hormone, habe ich vor kurzem in einer weit verbreiteten Ärzte-Zeitschrift gelesen (Medical Tribune, mtv, Nr. 46/1977, S. 5).

Die Visionen von Huxley oder Orwell, die Beschwörungen von Kubrick oder Rorvik sind eingeholt, die Entwicklung ist schon lange über die simple Psychochirurgie hinausgegangen. Gegenwärtig heißt das Stichwort ESB = Electrical Stimulation of the Brain. Mit Hilfe von operativ ins Gehirn eingepflanzten Elektroden, mit Hilfe von »endoradiosondes«, telemetrischen Systemen, Dataphonen und Computern können Gefühle und Verhalten beeinflußt, blockiert, konditioniert, kontrolliert werden, ferngesteuert, Tag und Nacht, 24 Stunden lang, Jahr um Jahr (vgl. z.B. Delgado 1969). Die US-Wissenschaftler Barton L. Ingraham und Gerald W. Smith haben 1972 in der angesehenen Fachzeitschrift »Issues in Criminology« vorgeschlagen, auf Bewährung entlassene Delinquenten solcherart elektronisch zu überwachen: »wie Roboter durch das Drücken von Knöpfen« (S. 41). Der Computer nimmt psychophysische Daten aus dem Körper auf und schaltet, je nach Programmierung, bei »gefährlichen« Zuständen entweder die nächste Polizeidienststelle oder den »Bewährungshelfer« ein oder veranlaßt gleich einen Stromstoß über die eingepflanzten Hirnelektroden. Das könne, so beruhigen uns die Wissenschaftler, auch auf einem »unterbewußten Level« erfolgen, so daß das »subjektive Freiheitsgefühl« (S. 48) des Kontrollierten nicht verletzt werde.

Und um auf die Homosexuellen zurückzukommen: In den USA werden sie bereits seit Jahren auf diese Weise traktiert. Tonangebend ist der Psychiater Robert G. Heath (1972), dessen persönlicher Rekord nach letzten Mitteilungen bei 125 Hirnelektroden pro Versuchsperson liegt. Er ist auch dazu übergegangen, Homosexuelle unter elektrischer Hirnreizung aus »therapeutischen« Gründen mit Prostituierten zusammenzubringen. Das hat für ihn den Vorteil, wieder einmal irgend etwas als erster publizieren zu können.

Was tun?

Psychochirurgische Hirneingriffe könnten dann nicht mehr als ultima ratio-»Behandlung« gerechtfertigt werden, wenn auch für die heute bei uns noch vogelfreien Patienten humane Therapieverfahren zur Verfügung stünden. Die Entwicklung der Psychotherapie in Theorie und Praxis ist so fortgeschritten, daß von dorther keine unüberwindlichen Barrieren zu beschwören sind. In den Niederlanden werden bereits seit 25 Jahren in ihrer Persönlichkeit stark gestörte Delinquenten, die tatsächlich gefährlich sind, auf psychoanalytischer Grundlage mit großem Erfolg soziotherapeutisch behandelt (vgl. z.B. Goudsmit und Reicher 1980). Ich nenne als vorbildlich die Van-der-Hoeven-Klinik in Utrecht und die Dr.-S.-van-Mesdag-Klinik in Groningen. In den Niederlanden haben die Psychochirurgen kaum eine Chance. Bei uns sind sie dabei, die Entwicklung menschlicher Behandlungen zu behindern.

Der Gesetzgeber hat die Möglichkeit, psychochirurgische Eingriffe, wenn sie als sittenwidrig verstanden werden, zu verbieten. Gehofft werden kann auf eine einheitliche Rechtsprechung der Oberlandesgerichte. Ein abweisender Beschluß des OLG Hamm liegt bereits vor (Beschluß vom 26. Juli 1976 - 1 VAs 79/75; vgl. NJW 1976, Heft 50, S. 2311 ff.). Noch wichtiger aber werden die schonungslose Aufklärung und das Ächten dieser Techniken durch viele Ärzte und die liberale Öffentlichkeit sein. Die Medizin hat dabei, gerade weil die Psychochirurgie so unsittlich ist, die Chance, sich auf ihre ethischen Prinzipien zu besinnen. Von den Psychochirurgen selber wird man es nicht erwarten können. Gerhard Dieckmann hat das der BGA-Kommission ins Stammbuch geschrieben: Wenn heute ein Schwangerschaftsabbruch »gesellschaftlich akzeptiert wird, d.h., wenn ein werdendes Leben aus sozialen Gründen vernichtet werden darf, erübrigt sich eine Diskussion über die ethische Berechtigung eines psychochirurgischen Eingriffs« (Fülgraff und Barbey 1978, S. I/31).

Ich selber bin sehr pessimistisch. Um die ethische Kraft unserer Medizin ist es schlecht bestellt. Menschenexperimente sind an der Tagesordnung, nutzlose bis schädigende Behandlungen Legion. Psychochirurgische Hirneingriffe sind keine einmalige Entgleisung. Sie sind ein notwendiger Ausfluß und merklicher Ausdruck der tonangebenden technologischen Körpermedizin, die sich unter hiesigen Bedingungen zu erbarmungslosen Höhenpunkten entwickeln konnte. Auch in diesem Sinne sage ich noch einmal: Bedroht sind wir alle.

Therapievollzugssystem?

Hinterher war ich voller Zweifel. Irgendwie, dachte ich, kann die Rechnung, die Lorenz Böllinger in seinem Buch »Psychoanalyse und die Behandlung von Delinquenten« (1979) aufmacht, nicht stimmen. Die Psychoanalyse soll in der Lage sein, unseren Strafvollzug zu humanisieren? Therapeutische Bewegung statt sozialer? Ist unser Gefängnis, sind unsere Anstalten nicht schon lange eine Totenlade, die keine Therapie der Welt, keine noch so bemühte therapeutische Kriminologie zum Tanzen bringen wird? Handelte der Gesetzgeber konsequent, wie Böllinger wünscht, hätten wir dann nicht statt des Strafvollzugs- ein Therapievollzugssystem? Abgestuft, wie es sich gehört: große psychoanalytische Kur am einen Ende, Kastration und Hirneingriff am anderen, dazwischen elektrische Verhaltensmodifikation.

Muß nicht schon heute jeder Sachverständige im Strafprozeß Menschen selektieren, Schuld zudiktieren (weil dieser glitschige Begriff den ganzen Prozeß gestaltet), überhaupt der juristischen Parapsychologie folgen und damit den Boden seiner Wissenschaft verlassen? Muß er sich nicht immer kumpanenhaft im Sinne der Anklage oder der Verteidigung entscheiden, für oder gegen die §§ 20 und 21 StGB und damit für oder gegen Straf- oder Psychiatrie-Anstalt? Wer weiß, was besser, was humaner ist?

Und sind wir denn als Ärzte und Psychotherapeuten dazu da, die Straße sauberzuhalten, Normen und Werturteile durchzusetzen, gegen Ladendiebe, Steuerhinterzieher, Bucklige, Exhibitionisten vorzugehen, zu fragen, wo die Zunge beim Küssen war oder das Bein, immer dann, wenn es von uns gerade verlangt wird? Sind wir denn die willenlosen Gallerten der Gerichte? Lehrt uns nicht die Geschichte der Heilkunde, wie gefährlich, wie perfide es ist, Heilen und Strafen zu vermengen? Müssen wir das aber nicht immer im Strafprozeß tun? Dürfen wir uns anordnen lassen, wen und was mit welchen Mitteln und zu welchem Ende wir zu behandeln haben? Laufen die Ideen der therapeutischen Kriminologie nicht darauf hinaus, Delinquente und Delinquenz noch gründlicher zu pathologisieren, zu klinifizieren, um das kollektive Verleugnen der Ursachen, das Wegschieben der Wirklichkeit zu erleichtern? Gibt es denn überhaupt noch gesunde Verbrecher? Doch wohl nicht die sexuell Perversen? Aber wie steht es mit den Perversionen des Geldes? Sind die Wirtschaftskriminellen krank?

Nein, um Gottes willen, kein Applaus von der falschen Seite! Natürlich bin ich nicht dafür, Gefrorene, Verstörte, Deklassierte, Verwachsene und solche, die Widerstand leisten, abzusondern und als unbehandelbar auszuscheiden. Aber: Gefängnis und Anstalt wurden im Auftakt unserer Gesellschaftsformation aus objektivem Grund geboren. Nicht aus der Lameng, nicht aus subjektiver Willkür. Sie haben bisher im gesellschaftlichen Maßstab so funktioniert, wie sie funktionieren sollten, also im humanen Sinne überhaupt nicht. Wenn man auf die Therapeutifizierung des Strafvollzuges setzt, wenn man Menschen möglichst effizient und zugleich human verwalten will, muß man auch einmal fragen, ob nicht inzwischen ganz andere, scheinhaft diskretere, aber viel wirksamere Bestrafungs-, Kontroll- und Überwachungssysteme existieren, und ob nicht einige modern-modische Behandlungstechniken unverblümt und unverstellt dazugehören, nicht erst letztendlich. Wieso bedürfen bei uns immer mehr Gesellschaftsmitglieder therapeutischer Hilfe? Ist das Verbrechen etwa ein medizinisches, ein psychologisches, ein Rechtsproblem?

Dabei kam mir das Buch von Lorenz Böllinger wie gerufen. (Er ist ein mit der psychoanalytischen Theorie bemerkenswert vertrauter Rechtsanwalt und dazu noch ein Schüler des Frankfurter Strafrechtslehrers und Kriminologen Herbert Jäger, was seiner Studie allein schon hohe Aufmerksamkeit garantiert.) Wir werden ja immer gefragt (zur Zeit von Psychochirurgen), warum wir nicht helfen, warum wir nicht psychotherapeutisch behandeln, was wir denn bisher überhaupt getan hätten. Bei Böllinger ist nachzulesen, wie oft von Psychoanalytikern versucht worden ist, Menschen im Gefängnis und anderen geschlossenen Institutionen zu behandeln, warum diese Versuche scheitern mußten. Nicht, weil Theorie und Behandlungstechnik beim einzelnen Patienten oder einer bestimmten Gruppe versagen mußten. Die außerseelischen Widerstände waren zu groß.

Wer sich trotz aller Behinderungen, trotz grundsätzlicher Zweifel dafür einsetzen will, Delinquenten psycho- und soziotherapeutisch zu behandeln, der sollte Böllingers Buch Fußnote um Fußnote studieren, und er wird viele Anregungen erhalten, viele Fehler vermeiden können, viele Illusionen begraben müssen. Böllinger berichtet über alle wichtigen Behandlungskonzepte und -projekte seit August Aichhorn, Karl Abraham und Hans Zulliger. Die Serie reicht vom Detroiter Pioneer House, der Londoner Portman Clinic und Bredinghurst School über die Groninger S. van Mesdag-Klinik bis zum Haus Sommerberg, bis zu Tilmann Moser und Heiner Christ. Viele Versuche, über die er berichtet, habe ich nicht gekannt.

Ein deprimierendes, hoffnunggebendes, ein akkurates, sozialstaatsillusionäres Buch. Und auch ein verdienstvolles: Jetzt ist es nicht mehr ganz so einfach, von der Psychoanalyse zu behaupten, sie sei unwillig, borniert, unfähig, gedanken- und herzlos, wenn es um die Behandlung von Delinquenten geht. Man kann dem, der flott unterstellt, lärmt und fordert, Böllingers Buch zum Lesen geben. Vielleicht ist er dann nicht mehr ganz so laut.

Über die methodische Armut der Schulpsychiatrie und ihren unverstellten Blick auf die Dinge

Vor drei Jahren war der Psychiater Karl-Ludwig Täschner neben einem Sexualwissenschaftler in einem Strafprozeß als Sachverständiger tätig. Ein Gericht hatte es, abweichend von der üblichen Praxis, nicht nur für erforderlich gehalten, einen Sexualwissenschaftler als Sachverständigen hinzuzuziehen, sondern konnte, wie Täschner jetzt schreibt, letztendlich an dessen Beurteilung »offenbar nicht vorbeigehen« (1980, S. 113). Dabei war der Fall weder einzigartig i.S. der bekannten BGH-Entscheidung noch sonstwie spektakulär. So blieb dem Psychiater der Glaube, das Gericht sei »weitgehend« (S. 113) seinen Ausführungen gefolgt. Wie es das bewerkstelligt hat, wird Gerichtsgeheimnis bleiben. Hatte doch der psychiatrische Sachverständige den Angeklagten als »voll verantwortlich« bezeichnet und »Voraussetzungen zur Anwendung exkulpierender Vorschriften« (S. 112) nicht gesehen. Das Gericht dagegen schloß nicht aus, daß die Tat im Zustand verminderter Schuldfähigkeit i.S. des § 21 StGB begangen worden war, setzte den Angeklagten auf freien Fuß (zwei Drittel der Strafe galten als durch die Untersuchungshaft verbüßt) und gab ihn in die Behandlung des Sexualwissenschaftlers. Das alles erfüllt den psychiatrischen Sachverständigen ganz offensichtlich bis heute mit Sorge und Empörung.

In dieser Zeitschrift wirft er nun dem Sexualwissenschaftler - ohne ihn beim Namen zu nennen - Naivität und Kritiklosigkeit, Dummheit und Charakterlosigkeit sowie Kumpanei mit dem Angeklagten vor, überhaupt ärztliche und sonstwie fachliche Inkompetenz in jeder Hinsicht, schließlich eine »Fehleinschätzung der rechtsstaatlichen Erfordernisse an die Objektivierbarkeit von Fakten« (S. 114). Das mag sein Recht sein, und da es sich bei dem inkriminierten Sexualwissenschaftler um mich handelt, auch sein Problem. Darauf erwidere ich nichts. Nun unterstellt Täschner mir aber auch noch Unterlassungen in der Nähe ärztlicher Kunstfehler (»Er untersuchte auch nicht das Genitale des Beschuldigten, dazu sah er als Sexualwissenschaftler ›keine

Indikation‹«, S. 112; Täschner verschweigt hier, daß mir entsprechende Untersuchungsbefunde bereits vorlagen) sowie Verletzungen der Berufspflichten (»Eine Aussage zur Frage des Vorliegens der Voraussetzungen zur Unterbringung nach § 63 StGB zu machen, wie es ihm vom Gericht aufgegeben war, lehnte er mit der Begründung ab, dies erscheine ihm ›mit den Berufspflichten eines Arztes‹ unvereinbar«, S. 113). Selbst das kann hier unkommentiert bleiben, weil sich gewiß einige Leser vorstellen können, warum ich mich so verhalten habe. Ehrabschneiderisch aber wird die »Kritik«, wenn falsch zitiert und nachweislich Unrichtiges behauptet wird, wenn Inhalt und Absicht meines schriftlichen Gutachtens und meiner mündlichen Ausführungen vollkommen in ihr Gegenteil verkehrt werden.

Von den falschen Behauptungen greife ich nur zwei heraus. Täschner gibt an, ich sei in der Hauptverhandlung »auf Vorhalt« von der Diagnose Borderline-Persönlichkeit abgerückt (S. 113). Das ist ebenso unwahr wie unvorstellbar. In seinem Urteil geht daher das Gericht auch von meiner Struktur-Diagnose Borderline-Persönlichkeit aus. Ferner behauptet Täschner, das Gericht habe mir in seinem Urteil »mangelnde forensische Erfahrung« bescheinigt (S. 112). So kann man die Wirklichkeit verzerren: Gelegentlich der Diskussion solch gräßlicher Ausdrücke wie »seelische Abartigkeit« hatte ich in der Hauptverhandlung betont, daß ich mit der juristischen Begrifflichkeit weder auf vertrautem noch friedfertigem Fuße lebe, daß ich meine (übrigens nur psychoanalytisch zu begreifende) Diagnose Borderline-Persönlichkeit nicht mit Paragraphen in Einklang bringen möchte und daß ich überhaupt, auch aus solchen Gründen, selten forensisch tätig bin und, wenn es sich doch nicht vermeiden läßt, größten Wert darauf lege, nichts anderes zu tun, als dem Gericht die Persönlichkeit und die Handlungen des Beschuldigten fernab juristischer Urteilsgitter so umfassend wie nur irgend möglich verstehbar zu machen. Das Gericht hat daraufhin, völlig korrekt, im Urteil angemerkt, daß mir *nach eigenen Angaben* forensische Erfahrung fehlt.

Nun sagte ich, Täschner habe Inhalt und Absicht meiner Tätigkeit durch seine Darstellung ins Gegenteil verkehrt. Hören wir ihn dazu zunächst selber:

»Der vorliegende Fall zeigt exemplarisch, welche Gefahr aus der einseitigen Herauslösung von Teilaspekten aus einem Gesamtzusammenhang erwachsen kann, hier der ausschließlichen Betrachtung des sexuellen Teilaspektes unter Weglassung anderer wesentlicher Teilaspekte (Persönlichkeit, sozialer Werdegang, Delinquenzbelastung) und unter Herauslösung aus dem Gesamtzusammenhang des psychopathologischen Zustandsbildes.« (S. 113)

Diese Behauptung geht an den Tatsachen ebenso vorbei wie jene, ich hätte mich in meinem Gutachten »lediglich auf Explorationsergebnisse« gestützt (S. 112). Dem Psychiater muß ganz und gar verschlossen geblieben sein, was ich eigentlich gemacht habe, warum ich zu einer ganz anderen Auffassung gekommen bin. Für jedermann nachprüfbar ist mein schriftliches Gutachten wie folgt gegliedert:

A. Vorbemerkungen
   I. Zur allgemeinen Vorgehensweise
   II. Zur psychologisch-medizinischen Untersuchungsmethode

B. Sexualwissenschaftlich-sexualmedizinische Befunde
   I. Spezieller sexualpathologischer Befund:
      Symptom-Diagnose
      1. Ergänzende Angaben zur Vorgeschichte
      2. Zur sexuellen Entwicklung in der Kindheit
      3. Die sexuelle Perversion
         a. Voyeuristische Manifestationen
         b. Fetischistische Manifestationen
         c. Homosexuelle Manifestationen
         d. Sadistische Manifestationen
      4. Der süchtig-perverse Verlauf
      5. Die Triebstärke
   II. Allgemeiner psychopathologischer Befund:
      Struktur-Diagnose
   III. Zum Psychotherapie-Verlauf
   IV. Abschließende Beurteilung

Insgesamt umfaßt das schriftliche Gutachten (ohne Ergänzungen) etwa 150 Seiten. Weniger als die Hälfte bezieht sich auf den *speziellen sexualpathologischen Befund* unter dem Etikett Symptom-Diagnose, obgleich es sich um einen sogenannten Sexualstraftäter handelte und ich ja um ein sexualwissenschaftliches Gutachten gebeten worden war. Aber nicht nur weil ich das bereits vorliegende psychiatrische Gutachten allgemein-klinisch äußerst lückenhaft, sexualwissenschaftlich unhaltbar, aus krankheitstheoretischer Sicht falsch und aus methodologischer Sicht mangelhaft, im ganzen also armselig fand, bin ich unter dem Etikett Struktur-Diagnose ausführlich auf den *allgemeinen psycho-*

pathologischen Befund eingegangen, d.h. auf die seelische Entwicklung und aktuelle seelische Verfaßtheit des Patienten jenseits und diesseits der sexuellen Symptome, Manifestationen und Verläufe. Das ist nach meinem Dafürhalten selbstverständlich bei einem solchen Gutachten immer erforderlich, und ich kenne keinen forensisch tätigen Sexualwissenschaftler, der das anders praktiziert.

Zur Frage der anzuwendenden psychologisch-medizinischen Untersuchungsmethoden habe ich in einer längeren Vorbemerkung ausgeführt, daß uns heute zwei differente Wege mit langer klinisch-wissenschaftlicher Tradition zur Verfügung stehen: die direktive Exploration einerseits und das psychoanalytische bzw. psychodynamisch orientierte Interview andererseits.

Die *direktive Exploration* ist nach wie vor die einzige nichtkörperliche Untersuchungsmethode, die die Vertreter der Schulpsychiatrie anwenden. Bei dieser Methode geht der Untersucher aktiv, aufsuchend, faktenorientiert vor. Seine Gefühle gegenüber dem Patienten und die emotional-affektiven Reaktionen in der Arzt-Patient-Beziehung sollen möglichst aus der Untersuchung herausgehalten werden. Eine direkte diagnostisch-therapeutische Bedeutung wird ihnen nicht zugemessen. Der Patient bleibt passiv, er wird befragt. Die Diagnose wird beim Aufsteigen von der Anamnese über den deskriptiven Befund gewonnen. Sie ist nosologisch, d.h. an einer vorausgegebenen Systematik der Erkrankungen orientiert, und wird mit einer Wortmarke ausgedrückt. Mögliche Therapievorschläge bilden das Ende der ärztlichen Intervention.

Das *psychodynamisch orientierte Interview* ist in vielem das Gegenstück zu der zuerst genannten Methode (vgl. z.B. Argelander 1970; Balint und Balint, o.J.; Bräutigam 1968; Redlich und Freedman 1970). Der Untersucher hält sich zunächst zurück, hört dem Patienten aufmerksam zu, nimmt dessen unbewußte Angebote auf und arbeitet damit in der Arzt-Patient-Beziehung. Er betrachtet seine eigenen spontanen unbewußten emotionalen Reaktionen auf die Person des Patienten und seine Störung (sog. Gegenübertragung) ebenso wie die Wiederholung unbewußter Gefühlseinstellungen und Konflikte aus einer traumatischen Beziehung des Patienten zu Primärobjekten an ihm, dem Therapeuten bzw. Untersucher selber (sog. Übertragung) als für die Diagnostik und Therapie entscheidende Vorgänge und entscheidende Mittel. Diese Methode ist motivations- und konfliktorientiert und insoweit nicht unbedacht an sog. äußeren Fakten. Sie nimmt eine andere Position zur Subjekt-Objekt-Problematik des ärztlichen Gesprächs ein, indem Patient und Arzt im Verlauf der Untersuchung beides, Subjekt und Objekt, aktiv und passiv, sind, wechselseitig aufeinander reagieren, und zwar bei systematischem Vorgehen in spezifisch kontrollierbarer und kontrollierter Weise. Diese Methode berücksichtigt, daß ärztliche Gespräche wie interpersonale Beziehungen überhaupt sowohl bewußte als auch vor- und unbewußte Anteile haben. Am Ende steht eine dynamische, sog. erweiterte Diagnose, die nicht durch das von vornherein festgelegte Aufsteigen von der Anamnese über den deskriptiven Befund gewonnen wurde, sondern durch die ständige Vermittlung der bekannt gewordenen Tatsachen und seelischen Inhalte, wobei davon ausgegangen wird, daß Fakten und Daten gerade bei seelischen Konflikten ihre Bedeutung oft erst aus dem psychosozialen Zusammenhang heraus erhalten, aus dem sie ursprünglich abgehoben worden sind.

Während der psychiatrische Sachverständige ausschließlich direktiv explorierte, stützte ich mich auf Ergebnisse beider Untersuchungsmethoden, wobei mir zugute kam, daß sich der Beschuldigte bereits vor dem Prozeß bei einem meiner Mitarbeiter, der Psychoanalytiker ist, in Behandlung befand.

Dessen Notizen, die dem psychiatrischen Sachverständigen damals mit der Krankenakte in üblicher Weise von unserer Poliklinik zur Einsicht überlassen worden waren, hatte der Psychiater bereits in seinem Gutachten mit Häme übergossen. So bescheinigte er dem Psychoanalytiker »Größenfantasien«, indem er ihm das Diktum »an meiner Größe teilnehmen lassen« unterschob. Tatsächlich aber handelt es sich dabei 1. um einen psychoanalytischen terminus technicus bei der Behandlung narzißtischer Störungen, der von Kohut in die Fachliteratur eingeführt worden ist, und 2. nicht um eine originäre Äußerung des Psychotherapeuten (es ging vielmehr um eine sog. technische Maßnahme, die im Anschluß an ein konsiliarisches Gespräch protokollarisch festgehalten wurde).

Als jemand, der die Explorationsmethode sehr ernst nimmt und im Verlaufe von acht Jahren bei Psychiatern wie Bürger-Prinz, Albrecht und Giese erlernt hat, ging es mir darum, dem Gericht deutlich zu machen: daß die Beschreibung von Gefühlen oder Handlungen noch nichts über deren Genese und Dynamik aussagt, daß hinter einer gewöhnlich erscheinenden sexuell-aggressiven Attacke (gelegentlich) eine ungewöhnliche Perversion und hinter dieser eine charakteristische, schwere Persönlichkeitsstörung verborgen sein kann. Will man das erfahren, muß man allerdings die als zweite genannte Untersuchungsmethode anwenden. Auf die nicht selten verblüffenden Differenzen, völlig neuen Einsichten und konträren diagnostischen Schlußfolgerungen, die sich ergeben, wenn zunächst nur die eine, dann aber beide Untersuchungsmethoden abwechselnd oder nacheinander angewandt werden, ist in der Fachliteratur bereits hingewiesen worden (vgl. z.B. Lickint 1968; Schumacher 1969). Bei unserem Patienten lautete die Diagnose auf der klinisch-phänomenologischen bzw. symptomatologischen Ebene: polymorphe Perversion mit voyeuristischen, fetischistischen, homosexuellen und sadistischen Manifestationen bei süchtig-perversem Verlauf i.S. von v. Gebsattel (1932) und Giese (1962). In psychoanalytischer Sicht, bei nunmehr nicht auf die Phänomenologie, sondern auf die ihr zugrunde liegende Persönlichkeitsstruktur eingestellter Diagnostik lag bei dem Patienten eine schwere Persönlichkeitsstörung i.S. der »borderline personality organization« vor (vgl. bes. Kernberg 1975). Von spezifischem Belang scheint mir nach wie vor zu sein, daß es bei diesen schweren Persönlichkeitsstörungen in Streß- bzw. Krisensituationen vorübergehend zu psychotischen Zusammenbrüchen kommen kann.

Merkwürdig ist es also, wenn Täschner den Anschein erweckt, als hätte ich einen »Verzicht auf den deskriptiv-phänomenologischen Aspekt« praktiziert (S. 114). Das Gegenteil ist richtig. Über 56 Seiten habe ich die Perversion des Patienten deskriptiv-phänomenologisch entfaltet und dabei bedauert, daß der Vorgutachter, obgleich er damals wie heute meint, als Nervenarzt dazu einzig berufen und in der Lage zu sein, seine Untersuchungsmethode nicht oder nicht ausreichend bemühte. Das hat ihm übrigens das Gericht in seinem Urteil bescheinigt. Er hätte nämlich allein mit seinen Mitteln immerhin zu der Diagnose »sexuelle Perversion mit süchtig-perversem Verlauf« kommen können, von der das Gericht bei seiner Urteilsfindung ausging. Allerdings müssen einem dann wenigstens Gieses »Leitsymptome« bekannt sein.

Der einzige richtige Gedanke, den Täschner jetzt im Anschluß an Bochnik äußert, ist, daß die Sexualwissenschaft wie alle Rand- und Spezialgebiete in der Gefahr steht, die Wirklichkeit nur ausschnittweise wahrzunehmen. Weil ich diese Gefahr sehe, mußte ich seine mit allen Fakten kollidierende Unterstellung zurückweisen, ich hätte nur aufs Sexuelle gestarrt, einen Teilaspekt einseitig herausgelöst, wesentliche Aspekte wie die Persönlichkeit des Angeklagten weggelassen usw. usf. Denn wie bei der Erstattung des Gutachtens, so ist auch generell meine Position in dieser Frage eindeutig. Bei jeder Gelegenheit predige ich, auch vor Sexologen in modischem Gewand: daß es eine Sexualtheorie außerhalb einer umfassenden Persönlichkeitstheorie gar nicht geben kann, daß eine von Geschichts- und Gesellschaftstheorie getrennte Theorie der Sexualität des Menschen keine ist, weil die aus der gesellschaftlichen Dialektik wie der Knochen aus dem Fleisch herausgelöste Psyche (samt Sexualität) entsubjektiviert ist, daß es - als aktuelles Beispiel - eine eigenständige »Sexualtherapie« weder aus krankheitstheoretischen noch behandlungstechnischen Gründen geben kann usw. (vgl. z.B. Sigusch 1979, 1980).

Und vergessen wir doch nicht: Die Sexualwissenschaft hat sich in der Vergangenheit auch deshalb als Lückenbüßer entwickelt, weil die klassische deutsche Psychiatrie auf diesem Gebiet versagt hat. Bedauerlicherweise werden an sie so lange übermäßige Forderungen gestellt und unerfüllbare Hoffnungen gebunden werden, solange Psychiater wie Täschner an ihrer hinfälligen Krankheitslehre festhalten (vgl. S. 110), in der deskriptiv-phänomenologischen Methode »unzweifelhaft« die »einzig verläßliche ... Grundlage« sehen (S. 110), die ihnen anvertrauten Patienten ohne jede psychotherapeutische Ausbildung behandeln, im forensischen Bereich ihre *ärztliche* Arbeit ohne erkennbare Zweifel an den »vier biologischen Voraussetzungen zur De- bzw. Exkulpierung, die im Text des § 20 StGB genannt sind« (S. 109), an realen oder eingebildeten »rechtsstaatlichen Erfordernissen« ausrichten (S. 114) und im übrigen Vertreter anderer Fachrichtungen wie Psychologie, Sexualwissenschaft oder Psychoanalyse scham- und kenntnislos diffamieren (»... mit unseren geltenden Rechtsnormen wegen der entstehenden Beweisschwierigkeiten und der Beliebigkeit der vorgetragenen Deutungen nicht mehr vereinbar«, S. 111). So bleiben dann nur Trauerspiele wie dieses:

»Aufgrund ihres breit gefächerten Wissensfundus ist die klinische *Psychiatrie* als dasjenige Fach anzusehen, das die Beurteilung des Geisteszustandes eines Menschen am ehesten leisten kann. Sie unterliegt nicht den Zwängen, die aus der Zugehörigkeit zu einer Schule regelmäßig erwachsen; und ihren Vertretern verstellt kein Schulinventar den Blick auf die Dinge. Ihre Erkenntnisse werden nicht von vornherein durch vorgegebene Denkschablonen und hypothesenhaft vorgeprägte Meinungen und Urteile gefiltert oder angefärbt. Der Objektivität kommt eine solche *schulfreie* Betrachtungsweise zwangsläufig am nächsten.« (S. 111)

Angesichts solcher Zwangsläufigkeit möchte man den hiesigen Gerichten nur noch Schulpsychiater mit dem schulinventarmäßig unverstellten Blick als Experten für jeden Geisteszustand empfehlen - und nicht etwa gelegentlich Vertreter einer auch psychodynamisch orientierten Sexualwissenschaft, wie sie namentlich mein Fachkollege Schorsch forensisch praktiziert (vgl. z.B. Schorsch und Becker 1977). Ich will aber Täschners (gar nicht ernsthaft gestellte) Frage überhaupt nicht beantworten. Wollte man es, müßte erst einmal von Grund auf darüber gesprochen werden, ob nicht der Angeklagte, so wie die Verhältnisse bei uns sind, systematisch vom Regen in die Traufe gerät, sobald der Sachverständige andere als ausgetretene Wege zu gehen versucht, und warum das so ist. Höchste Skepsis dieser Art hindert mich persönlich stark daran, den Schulpsychiatern hier etwas streitig zu machen. Vielleicht dienen sie ja dem Rechtsstaat effektiver als wir, vielleicht paßt ja ihre Denkungsart aus objektivem Grund wie die Faust aufs Auge.

Medizinischer Kommentar zum Transsexuellengesetz

25 Jahre lang haben die Standesamtsbehörden und Gerichte oft verwirrende und einander widersprechende Entscheidungen getroffen, wenn es darum ging, bei transsexuellen Menschen die Vornamen zu ändern oder den Personenstand neu zu bestimmen. Diese Rechtsunsicherheit will das ab 1.1.1981 geltende Gesetz über die Änderung der Vornamen und die Feststellung der Geschlechtszugehörigkeit in besonderen Fällen (Transsexuellengesetz - TSG) vom 10.9.1980 (BGBl I, 1654) beseitigen. Die danach für beide Entscheidungen zuständigen Amtsgerichte müssen in jedem Falle Gutachten von zwei Sachverständigen einholen, die sich ihrerseits nach den Erkenntnissen der medizinischen Wissenschaft zu äußern haben. Obgleich seit etwa 140 Jahren mit dem Transsexualismus befaßt und seit mehr als 50 Jahren für operative »Geschlechtsumwandlungen« verantwortlich, steht die Medizin der Neuzeit weiterhin vor krankheitstheoretischen und therapeutischen, also letztendlich auch ethischen Problemen.

Das medizinische Problem

In der Medizin der Neuzeit hat Esquirol 1838 erstmalig auf jenes Phänomen hingewiesen, welches wir heute Transsexualismus oder Transsexualität nennen. 15 Jahre später begegnete es dem Gerichtsmediziner Fränkel (1853) in Gestalt des »berüchtigten Gardinen-Aufsteckers Süsskind Blank aus Jesnitz im Anhalt« wieder. Aber erst nach einer weiteren Mitteilung von Westphal (1870) und mit dem Aufkommen der Sexualwissenschaft setzte die medizinische Forschung in überhaupt nennenswertem Umfang ein. 1910 veröffentlichte Hirschfeld die erste Monographie zum Thema, in der effeminierte Homosexualität, Transvestitismus und Transsexualismus noch weitgehend ungetrennt blieben. Jahrzehnte später nahmen Bürger-Prinz, Weigel, Giese und Albrecht (1940, 1953) phänomenologische Differenzierungen vor; der Ausdruck »transsexuell« wurde eingeführt (Cauldwell 1949; Benjamin 1953). Die ersten »genitalanpassenden« Operationen waren seit 1912 in Berlin und Prag vorgenommen worden (Mühsam 1926; Abraham 1931; Pokorny und Bondy 1933); weltweite Beachtung fand aber erst der »Fall« Christine Jorgensen (vgl. Hamburger et al. 1953). Danach verging noch einmal mehr als ein Jahrzehnt, bis die Medizin, vor allem von Benjamin (1966) beeinflußt, das Problem gewissermaßen offiziell annahm. Seit der Mitte der 60er Jahre (vgl. Money und Ehrhardt 1970) existieren an vielen Universitäten sogenannte »Gender Identity«-Komitees bzw. -Kliniken; 30 bis 40 gibt es gegenwärtig allein in den USA.

Wird nach dem mittlerweile erreichten Kenntnisstand gefragt, so kann zwar die hier bedeutsame Frage, wann eine irreversible Entwicklung zum Transsexualismus vorliegt und woran das zu erkennen ist, von Kompetenten mit großer Sicherheit beantwortet werden. Wenn jedoch danach gefragt wird, warum und auf welche Weise es zu der transsexuellen Entwicklung gekommen ist, gehen die Meinungen nach wie vor auseinander. Wir haben die gegenwärtigen ätiologischen Positionen andernorts dargestellt und eigene Überlegungen angeschlossen (Sigusch, Meyenburg und Reiche 1979). Darauf brauche ich hier nicht einzugehen, weil das Transsexuellengesetz die Entstehungs- und Wirkungsgeschichte des »Zugehörigkeitsempfindens zum anderen Geschlecht« sinnvollerweise außer Betracht läßt, also nicht nach den »Ursachen« des Transsexualismus fragt. Der akademische Streit, ob und welche biologischen Faktoren in welcher Weise und ab wann bei der Genese des Transsexualismus eine Rolle spielen, ist Gott sei Dank rechtlich irrelevant geworden.

Ebenso begrüßenswert ist aus unserer Sicht, daß das Transsexuellengesetz nicht über bestimmte medizinische Maßnahmen rechtlich befindet. Der Gesetzgeber hat mit Bedacht auf ein Vorschaltverfahren verzichtet, macht also die gerichtliche Entscheidung nicht von der Genehmigung des medizinischen Eingriffs abhängig. Das ist die wesentliche Differenz namentlich zum Gesetz über die freiwillige Kastration und andere Behandlungsmethoden vom 15.8.1969, welches eine umstrittene, mittlerweile einhellig als obsolet angesehene medizinische Maßnahme rechtlich reglementierte und damit anerkannte. Diese Differenz ist aus zwei Gründen sehr bedeutsam. Zum einen werden zwar hormonelle und operative Eingriffe an transsexuellen Menschen seit

Jahrzehnten von Ärzten als indiziert angesehen und vorgenommen, dürfen aber nicht der Medizin letzter Schluß sein. Der Wunsch nach »Geschlechtsumwandlung« ist ein seelisches Problem, und seelische Probleme gehören mit psychotherapeutischen Mitteln behandelt. Daran ändert auch die Auffassung nichts, daß beim Transsexualismus organische Faktoren eine ätiologische Bedeutung haben. Eine körperliche Noxe oder Störung, die man mit somatischen Methoden beseitigen könnte, gibt es beim echten Transsexualismus mit Sicherheit nicht. Weil das so ist, sind derartige irreversible körperliche Eingriffe ethisch höchst problematisch, an wem auch immer sie vorgenommen werden. Obgleich die operative »Geschlechtsumwandlung« beim malignen Transsexualismus trotz anderslautender Mitteilungen in der Trivialpresse, die sich auf eine bereits 1977 vorgetragene, durchweg falsch verstandene Studie von Meyer und Reter (1979) beziehen, international von allen Transsexualismus-Forschern faute de mieux als Therapie der Wahl angesehen wird, auch von Meyer und dem einst voranschreitenden »Johns Hopkins Hospital« in Baltimore/USA, haftet ihr doch etwas von sogenannter Psychochirurgie an. Damit ist der zweite Grund genannt: Das Transsexuellengesetz ist kein Vorgriff auf ein »Psychochirurgiegesetz«, weil es nicht bestimmte medizinische Eingriffe als Heilmethoden anerkennt - und sei es noch so eingeschränkt -, sondern ausschließlich soziale Probleme und Konflikte beseitigen helfen will, die sich bei transsexuellen Menschen bisher aus der Unvereinbarkeit von geschlechtlichem Erscheinungsbild einerseits und den darauf bezogenen rechtswirksamen Dokumenten andererseits ergeben haben, von Ausweiskontrollen bis zur Arbeits- und Wohnungssuche.

Das rechtliche Problem

Gerichtsverfahren zur Änderung des Personenstandes liefen in der Bundesrepublik seit Mitte der 50er Jahre erstmalig durch die Instanzen. Lagen somatisch abweichende Befunde vor, die als »intersexuell« interpretiert werden konnten, und waren sogenannte genitalkorrigierende Operationen vorgenommen worden, gaben die Amtsgerichte als untere Tatsacheninstanzen nicht selten den Anträgen statt. Die Oberlandesgerichte dagegen lehnten bald geschlossen diese Berichtigungen ab.[1] Als dann das Kammergericht, auch abweichend von seiner eigenen bisherigen Rechtsauffassung, dem Antrag eines Transsexuellen stattzugeben beabsichtigte, sah es sich darin durch die divergente Rechtsprechung des OLG Frankfurt gehindert und legte den Fall, den gesetzlichen Vorschriften entsprechend, dem Bundesgerichtshof (BGH)[2] vor, der die Rechtsauffassung des Kammergerichts nicht teilte.[3] Der BGH sah nicht die Möglichkeit, die auftretenden Fragen im Wege der richterlichen Rechtsfortbildung zu lösen, obgleich er den Transsexuellen ein schicksalhaftes Bestreben, einen unwiderstehlichen Drang und ein anerkennenswertes Bedürfnis attestierte, auch rechtlich dem Gegengeschlecht zugeordnet zu werden. Ganz offensichtlich sah sich der BGH nicht aus rechtsdogmatischen, sondern aus rechtspolitischen Gründen daran gehindert, dem Antrag zu entsprechen (vgl. Walter 1975). Im Januar 1972 wurde gegen diesen Beschluß Verfassungsbeschwerde eingelegt[4], der das Bundesverfassungsgericht (BVerfG) 1978 stattgab.[5] Nach seiner Entscheidung gebiete Art. 2 I i. V. mit Art. 1 I GG, die Eintragung des männlichen Geschlechts eines Transsexuellen im Geburtenbuch jedenfalls dann zu berichtigen, wenn es sich nach den medizinischen Erkenntnissen um einen irreversiblen Fall von Transsexualismus handelt und eine geschlechtsanpassende Operation durchgeführt worden ist. Solange eine gesetzliche Regelung fehle, die dem BVerfG im Interesse der Rechtssicherheit freilich geboten schien, seien die Gerichte von Verfassungs wegen verpflichtet, die Änderung der Geschlechtsangabe im Geburtenbuch anzuordnen. Der BGH, an den die Sache zurückverwiesen wurde, entschied kurz darauf: Die Tatsache der Geschlechtsumwandlung sei in entsprechender Anwendung des § 47 PStG auf richterliche Anordnung im Geburtenbuch beizuschreiben, wobei es genüge, im Randvermerk die jetzige Geschlechtszugehörigkeit zu verlautbaren.[6]

Vor diesen höchstrichterlichen Entscheidungen hatten mehrere Gerichte eine entsprechende Anwendung des § 47 PStG angeordnet[7] und sich auch direkt auf Art. 1 und 2 GG bezogen.[8] Ebenfalls vor den genannten Entscheidungen billigte der Deutsche Bundestag am 10.6.1976 einstimmig den Bericht und Antrag seines Innenausschusses zu dem Antrag der Abgeordneten Arndt (Hamburg), Meinecke (Hamburg), Kleinert und Genossen, mit dem die Bundesregierung gebeten wurde, den Entwurf eines Gesetzes zur Änderung des Personenstandsgesetzes vorzulegen.[9]

Im Juni 1979 brachte der Parlamentarische Staatssekretär von Schoeler für die Bundesregierung den Entwurf eines selbständigen

Transsexuellengesetzes im Deutschen Bundestag ein.[10] Die anschließenden Beratungen, die um die Stellungnahme des Bundesrates fokussiert waren[11], fanden ihren Abschluß mit der Verabschiedung des Gesetzes durch den Bundestag am 12.6.1980, indem er die Beschlußempfehlung seines Innenausschusses annahm.[12] Daraufhin rief der Bundesrat den Ausschuß gem. Art. 77 II GG an, vor allem weil er die »kleine Lösung« als nicht sachgerecht ablehnte.[13] Die Beschlußempfehlung des Vermittlungsausschusses ließ die Grundstruktur des vom Bundestag beschlossenen Gesetzes unangetastet, setzte jedoch bei der »kleinen Lösung« das Alter des Antragstellers von 18 auf 25 Jahre herauf und machte bei der »großen Lösung« die Auflösung einer bestehenden Ehe zur Voraussetzung und nicht zur Folge der gerichtlichen Feststellung.[14] Am 4.7.1980 wurde das Gesetz in der Fassung der Empfehlung des Vermittlungsausschusses von Bundestag und Bundesrat endgültig verabschiedet.

Das Transsexuellengesetz

Das Transsexuellengesetz sieht eine »kleine Lösung« (erster Abschnitt: Änderung der Vornamen, §§ 1 bis 7) und eine »große Lösung« (zweiter Abschnitt: Feststellung der Geschlechtszugehörigkeit, §§ 8 bis 12) vor. In beiden Fällen muß sich eine Person seit mindestens drei Jahren aufgrund ihrer »transsexuellen Prägung« nicht mehr dem in ihrem Geburtseintrag angegebenen, sondern dem anderen Geschlecht als zugehörig empfinden (§§ 1 I, 8 I). Es muß ferner mit hoher Wahrscheinlichkeit anzunehmen sein, daß sich das Zugehörigkeitsempfinden zum anderen Geschlecht nicht mehr ändern wird, und der Antragsteller muß mindestens 25 Jahre alt sein (§ 1 I Nrn. 2 und 3, § 8 I Nr. 1). Für die Feststellung der neuen Geschlechtszugehörigkeit werden außerdem als Voraussetzungen verlangt, daß die antragstellende Person nicht verheiratet ist, dauernd fortpflanzungsunfähig ist und sich einem ihre äußeren Geschlechtsmerkmale verändernden operativen Eingriff unterzogen hat, durch den eine deutliche Annäherung an das Erscheinungsbild des anderen Geschlechts erreicht worden ist (§ 8 I Nrn. 2 bis 4).

Zuständig sind ausschließlich Amtsgerichte (§§ 2 I, 9 III). Das gerichtliche Verfahren unterliegt den Vorschriften des Gesetzes über die Angelegenheiten der freiwilligen Gerichtsbarkeit (§§ 4 I, 9 III). Das

Gericht hört den Antragsteller persönlich an (§§ 4 II, 9 III). Es darf einem Antrag nur stattgeben, nachdem es die Gutachten von zwei unabhängig voneinander tätig werdenden Sachverständigen eingeholt hat, die aufgrund ihrer Ausbildung und beruflichen Erfahrung mit den besonderen Problemen des Transsexualismus ausreichend vertraut sind (§§ 4 III, 9 III). Bei der Änderung der Vornamen haben die Sachverständigen insbesondere dazu Stellung zu nehmen, ob sich nach den Erkenntnissen der medizinischen Wissenschaft das Zugehörigkeitsempfinden des Antragstellers mit hoher Wahrscheinlichkeit nicht mehr ändern wird. Bei der Feststellung der Geschlechtszugehörigkeit haben sich die Gutachten auch darauf zu erstrecken, ob die Voraussetzungen nach § 8 I Nr. 3 (Fortpflanzungsunfähigkeit) und Nr. 4 (operativer Eingriff) vorliegen.

Die hier nicht dargestellten Bestimmungen regeln Verfahrensfähigkeit und Beteiligte (§ 3), Offenbarungsverbot (§ 5), Aufhebung (§ 6), Unwirksamkeit (§ 7) sowie Wirkungen der Entscheidung (§ 10), Eltern-Kind-Verhältnis (§ 11) sowie Ansprüche auf Renten und vergleichbare wiederkehrende Leistungen (§ 12). Der dritte Abschnitt (§§ 13 bis 15) betrifft die Änderung von Gesetzen (Rechtspflegergesetz, Kostenordnung, Personenstandsgesetz). Der vierte Abschnitt (§§ 16 bis 18) enthält Übergangs- und Schlußvorschriften.

Die Diagnose Transsexualismus

Im Sinne des Transsexuellengesetzes ist eine Person dann transsexuell, wenn sie solcherart »geprägt« unter dem »Zwang« steht, sich dem anderen als bei der Geburt festgelegten Geschlecht zugehörig zu fühlen. Dieser »Zwang« muß bereits seit mehreren Jahren bestehen und mit hoher Wahrscheinlichkeit bestehen bleiben.

Symptomdiagnose

Nach den medizinischen Erkenntnissen (vgl. generell z.B. Dokumentation der Deutschen Gesellschaft für Sexualforschung 1974; Schorsch 1974; Ploeger und Flamm 1976; Spengler 1980; Kröhn 1981; Kröhn et al. 1981) liegt ein echter und entfalteter Transsexualismus bei beiden biologischen Geschlechtern dann vor, wenn bestimmte Symptome vorhanden sind. Wir haben sie herausgearbeitet und *Leitsymptome* genannt, weil sie bereits auf der deskriptiv-phänomenologischen Ebene die Diagnose Transsexualismus zu stellen erlauben (Sigusch, Meyenburg und Reiche 1978, 1979).

Leitsymptom 1: Transsexuelle haben die innere Gewißheit, dem Geschlecht anzugehören, das ihnen körperlich nicht gegeben ist. Sie sind davon überzeugt, im falschen Körper gefangen zu sein, ohne jedoch die anatomisch-physiologischen Gegebenheiten des eigenen Körpers zu verleugnen. Trotz oft erheblicher Realitätsverfälschung zeigen Transsexuelle normalerweise, d.h. außerhalb von Krisensituationen, keine wirklich psychotischen Symptome oder Reaktionen. (Ihre Intelligenz ist durchschnittlich, oft sogar überdurchschnittlich. Eine spezifische Beziehung zur allgemeinen kriminellen Delinquenz besteht nicht.)

Leitsymptom 2: Abweichende körperliche Befunde, die das genetische, gonadale, äußere und innere morphologische und postnatale hormonelle Geschlecht sowie die sekundären Geschlechtsmerkmale betreffen, kommen bei Transsexuellen so oft vor wie bei anderen seelisch Kranken auch.

Leitsymptom 3: Transsexuelle sind von einem Verlangen nach Geschlechtswechsel besessen. Dieses Verlangen läßt sich oft bis in die frühe Kindheit zurückverfolgen, ist durchgehend vorhanden, wird zunehmend enfaltet, verfeinert, korrigiert und immer intensiver, nimmt dranghaften und suchtartigen Charakter an, zehrt jedes andere auf und ist möglicherweise endlos, nie ganz zu stillen. Spätestens wenn sie erwachsen sind, verfolgen Transsexuelle mit Beharrlichkeit das Ziel, durch Hormonbehandlungen, chirurgische Eingriffe, Vornamens- und Personenstandsänderungen sowie weitere Maßnahmen auch körperlich, rechtlich und sozial dem erlebten Geschlecht angeglichen, zugeordnet und gleichgestellt zu werden.

Leitsymptom 4: Auf die geschlechtsspezifischen Merkmale des eigenen Körpers, insbesondere die kulturell hochbewerteten, wie Penis und Bartwuchs beim Mann, Brüste und Menstruation bei der Frau, reagieren Transsexuelle mit Haß und Ekel. Sie führen gegen die körperlichen Geschlechtsmerkmale einen ständigen inneren und äußeren Kampf.

Leitsymptom 5: Bereits in der Kindheit zeigen viele Transsexuelle Verhaltensweisen und Empfindungen, die gemeinhin dem anderen Geschlecht zugeordnet werden. Besonders auffällig ist bei Jungen ein mädchenhaftes, bei Mädchen ein jungenhaftes Verhalten. Auch wenn es nicht zu diesem offenen Verhalten kommt, werden jene Aktivitäten innerlich abgelehnt, die für das körperlich vorliegende Geschlecht als spezifisch angesehen werden.

Leitsymptom 6: Cross-dressing, das Tragen der Kleider des anderen Geschlechts, kommt ebenfalls oft schon in der Kindheit vor und entwickelt sich progredient. Es geht nur in Ausnahmefällen, und auch dann nur vorübergehend, mit sexueller Erregung einher, dient vielmehr bei typischen Transsexuellen, im Gegensatz zu Transvestiten, der Beruhigung. Über das Cross-dressing hinaus streben Transsexuelle die perfekte Imitation aller Reaktionen, Ausdrucks- und Verhaltensweisen des begehrten Geschlechts an, von der Miktion bis zum Berufsleben. Niemand verficht Geschlechtsspezifisches leidenschaftlicher und kompromißloser als sie. Im Erwachsenenalter nehmen Transsexuelle einen Geschlechtsrollenwechsel im privaten und beruflichen Bereich bis hin zur Heirat in der neuen Geschlechtsrolle vor. Diese Transformation imponiert oft besonders durch die klischeehafte Übernahme und Überzeichnung kulturell herrschender oder bereits überlebter Ideale von Männlichkeit oder Weiblichkeit.

Leitsymptom 7: Im Vergleich zur zentralen Geschlechtsproblematik hat die bewußt erlebte Sexualität oft eine untergeordnete Bedeutung, auch dann, wenn sexuelle Appetenz und Aktivität nicht bis hin zur Asexualität herabgesetzt sind.

Leitsymptom 8: Transsexuelle zeigen eine starke Abwehr und Ablehnung der Homosexualität, empfinden sich selber als heterosexuell und haben den Wunsch, mit uneingeschränkt, manchmal geradezu »makellos« heterosexuellen Partnern Beziehungen einzugehen. Perversionen und perverse Manifestationen über eine längere Periode, die nicht Ausdruck der Transsexualität als solcher sind, kommen bei typischen Transsexuellen nicht vor.

Leitsymptom 9: Im ärztlichen Gespräch wirken Transsexuelle oft kühl-distanziert und affektlos, starr, untangierbar, fassadenhaft, demonstrativ und nötigend, dranghaft besessen und eingeengt, merkwürdig uniform, monoton, typisiert. Wenn der unerfahrene Untersucher den zweiten transsexuellen Patienten gesehen hat, meint er, bereits alle zu kennen. Introspektions- und Übertragungsfähigkeit fehlen weitgehend. Konfrontationen und Probedeutungen gehen entsprechend ins Leere.

Leitsymptom 10: Psychotherapie lehnen Transsexuelle regelhaft ab. Kastration ist für sie eine natürliche Maßnahme, Psychotherapie eine widernatürliche. Sie geben dem Untersucher von Anfang an zu verstehen, daß er sich um nichts als ihre »Geschlechtsumwandlung« zu kümmern habe. Krankheitseinsicht fehlt im allgemeinen. Schwierigkeiten kommen für sie von außen. Im Gegensatz zu den klassischen Perversionen macht der Transsexuelle sein Leiden öffentlich.

Leitsymptom 11: Die zwischenmenschlichen Beziehungen Transsexueller sind oft gestört, weil ihnen Einfühlungsvermögen und Bindungsfähigkeit fehlen. Transsexuelle neigen dazu, andere Menschen entweder stark zu idealisieren oder stark abzuwerten. Derartige Polarisierungen im Sinne des Alles-oder-nichts, Ganz-oder-gar-nicht bestimmen die Erlebens- und Verhaltensbereiche vieler Transsexueller.

Leitsymptom 12: Wenn Transsexuelle den Eindruck haben, in ihrem Wunsch nach »Geschlechtswechsel« nicht unterstützt oder behindert zu werden, reagieren sie oft gereizt-aggressiv bis hin zu schweren Verstimmungen. Alle Transsexuellen weisen eine Tendenz zum psychotischen Zusammenbruch unter Streß, in Krisensituationen auf. Ernstzunehmende Selbstmord- und Selbstverstümmelungsversuche kommen dann vor.

Differentialdiagnose

Natürlich ist nicht jede transsexuelle Entwicklung so typisch und nicht jeder Transsexualismus so entfaltet, wie vorstehend beschrieben. Differentialdiagnostisch sind insbesondere Entwicklungen und Erkrankungen auszuschließen, bei denen gelegentlich auch ein Wunsch nach »Geschlechtsumwandlung« mit allen Folgen auftreten kann, obgleich kein echter Transsexualismus vorliegt.

Homosexualität. Homosexuelle Männer und Frauen können versuchen, die Probleme, die sich aus ihrer Homosexualität ergeben, dadurch zu lösen, daß sie zu dem Wunsch nach »Geschlechtsumwandlung« Zuflucht nehmen. Im extremen Fall kann dieser Versuch ganz der Abwehr von unbewußten, aber sehr mächtigen homosexuellen Triebwünschen dienen. Meistens wird dann eine wirkliche homosexuelle Struktur vorliegen, die bislang verborgen blieb. Der Wunsch nach »Geschlechtsumwandlung« kann aber auch, im anderen Extrem, von dem vorbewußten oder selbst bewußten Wunsch abgeleitet sein, auf diesem Weg leichter den ersehnten Partner zu finden, der ja durch die phantasierte Umwandlung der eigenen Person automatisch zu einem heterosexuellen Objekt wird. Diese Patienten wollen solcherart dem Elend des homosexuellen Daseins entfliehen. Differentialdiagnostisch vermißt man bei beiden Gruppen die für Transsexuelle typische Abscheu vor den eigenen Genitalien.

Das Bild kompliziert sich aber, wenn bei effeminierten Homosexuellen unter starkem inneren oder äußeren Druck, besonders nach dem Verlassenwerden, die Abwehrstruktur zusammenbricht und diese Patienten zu dem Wunsch nach »Geschlechtswechsel«, als einem relativ zur Homosexualität primitiveren Abwehrmechanismus, Zuflucht nehmen. Wir kennen Patienten mit homosexueller Vorgeschichte, die inzwischen De-facto-Transsexuelle sind und bei denen sich schwer sagen läßt, ob der jetzige Transsexualismus oder die frühere Homosexualität der größere Notbehelf ist.

Transvestitismus. Die Begriffe »Transsexualismus« bzw. »Transsexualität« und »Transvestitismus« werden auch heute noch von Fachleuten und Laien fälschlicherweise als Synonyma oder sonstwie verwirrend benutzt. In der klinischen Praxis stellt die differentialdiagnostische Abgrenzung zwischen Transsexuellen und Transvestiten selten ein Problem dar. Der normale Transvestitismus ist als erweiterter oder umfassender Kleider- und Wäschefetischismus zu verstehen. Er kommt eigentlich nur bei eindeutig heterosexuellen Männern vor, die für gewöhnlich verheiratet sind und eine genügend klare männliche Geschlechtsidentität haben. Diese wird außer in den suchtartig, im Triebdurchbruch sich einstellenden Momenten des Cross-dressing nicht in Frage gestellt. Das Anlegen der weiblichen Kleidung setzt die höchste sexuelle Erregung frei. Damit ist das wichtigste differentialdiagnostische Kriterium gegenüber dem Transsexualismus bereits benannt. Denn Transsexuelle wollen, auch bevor sie in der gewünschten Rolle leben, die Kleider des anderen Geschlechts »ganz normal« tragen und nicht zum Zwecke der sexuellen Erregung und Entladung vorübergehend in diese eintauchen. Sie empfinden vielmehr, solange sie sich noch heimlich verkleiden müssen, ein körperliches Wohlgefühl, welches sie sonst so schmerzlich vermissen. Dabei kann es dann auch zu genital-sexuellen Sensationen kommen, die aber eher als Irritation erlebt werden.

Wirkliche Transvestiten kommen nicht mit dem Wunsch nach »Geschlechtsumwandlung« zum Arzt, sondern am ehesten wegen der Konflikte, die sich sekundär aus ihrer Perversion ergeben. Jene Patienten, die sich heute als »Transvestiten« mit einem Wunsch nach »Geschlechtsumwandlung« vorstellen und zunächst auch als Transvestiten imponieren mögen, sind meistens wirkliche Transsexuelle, die sich aus lebensgeschichtlichen und kulturell bedingten Gründen bisher mit dem Cross-dressing benügt haben - etwa ältere Patienten aus ländlichen Gegenden. Es ist auch für die hiesige Kultur bezeichnend, daß immer mehr Transsexuelle sich an medizinische Einrichtungen wenden, Transvestiten jedoch so gut wie nicht mehr zu sehen sind.

Wie bei jeder anderen Perversion kommen natürlich auch beim Transvestitismus sprunghafte und bizarre Verläufe vor. Weil alle Perversionen nach dem Mechanismus von Abwehr und Gegenabwehr aufgebaut sind, können auch verschiedene Abwehr- und Gegenabwehrstufen übereinandergeschichtet sein. So hat die manifeste Perversion in der Regel *auch* die Funktion, noch gefährlichere (perverse) Triebregungen abzuwehren. Beispielsweise kann mit einer heterosexuell-fetischistischen Perversion eine Homosexualität abgewehrt werden. Theoretisch könnte also auch mit einer transvestitischen Perversion ein transsexueller Drang verdeckt werden. Tatsächlich nimmt aber, wie angedeutet, der Transsexualismus unter den Perversionen hinsichtlich der Primitivität der Abwehrmechanismen und hinsichtlich der Bedeutung genital-sexuellen Triebdrucks eine Sonderstellung ein. Eine triebdynamische Regression vom Transvestitismus zum Transsexualismus dürfte doch sehr selten sein und ist jedenfalls von uns noch nicht beobachtet worden.

Borderline-Pathologien und Adoleszenzkonflikte. Manche Patienten mit frühen Persönlichkeitsstörungen, meistens Borderline-Pathologien, neigen dazu, alle möglichen furchterregenden Symptome zu entwickeln, weil sie sich selbst und die Objekte nur unter Einsatz dramatischer Mittel zu spüren vermögen. Solche Patienten können sich, wenn ihre Geschlechtsrollenidentität sehr brüchig ist, an den Wunsch nach »Geschlechtsumwandlung« gewissermaßen klammern. Differentialdiagnostisch ist dann die Frage nach der biographischen Kontinuität und Festigkeit der »inneren Gewißheit«, dem anderen Geschlecht anzugehören, von besonderem Rang.

Das gilt besonders für Adoleszente. Gerade Jugendliche müssen oft ihre inneren Konflikte in der Außenwelt ausleben, um sich selber kennenzulernen. Das hindert nun manchen Untersucher, bei Jugendlichen, die echte Transsexuelle sind, den in diesem Alter endgültig Gestalt annehmenden Wunsch nach »Geschlechtsumwandlung« ernstzunehmen. Sie tun ihn dann als »exzentrisch«, als »feminine Phase« oder homosexuellen Konflikt ab. Die erste differentialdiagnostische Orientierung gibt hier wiederum der Vergleich der jeweiligen Biographie mit den dargestellten Leitsymptomen der transsexuellen Entwicklung. Natürlich können Jugendliche, die gerade die letzten transsexuellen Schritte tun, auch vielfältige andere, neurotische und dissoziale Symptome aufweisen. Alle Jugendlichen mit einem Wunsch nach »Geschlechtsumwandlung« müssen, sofern eine analytische Psychotherapie nicht möglich oder nicht indiziert ist, sehr gründlich beobachtet werden. Man muß davor auf der Hut sein, einen »iatrogenen Transsexualismus« sich entwickeln zu lassen.

Psychosen. Nicht selten treten bei psychotischen Patienten Störungen der Geschlechtsidentität auf, beispielsweise in Form von Wahnvorstellungen oder halluzinatorischen Wahrnehmungen, daß sich der eigene Körper in einen Körper des anderen Geschlechts verwandle. Das klassische Beispiel ist der von Freud dargestellte »Fall Schreber« (GW VIII). In der Regel treten solche Vorstellungen zusammen mit anderen psychotischen Symptomen auf und sind darum unschwer zu diagnostizieren. Sie werden regelhaft als ich-fremd oder bedrohlich erlebt. Das klinische Bild ist meistens wirr und uneinheitlich; die Identität solcher Patienten ist, anders als beim Transsexuellen, nicht eingleisig, sondern vielfältig gestört. Autokastrationen und derartige Versuche kommen eher bei psychotischen als bei transsexuellen Patienten vor.

Gelegentlich kann die Differentialdiagnostik schwierig sein, beispielsweise wenn der transsexuelle Wunsch das erste Symptom einer beginnenden psychotischen Entwicklung ist. Nur bei einer ausreichend langen Beobachtungszeit können dann kontraindizierte Operationen vermieden werden, wie sie immer wieder in der Literatur beschrieben worden sind.

Bedacht werden müssen auch bestimmte körperliche Erkrankungen, die, wenngleich sehr selten, mit einem Wunsch nach »Geschlechtsumwandlung« einhergehen bzw. diesem zugrunde liegen können. Ich verweise auf die medizinische Literatur (Sigusch, Meyenburg und Reiche 1979; Sigusch und Reiche 1980) und zähle hier nur auf:

Temporallappen-Erkrankungen;
Kongenitaler Hypogonadismus;
Intersexualität einschließlich Klinefelter-Syndrom.

Strukturdiagnose

Spätestens wenn eine sichere Symptomdiagnose trotz längerer Beobachtungszeit mit den Mitteln der deskriptiv-phänomenologischen Psychiatrie, also mit Hilfe der sogenannten direktiven Exploration, nicht möglich ist, sind sogenannte psychodynamisch orientierte Interviews, wie sie von der Psychoanalyse entwickelt worden sind, indiziert. Diese Untersuchungsmethode unterscheidet sich grundsätzlich von der zuerst genannten, weil sie konfliktorientiert ist, das Seelenleben auch in seiner unbewußten Dynamik zu verstehen sucht und diagnostisch nicht auf die äußeren Phänomene, sondern die ihnen zugrunde liegende Persönlichkeitsstruktur eingestellt ist. Wir selber prüfen durch derartige Untersuchungen zugleich in jedem Fall, ob bei dem Patienten die Voraussetzungen für eine analytische Psychotherapie gegeben sind. Nach meinem Dafürhalten werden die Gerichte mit dieser Methode, die nicht zum Inventar der hiesigen Schulpsychiatrie gehört, stärker als bisher vertraut gemacht werden, allein schon weil die meisten als Sachverständige auf dem Gebiete des Transsexualismus zur Verfügung stehenden Wissenschaftler diese Methode selber regelmäßig anwenden oder bei diagnostischen Schwierigkeiten als geboten ansehen.

Anforderungen an die Sachverständigen

Vor welche differentialdiagnostischen und untersuchungstechnischen Fragen der Sachverständige gestellt ist, ergibt sich andeutungsweise aus den vorstehenden Bemerkungen. Der Gesetzgeber hatte sie grosso modo im Auge, als er zwei unabhängig voneinander tätig werdende Sachverständige vorsah, die beide mit den besonderen Problemen des Transsexualismus ausreichend vertraut sind (§ 4 III). Die Gerichte werden zu entscheiden haben, wer nach Ausbildung und beruflicher Erfahrung geeignet ist, zwischen sexuellen Abweichungen, Perversionen, anderen Persönlichkeitsstörungen, neurotischen Konflikten, Geschlechtsidentitätsstörungen usw. einerseits und dem echten Transsexualismus andererseits zu differenzieren. Zu bedenken ist, ob beide Sachverständige aus derselben Einrichtung kommen können. Aus meiner Sicht spricht nichts dagegen. Andererseits gibt es mehrere sexualwissenschaftlich-sexualmedizinische, psychotherapeutisch-psychosomatische und psychiatrische Einrichtungen sowie niedergelassene Kollegen dieser Fachrichtungen, die die gebotene Kompetenz haben und auch wahrnehmen.

Auszulegen wird sein, welche Eingriffe als operative zu verstehen sind, die äußere Geschlechtsmerkmale verändern und eine deutliche Annäherung an das Erscheinungsbild des anderen Geschlechts bewirkt haben (§ 8 I Nr. 4). Fraglos werden Penektomie, Kastration und Vaginalplastik bei biologisch männlichen Patienten, beidseitige Mastektomie, Umformung der großen Labien zu einem Skrotum und Hodenprothesen sowie Phalloplastiken bei biologisch weiblichen Patienten sämtliche Bedingungen erfüllen, aber vielleicht auch das operative Lösen einer hypertrophierten Klitoris, Operationen zur Brustvergrößerung sowie eher kosmetisch-chirurgische Eingriffe wie Kehlkopfkorrekturen. Von den letzteren Eingriffen dürften aber schon Osteotomien nicht mit Sicherheit zu beurteilen sein. Die Hysterektomie und die Ovarektomie erfüllen, obgleich besonders einschneidend, nicht ohne weiteres die Bedingung, die äußeren Geschlechtsmerkmale zu verändern; sie beseitigen aber körperliche Reaktionen, die nach außen gerichtet sind, bzw. verändern das äußere Erscheinungsbild. Sogenannte Epilationen und Injektionen von flüssigen Substanzen zur Brustvergrößerung sind wohl nicht als operativer Eingriff zu bezeichnen. Zu warnen ist aus ärztlicher Sicht davor, bei biologisch weiblichen Antragstellern mehr als die Mastektomie vorauszusetzen. Namentlich Phalloplastiken sind nach internationaler Erfahrung allein wegen der äußerst unbefriedigenden chirurgischen Resultate abzulehnen.

Hinsichtlich der in § 8 I Nr. 3 genannten Voraussetzung wird es dann für den Sachverständigen keine Beurteilungsschwierigkeiten geben, wenn der Antragsteller kastriert worden ist, also die Keimdrüsen (Hoden bzw. Ovarien) entfernt worden sind. Dann ist eine dauernde Fortpflanzungsunfähigkeit mit absoluter Sicherheit gegeben. In allen anderen Fällen sind generelle Aussagen nicht möglich, entschieden werden muß im Einzelfall. Dabei werden wir auch noch hinzuzulernen haben.

So ist vor kurzem erstmalig bei einem mit Sicherheit transsexuellen Patienten biologisch weiblichen Geschlechts trotz gegengeschlechtlicher Hormonbehandlung über mehr als zwei Jahre und nach der bereits erfolgten Mastektomie von einem auswärtigen Krankenhaus wider alle fachwissenschaftlichen Erwartungen eine Gravidität mens IV-V festgestellt worden.

Gleichwohl wird das Transsexuellengesetz angesichts der Situation jener Menschen, die die ihnen zum Zeitpunkt der Geburt zugedachte Identität unter keinen Umständen erreichen werden, gewiß das bewirken, was es, juristisch gesprochen, einzig anstrebt: eine Rechtswohltat. Ein Mißbrauch des Gesetzes und sogenannte Rückumwandlungsbegehren in merklichem Ausmaß sind bei kompetenter Differentialdiagnostik nicht zu besorgen. »Rückfälle« haben wir bei eigenen Patienten überhaupt nicht beobachtet. Sie kamen jedoch wiederholt bei im Ausland operierten Patienten vor, die entweder gar nicht transsexuell waren oder nicht ausreichend lange beobachtet oder, in einem Fall, einer Phalloplastik mit völlig unbefriedigendem Resultat unterzogen worden waren (Zusammenstellung bei Sigusch, Meyenburg und Reiche 1979). Die hiesige klinische Praxis schließt gegenwärtig solches Versagen weitgehend aus.

Therapeuten nennen die - nachfolgerechtlich gewiß nicht unproblematische - »kleine Lösung« bedeutsamer als die »große«. Sie komme nicht nur für Patienten in Frage, bei denen aus allgemein-medizinischen Gründen derartige Operationen kontraindiziert sind, sondern auch bei jenen, bei denen die transsexuelle Entwicklung blander verläuft. Tatsächlich gestattet sie auch dem Patienten, letzte Mittel, wie irreversible Eingriffe, den rechtlichen Wechsel des Geschlechts und die Heirat in der neuen Rolle, so spät wie möglich einzusetzen. Als Therapeuten müssen wir damit rechnen, daß eine transsexuelle Entwicklung prinzipiell nicht zu befrieden ist. Hoffen wir, allein die Tatsache der jetzt immer noch möglichen »großen Lösung« hat jene Wirkung, die die bloße Tatsache der erreichbaren operativen »Geschlechtsumwandlung« nach klinischer Erfahrung hat: zumindest vorübergehende Beruhigung.

Mit dem Transsexuellengesetz weicht der hiesige Gesetzgeber - im Ausland gab es vorher ein vergleichbares Gesetz nur in Schweden (Gesetz über die Feststellung der Geschlechtszugehörigkeit in bestimmten Fällen vom 21.4.1972)[15] - erstmalig vom Prinzip der Unwandelbarkeit des Geschlechts ab und verweist hinsichtlich der Bestimmung des Geschlechts nicht mehr allein auf den körperlichen Befund. Obwohl diese Position mit den medizinisch-psychologischen Erkenntnissen übereinstimmt, entspringt sie doch auch dem »Zeitgeist«. Immer mehr Menschen sind nicht gewiß, wes Geschlechts sie sind. Die Unsicherheit über Sinn und Bedeutung der Geschlechtsunterschiede hat enorm zugenommen. Angesichts der kulturell irritierten Alternativgeschlechtlichkeit, angesichts einer gewaltig angewachsenen kulturellen Geschlechtsbrüchigkeit stehen Theoretiker und Therapeuten vor der Unmöglichkeit, individuelle pathologische Entwicklungen von allgemeinen pathogenen Prozessen zu trennen.

Die Medizin schließlich hat ihre gegenwärtige Praxis aus ethischen Gründen radikal in Frage zu stellen. Sie muß darüber nachdenken, ob sie in der Nähe von sogenannter Psychochirurgie zu operieren wirklich verantworten kann. Dabei wird ihr die Skepsis helfen können, die sich endlich auch in den USA artikuliert, bei uns dagegen schon lange (vgl. z.B. Mitscherlich 1950, 1950/51; Belli 1978; Raymond 1979; Churcher 1980; Springer 1981; Burzig 1982; Meyenburg und Ihlenfeld 1982; Reiche 1984). Denn wie gesagt: Irreversible körperliche Eingriffe dürfen nicht der Medizin letzter Schluß sein. Der Transsexualismus ist eine seelische Erkrankung und gehört daher mit seelischen Mitteln behandelt. Daß das bisher nur sehr selten mit Erfolg möglich war, liegt gewiß auch an den Therapeuten, die sich, von den Patienten gedrängt und wirksamer psychotherapeutischer Mittel bar, an eine Art Notfalltherapie, die von Anfang an eine Verzweiflungstat beider, des Therapeuten und des Patienten, war, mehr und mehr gewöhnt haben.

Nachtrag

Am 16.3.1982 hat der Erste Senat des Bundesverfassungsgerichts beschlossen (1 BvR 938/81): »§ 8 Abs. 1 Nr. 1 des Transsexuellengesetzes verstößt gegen Art. 3 Abs. 1 GG, soweit bei einem Transsexuellen unter 25 Jahren trotz Durchführung einer geschlechtsumwandelnden Operation und Erfüllung der übrigen gesetzlichen Voraussetzungen die personenstandsrechtliche Feststellung der Zugehörigkeit zu dem anderen Geschlecht ausgeschlossen ist.« Die im Gesetz festgelegte Altersgrenze von 25 Jahren ist also für die »große Lösung« als nichtig erklärt worden, nicht aber für die »kleine Lösung«. Wenn genitalkorrigierende Operationen bereits vorgenommen worden sind, soll die Personenstandsänderung unabhängig vom Alter möglich sein. Würde der Gesetzgeber derartige Operationen an noch nicht 25jährigen verbieten, könnte er nach Auffassung des Bundesverfassungsgerichts auch für die »große Lösung« die Altersgrenze von 25 Jahren wieder einführen.

Nach meinem Dafürhalten brächte das jedoch das Transsexuellengesetz gerade um jene Zurückhaltung, welche es im Augenblick noch auszeichnet.

Therapie und Politik

Alle Gesellschaftsmitglieder sind gestört. Alle werden behandelt. Jeder Patient hat seinen Therapeuten, jeder Therapeut seinen Supervisor, jeder Supervisor seinen Kontrolleur, jeder Kontrolleur seinen Programmierer, jeder Programmierer ist Patient, viele Patienten sind Therapeuten, jeder Therapeut ist Patient, alle werden überprüft. Das Bundeskontrollamt (BKA) speichert die seelischen Rohdaten und koordiniert die Einsatzpläne. Die Bundesanstalt für freie Marktwirtschaft (BFM) entwirft und modifiziert die Therapieziele und Erfolgskontrollen. Das Bundesgenesungsamt (BGA) bewertet Effizienz und Ethik der einzelnen Techniken. Der Bundestherapiehof (BTH) entscheidet in letzter Instanz über Streitigkeiten zwischen den Therapieparteien. Der Deutsche Therapiedienst (DTD) berichtet täglich im Anschluß an die Tagesschau über die Eingriffe von morgen. Die Therapeut-Patient-Beziehungen haben die alten Geschlechter- und Liebesbeziehungen abgelöst. Die Therapeuten sind Arbeits- und Sozialamt, Ermittlungs- und Strafbehörde. Ein Beratungsnetz ist übers Land geworfen. Hatte es mit Selbstmordhilfe und Schwangerschaftskonfliktberatung einst begonnen, sind inzwischen alle Lücken geschlossen. Das Programm reicht vom Biofeedback im Mutterleib bis zum Kommunikationstraining beim Sterben. Die Therapieketten sind wie Massa und Quelle. Sie haben auslaufende Modelle oder leicht verderbliche Techniken im Angebot, sie versenden Frühjahrs- und Herbstkataloge. Auch die Psychoanalyse ist schon längst ein Volksnahrungsmittel und der Gemeinde ganz nah. Die Therapiekosten werden vom Lohn einbehalten.

Der Lebensprozeß als Therapieprozeß, Therapievollzug wie Strafvollzug, therapeutische statt sozialer Bewegung, die Gesellschaftsformation als Krankheit – das klingt absurd und ist es auch. Doch die Tendenzen sind seit Jahrzehnten vorhanden, und vieles von dem, was so verrückt klingt, wird seit langem gedacht, liegt als Programm vor oder wurde bereits teilweise realisiert, namentlich in den USA, die uns in allem Fatalen durchschnittlich um zehn Jahre voraus sind. Dort bieten

Verhaltensforscher, Psychologen und Neurophysiologen ihre Errungenschaften schon längst zum massenhaften Zurechtformen, Lenken und Kontrollieren der Menschen an. Ihr Ziel ist die »psychozivilisierte« Gesellschaft. Ihre Objekte sind »gewalttätige« Hausfrauen bereits ebenso wie »aufsässige« Gefangene.

Und hierzulande? Ist die auf den ersten Blick so absurd erscheinende Therapeutifizierung des Lebens einfach von der Hand zu weisen? Schließlich sind wir alle Patienten, nicht nur die Alkoholiker, Drogenabhängigen, Einsamen, Autoaggressiven, Magen-, Herz-, Blutdruckkranken, die Arbeitslosen, die mißhandelten Kinder und Frauen, die Gefangenen, Angestellten, Epileptiker, Alten, Beamten, Funktionäre. Probleme haben wir alle, Mißfunktionen, Körperschmerzen, eingeklemmte Gefühle und soziale Leere. (Während ich das schreibe, berichtet die »Frankfurter Rundschau« am 5. März 1980 über eine Untersuchung, nach der von 1300 Polizisten im Wechselschichtdienst 49 Prozent über Rücken-, 41 Prozent über Magen- und Bauch-, 33 Prozent über Glieder-, 29 Prozent über Kopf- und 18 Prozent über Herzschmerzen klagten; von 350 Polizeibeamten wurden über 70 Prozent aus Krankheitsgründen vorzeitig pensioniert.) Und ein Therapeut als Weggenosse, der uns ernst nimmt und immer da ist, täte uns allen gut. Wo dienten Psychotherapeuten, die mehr als Roboter sind, nicht der Menschlichkeit? In den Anstalten, Behörden, Fabriken, Airports, Bahnhöfen, Kaufhallen, Kasernen, Ehen, Kindergärten, Wohnblocks, Parteien, Gewerkschaften?

Ganz so verwunderlich ist die Psychowelle, die wir gerade erleben, sind der heutige Psychologismus und Therapismus, das Aufschießen der Psychosekten und Heilsbotschaften nicht, die Regression, die Infantilisierung, die Unterwerfung, die kleine Innerlichkeit gegen die große Politik, die Gesellschaftsferne, die rationale Irrationalität der einzelnen gegen die irrationale Rationalität des Ganzen. Gibt es nicht genug Unglück, die Endzeit zu ersehnen? Gibt es nicht genug Elend, den Erlöser zu erhoffen? Gibt es nicht genug Schwäche, einen Halt zu suchen? Gibt es nicht genug Einsamkeit, einem anderen zu folgen? Gibt es nicht genug Mutlosigkeit, Hoffnung auszuleihen? Gibt es nicht genug Vergesellschaftung, im Individuellen das Andere zu erzwingen?

Geht der objektive Zug immer rasender auf die totale Katastrophe, wird die Umwälzung des Ganzen objektiv immer dringlicher, scheint die Sinnfrage gesellschaftlich entschieden, weil nicht gestellt oder immer gleich, quasi naturgesetzlich beantwortet, bieten Irrlehren und die

Reise nach innen einen Schutz, täuschen Sinn und Erfüllung vor, können Therapien wie Drogen benutzt werden, zumal Psychopharmaka und Elektroschocks, Konsum und Sex nicht mehr viel fruchten. Man kann auch sagen: Wenn es draußen friert, wärmt man sich drinnen. Das ist menschlich und uns seit Jahrtausenden bekannt. In der vergesellschafteten Gesellschaft bleibt es aber ein Stück der allgemeinen Verblendung.

Der gegenwärtigen Psychowelle ist es schon längst wie der ausgewaberten Sexwelle ergangen, der sie erst auf der Ferse folgte und die sie dann ablöste: kleiner Aufbruch, große Beigabe. Was einmal kritisch begann, ist inzwischen restaurativ umgebogen worden. Erinnern wir uns. Ende der 60er, Anfang der 70er Jahre kamen Psychiatrie, Psychologie und Psychotherapie merklich in Bewegung. Jüngere Wissenschaftler legten historische Analysen vor, klatschen den Schockpsychiatern und Madenpsychologen ihre Ideologie ins Gesicht, rissen ihnen die Masken der Menschenfreundlichkeit herunter, benannten ihre gesellschaftliche Funktion. Klaus Dörner (1969) schrieb »Bürger und Irre«, Erich Wulff (1972) »Psychiatrie und Klassengesellschaft«. Ärzte und Patienten suchten neue Wege, einige sahen Therapie als politische Praxis. Kreise, Verbände, Gesellschaften wurden gegründet. Die Misere der psychiatrisch-psychotherapeutischen Versorgung konnte nachgelesen werden, in Serie. Die Schulpsychologie wähnte sich zur Behandlung seelischer Erkrankungen befähigt, rief erst eine Wende und dann die Generalmobilmachung aus. Sie vervielfachte die Anzahl ihrer Stühle, Diplome, Zertifikate, Organisationen, Techniken, Theorien und Praxen. Der Bundestag bestellte eine »Enquête über die Lage der Psychiatrie in der Bundesrepublik« und begann, ein Psychotherapeutengesetz vorzubereiten. Gewerkschaften und linke Mediziner hatten schon Reformvorschläge unterbreitet. Das Ausbildungsgesetz für Ärzte war bereits modernisiert worden: Jeder Medizinstudent kam jetzt geregelt mit Psycho- und Soziologischem in Berührung. Neurosen durften offiziell beim Namen genannt und dann noch tiefenpsychologisch von Gesetzes wegen behandelt werden. Wirklich unerhört!

Und wie sieht es heute aus? Das Elend mit der Psyche, das zwei »Kursbüchern« den Titel gab, ist regierungsamtlich. Aufgelistet und statistisch fortgeschrieben, ist halb gebannt. Derweil betreibt die Anstaltspsychiatrie fast überall ihr trauriges Geschäft weiter - ohn' Aug', ohn' Ohr, ohn' Zahn, ohn' alles. Unter ihrem Schutz können sich alte inhumane Torturen auf neuem technologischen Stand entfalten (vgl.

z.B. Sigusch 1977). Von Reformen, die nicht reformistisch sind, keine Spur. Nicht einmal der revidierbarste Nachlaß der Nazi-Diktatur ist beseitigt worden. (Ich denke hier z.B. an den sog. Halbierungserlaß von 1941, nach dem die RVO-Kassen bei Psychiatrie-Patienten nur die Hälfte des sonst üblichen Pflegesatzes tragen; vgl. dazu und zur Problematik insgesamt die Denkschrift »Holocaust und die Psychiatrie« der Deutschen Gesellschaft für Soziale Psychiatrie, vorgelegt zum 1. September 1979). Gegenpsychiatrische Versuche sind vom Staatsapparat zerschlagen worden oder haben sich verrannt. Ausbildung und klinische Praxis der Medizin sind ungebrochen am Ideal der sog. Naturwissenschaften orientiert; alles andere ist bestenfalls schmückendes Beiwerk. Die ständischen Psychologen-Verbände (vgl. z.B. Henkel und Roer 1975) haben kein anderes Interesse gezeigt, als den Ärzten gleichgestellt zu werden, als allein mit ihnen die Pfründe zu teilen: staatliche Anerkennung als Heilberuf, Liquidation der Leistungen im Rahmen der gesetzlichen Krankenversicherung, öffentlich-rechtliches Kammerwesen, eigene Gerichtsbarkeit, Spezialistenzucht, Verteilung der von den Versicherten aufgebrachten Gelder in eigener Regie, freie Therapie, freie Methode, freie Niederlassung, freie Praxis, freie Marktwirtschaft.

Vor allem von der bis dahin bemerkenswert menschenfernen Schulpsychologie ist inzwischen ein Wust von therapeutischen Techniken präsentiert worden. Gab es schon vor zehn Jahren Hunderte von therapeutischen Schulen und Tausende von speziellen Behandlungstechniken, so ist heute die Verwirrung perfekt. Jedes Jahr werden Richtungen und Varianten auf den Markt geworfen: Primär- oder Urschrei-, Gestalt-, Kommunikations-, Gefühls-, Realitäts-, Erkenntnis-, Identitäts-, Implosions-, Fokal-, Flash-, Partner-, Familien-, Gruppentherapie, Sensitivitäts-, Kreativitäts-, Meditationsübungen, rationale (RPT), rational-emotive (RET), transpersonale, humanistische, positive, kreative, integrative Therapie, Rollenspiel, Selbsthilfe, Selbstdarstellung, Selbstkontrolltechniken, Musik-, Art-, Tanz-, Farb-, Geruchs-, Leibtherapie, Aktionsanalyse, Transaktionsanalyse, TZI, Biofeedback, Videofeedback usw. usf. Hinzu kommen die Kombinationen, jede mit jeder und jede mit allem. Wer die Zeitschrift »psychologie heute« liest, ist beinahe auf dem laufenden. Hinzu kommen die reinen Privatwissenschaftler, Geldschneider, Lazzaroni, Maquereaus und Heilerpersönlichkeiten, die ihren Mummenschanz auch wissenschaftlich zu drapieren suchen. Jenseits von Allopathie und Schulpsychologie schließlich haben Homöopathie, Chiropraktik und Akupunktur samt Moxibustion, Baunscheithieren, Aurikulotherapie oder Akupressur, Schröpfen, Egeln und Pflastern, Kräuter- und Ozontherapie, Aderlaß und Exorzismus, Besprechen, Magnetismus und dergleichen einen enormen Aufschwung erlebt oder konnten überdauern.

Der Trend der sogenannten Psychotherapien ist eindeutig: möglichst schnell oder massiert, möglichst nur den »Herd« oder mehrere auf einmal behandeln. Alle »klassischen« Richtungen sind beteiligt: ungebremst die Lernpsychologie mit ihren Verhaltensmodifikationen, etwas verhaltener die Tiefenpsychologie mit ihrem Königsweg, der Psychoanalyse. Viele Techniken sind auf den ersten Blick menschenfeindlich: sog. Aversions-»Therapien« mit elektrischem Strom und Brechmitteln, automatisierte und Computer-»Therapien«, Marathon- oder Massenpraxis. Bedenkt man das, hat man die finalen Heilkünste und das schier unerschöpfliche Arsenal schulmedizinischer Waffen schwersten Kalibers vorm Auge, erscheinen verbreitete Naturheilverfahren als nützlich bis harmlos, weil ohne unmittelbare körperliche Wirkung, aber von solcher, die man mechanische, naive, mystizistische oder ungewollte Psychotherapie nennen könnte.

Das Reden vom Siegeszug der Psychotherapie ist Gerede. Es soll uns in die Irre führen oder kommt aus jenen fragwürdig privilegierten Großstadtzirkeln, die der Vision von der Durchtherapeutifizierung des Lebens in der Tat sehr nahe sind. Alle »neuen« Therapien sind Abklatsch erprobter, modisches Zeug, wirkungslos, schädlich oder lebensunfähig, nichts als Sirenengesang oder Ausfluß von Sektierertum, bestenfalls Schmalspurvariationen alter Methoden, schlimmstenfalls ein kriminelles Geschäft. Die psychotherapeutische Versorgung der Bevölkerung, selber ein zweischneidiger Maßstab, ist in keiner Hinsicht verbessert worden. Nimmt man das Menschenbild und die Ziele der »neuen« Therapien beim Wort, ist in jeder Hinsicht das Gegenteil der Fall: Auf eine subjektiv niederträchtige, objektiv gesellschaftskonforme Weise dümpeln sie die Not der Menschen. Sie reden von Freiheit, Autonomie, Selbstbestimmung und sind doch nur Geseire und Bandage, unwahrer als Fußzonenreflextherapie, Ballspiele, Dampfbad oder Fangopackung bei seelischen Leiden. Sie sagen, sie nähmen die Menschen ernst, und tun es doch nicht.

Ihr Ziel ist Anpassung, manchmal auf den ersten Blick kaschiert, am Ende ohne Wenn und Aber. Sie meinen die funktionierende Person, falsch versöhnt mit der unversöhnten Welt. Sie wollen einem zeitgemäßen Typ auf die Sprünge helfen, der den objektiven Gang reflexartig widerspiegelt. Das gilt letztendlich für alle Psychotechniken, die heute kursieren: ob sie nun einzelne Defekte reparieren oder, Vertrauen einflößend und Solidarität versprechend, Identität und Homöostase erreichen wollen (Rogers, Perls, Synanon usw.) oder außeralltägliche Gemütszustände wie »Betroffenheit« rituell in sog. Encounter-Gruppen zu erzeugen suchen.

Die Vorreiter und Anführer dieser Techniken sind der experimentellen Lernpsychologie verpflichtet, die ihr Bild vom Menschen an der Ratte gewonnen hat. Ihre Reiz-Reaktions-Psychologie ist bei Spulwürmern ebenso wie beim Menschen anzuwenden. Ohne ihre »Anthropologie«, die harmonisch durchschlug, weil sie mit der gesellschaftlichen Manier des Fetischisierens d'accord ist, wäre es vielleicht noch nicht ganz so reibungslos möglich, *das* zu psychologisieren und scheinbar auf eine höhere Erkenntnisebene zu heben, was zuvor biologisiert worden ist. Der letzte Schrei dieser Psychologie, ihre »kognitive Wende«, ihr »Anerkennen innerer Prozesse«, ihr andernorts aufgeschnapptes »Konzert vom Selbst«, ist ebenso banal wie vergeblich. Immer muß erst der Mensch gedanklich in Stücke zerschlagen werden, damit anschließend seine Funktionsteile repariert werden können. Was uns schließlich objektive Realität ist, reißen sie in ein Schattenreich von Verhaltens- und Kommunikationsimmanenz. So werden Menschen zu nützlichen Mitgliedern des destruktiven Ganzen trainiert, nachdem sie ermutigt bis genötigt worden sind, Seelisches aus sich herauszulassen.

Ginge es bei all dem nur ums heilkundliche Geschäft, um falsches Bewußtsein dort, wo nie ein anderes war, könnte man sich schnell beruhigen. Der Psychoboom hat aber auch intellektuelle und studentische Kreise erfaßt (vgl. Bopp 1979), denen es Ende der 60er Jahre um mehr ging, die politisch protestierten. Heute triefen diese Kreise vor Seelischem, wälzen sich in der Beziehungskiste, sind für jedes gruppendynamische Experiment, für jeden Wochenendpsychoworkshop, für Kommunikations- und Rollenspiele zu haben. Sie fallen auf therapeutische und wissenschaftliche Sekten herein und reisen bis nach Poona. Die ehedem gesellschaftskritischen Studenten läsen nur noch Tolkien und Castaneda, schreibt die »Frankfurter Allgemeine«: »Marx ist passé. Ebenso die Frankfurter Schule, Adorno, Habermas, die Epigonen«. Dem meint der Syndikat-Verlag mit seiner »Bestenliste« widersprechen zu können (alles laut einer Annonce des Syndikat-Verlages im Kursbuch 55, 1979). Darauf stehen Bücher wie Thomas Ziehes »Pubertät und Narzißmus«.

War das Wiederentdecken des »subjektiven Faktors«, war der Versuch, Theorien der Gesellschaft mit solchen des Subjekts zu vermitteln, kritisch gemeint, erblindete bald ein Auge. Erst war »Neurose und Klassenkampf«, dann die »Angst im Kapitalismus«, dann das »Lernziel Solidarität« ein Hit, bis der Psychoanalytiker Horst Eberhard Richter (1979) die ganze »moderne westliche Zivilisation als psychosoziale Störung« begriff und die Überwindung »des Gotteskomplexes« zur »Überlebensfrage der Gesellschaft« erklärte. Jetzt können Liberale gütig tun. Die Gesellschaft ist in Problemfelder parzelliert, Familie, Schule, Obdachlose, Behinderte usw., der kritische Impuls ins Sozialstaatsillusionäre umgebogen. Wer für die Hilfen nicht taugt, wer trotz der »engmaschig geknüpften Beratungsnetze« und »Therapieketten« nicht spurt, wer »der Formel ›Therapie statt Strafe‹« nicht gerecht werden kann, muß sich allerdings darauf einstellen, als »auf Dauer Therapieunwilliger« von Staats wegen »untergebracht« zu werden - »etwa im Sinne einer ›Sicherungsverwahrung‹« (Bericht der Frankfurter Rundschau vom 15. März 1980 über staatliche Behandlungsprogramme). Endlich ist die lästige, nie durchschaute Kritik der politischen Ökonomie abgeschlagen. Gesellschaftliche Antagonismen und soziale Konflikte imponieren als psychische, die internationale Lage muß auch psychopathologisch gesehen werden. »Rückschläge der Entspannungspolitik, was sie auch immer sonst für Gründe haben mögen, sind zugleich ein Zeugnis für unser aller soziale Unreife«, sagt der erwähnte Psychoanalytiker (zit. n. Frankfurter Rundschau vom 3. März 1980) bei der Annahme eines Preises.

Der »neue« Irrationalismus durchzieht inzwischen alle Wissenschaften von der Philosophie und der Erkenntnis- und Wissenschaftstheorie über die Literaturwissenschaften bis zur Ethnologie und Psychoanalyse. Die schwarzen Schlammfluten des Okkultismus, von denen Freud irgendwo sprach, sind wieder angestiegen. Die immer hoffnungslosere Suche nach dem historischen Subjekt in der eigenen Formation, nach den Kräften des Humanen, Möglichen, Anderen im Weltgeschehen hat merkliche Teile mehrerer Generationen in Mystik getrieben, allerdings meist in bloß innere, gar nicht mehr chiliastische. Hegels Kritik an Böhme kann sie daher ebensowenig erreichen wie Blochs Insistieren auf dem Noch-Nicht gegen das Nicht-Mehr.

Nichts fällt heraus. Der heutige Irrationalismus entzieht sich nur dem Schein nach der objekten Rationalität. Wie er realer Ausdruck ihrer fatalen Gewalt ist, wie er gesellschaftliche Art des Denkens bleibt -

ob nun »Lohn-Preis-Spirale« oder »Gotteskomplex«, die allgemeinen Mystifikationen sind der Form nach Legion -, so läuft der neue Therapismus objektiv aufs soziale Eingliedern und subjektive Pazifizieren hinaus, letztlich auf die Illusion: Antagonismen könnten wegtherapiert werden. Ist das eine therapeutisch geboten, wenn es ums individuelle Überleben geht, führt das andere politisch in die Irre. Während heute Psychosoziale und Liberale alles und jeden behandeln wollen und dadurch politische Kämpfe und Entscheidungen behindern, kam die Gegenpsychiatrie vom anderen Ende her. Heute wird Politik in Sozio- und Psychotherapie aufgelöst. Damals ging therapeutische direkt in politische Aktion über. Beidem gemeinsam ist der theoretisch-praktische Trugschluß: daß der Kapitalismus eine Krankheit sei, die man behandeln könne. Gerade von den gegenpsychiatrischen Versuchen aber könnten wir heute lernen, inwiefern Therapie und Politik zwei verschiedene Dinge sind, die weder zusammenfallen können noch dürfen.

Denken wir zurück. Die Anti-Psychiatrie (vgl. bes. Laing 1969; Cooper 1971) ging von der Erfahrung des Individuums aus, von der totalen Entfremdung. Historisch entleert, erschien Entfremdung als ontologische Kategorie, als existentielle Seinsbedingung à la Sartre. Nur die »Reise« von außen nach innen und von innen nach außen sollte sie aufheben können: »von irdischer Zeit in äonische«, »von kosmischer Fötalisierung zur existentiellen Wiedergeburt« - mit Hilfe »Erfahrener«. Laing schrieb dazu: »In der Psychiatrie würde das heißen: Ex-Patienten helfen zukünftigen Patienten, verrückt zu werden (Laing 1969, S. 117). Alle Therapie wurde schließlich negiert, auf Krankheitstheorie verzichtet. Rollenverhalten sollte total beseitigt, die »wahre« Identität wieder hergestellt werden. Es blieb die Illusion, eine Gesellschaft ohne Entfremdung durch die »Reise nach innen« jedes einzelnen summativ herstellen zu können.

Auch der Meta-Psychiatrie (vgl. bes. Basaglia 1973) war das Verhältnis von Individuum und Gesellschaft nicht konkret vermittelt, blieb die bestimmte Gesellschaftsformation abstrakt, mißrieten Erscheinungen zum Wesen. Nach Basaglia bestimmten Gewalt und Ausschluß »jede mögliche Beziehung in unserer Gesellschaft«. Familie, Schule, Fabrik, Universität und Krankenhaus waren ihm »Institutionen, die auf einer strengen Rollenverteilung gründen, nämlich der genau festgelegten Arbeitsteilung« (1973, S. 124). Schon solche Begriffsbenutzung und -konfusion qualifiziert diese Art von Gesellschaftskritik, die der positivistischen Soziologie ihrer Zeit zu nahe blieb, der die hiesige Gesellschaftsformation nur ein abstrakter Rollen-, Herrschafts- und Verwaltungszusammenhang war. Die Ausgeschlossenen, die seelisch Kranken, die sozialen Randgruppen wurden der Meta-Psychiatrie zum revolutionären Subjekt, zum Träger der gesellschaftlichen Bewegung. Klassenbewußtsein konstituierte sich ihr aus psychischem (und materiellem) Elend, die soziale Revolution verkleinerte sich ihr zur Revolutionierung der Normen, Werte und Rollen.

In der BRD unternahm das Heidelberger »Sozialistische Patientenkollektiv« (SPK) den bald vom Staatsapparat zerschlagenen Versuch, Therapie in politische Praxis zu überführen. Dieser Gruppe erschien Ausbeutung als der Krankheitsproduzent, Kapitalismus wurde mit Krankheit und Krankheit mit Kapitalismus gleichgesetzt. Als »die jetzige, spürbarste Erscheinungsform der Ausbeutung« wurde Krankheit »einerseits Produktivkraft, andererseits, als Identität von Produktion und Destruktion, Begriff der Produktionsverhältnisse. Der Grundwiderspruch von Produktivkräften und Produktionsverhältnissen ist also so aufzufassen, daß die Krankheit die umfassende Notwendigkeit ist, die ihr eigenes Gegenteil produziert, die Revolution. Die Kranken sind somit an sich und als bewußt Leidende für sich die revolutionäre Klasse« (Dokumentation 1971, S. 144, 207). Das SPK ist durch seinen »konsequenten Kampf gegen die mörderischen Verhältnisse zum Feind all derer geworden, die sich noch mit allem oder auch nur wenigem im Kapitalismus abfinden, noch glauben, irgendwelche ›Privilegien‹ und ›individuellen‹ Spielräume verlieren zu können. Wer sich nicht als totales Objekt der Verhältnisse begreift und nicht aus subjektivem Leidensdruck den revolutionären Kampf führt, sich also gegen die dialektische Theorie und Praxis stellt, übt Verrat an der Revolution und damit an sich selbst als bewußtloser Sklave des Kapitals« (ebd, S. 144 f.). Diesmal also ist Krankheit das Wesen des Kapitalismus. Entsprechend erscheint »der Grundwiderspruch«, der wie alle Widersprüche der hiesigen Gesellschaftsformation nur über individuelles Leid zu erfahren ist. Die Masse der Kranken wird zum »Proletariat«, und Heilung kann nur die Revolution der Kranken bringen. Therapie und politische Aktion sind identisch.

Sah die Gegenpsychiatrie noch irgendwie aufs Ganze, auch wenn sie einzelne Momente der gesellschaftlichen Realität als Totalität annahm, hat der laufende Therapismus einzig sein Netzwerk vorm Auge. Entfremdung, Ausschluß, Gewalt und Ausbeutung sind ihm keine Kategorien. Seine Devise lautet: Der Klient muß funktionieren, koste es, was es wolle. Kommt es hoch, hat er statt der Dysfunktion ein Leidensgefühl im Visier, geht es tief her, macht er sich auf die Reise nach innen, die allerdings schon am ersten Rangierbahnhof zum Stillstand zu kommen pflegt, läßt man die Psychoanalyse einmal außer Betracht. Das Wesen des Kapitalismus, das Verhältnis von therapeutischer und politischer Praxis, von seelischer Krankheit und sozialer Bewegung interessiert ihn nicht. Sein betörendstes Credo heißt Sozialstaat. So wurde der Aufschrei ins Psychosoziale umgebogen: Was wollt Ihr denn, für uns sind ja alle Störungen psychogen, wir nehmen die Familie als Patient und das Milieu dazu.

Vor diesen Therapisten muß man wieder alles verteidigen: Biologie, Psychoanalyse, Gesellschaftstheorie. Unter ihren Lippenbekenntnissen, durch ihre Rundumberatungen zerfließt alles. Sie operieren mit der Hoffnung auf Befriedung dort, wo es weder das eine noch das andere geben kann. Sie entwickeln sich zur Wiederaufbereitungsanlage, zum Entsorgungspark, zur Sinngebungsmaschinerie und Besänftigungsinstanz. Ihre Aktivitäten, in gesellschaftlichem Maßstab gedacht, laufen auf neue Kontrollsysteme hinaus, nachdem die alten längst anachronistisch geworden und die Voraussetzungen für neue ideologisch ebenso wie elektronisch gelegt sind. Konnte man, jedenfalls aus höherer Schicht, den Gefängnissen und Anstalten noch entwischen, verstopft der neue Therapismus alle Löcher: neben jedes Kind einen Sexualpädagogen, an alle Schulen einen Drogenkontaktlehrer, in jede Stadt eine sexuelle Zentralambulanz, die frühe Kindheit jedes Terroristen durchforstet, Atomkraft- und Raketengegner wie Sinti und Roma beraten, Ehepaare wie Exhibitionisten in Programmen erfaßt, Frauen- und Männergruppen gebildet, die Verfassungsschützer in Balint-Seminare, die Manager zum Sensibilitätstraining, die Hausfrauen durchs Radio gerichtet: Schöner Psycho-Staat.

Kritische Autoren haben Psycho- und Psychotherapieboom auf diverse »soziokulturelle Prozesse« zurückgeführt (vgl. z.B. Nagel und Seifert 1979). So war die Rede von der Tendenz des Spätkapitalismus, krasse Widersprüche zu umgehen, sanfte Methoden der Krisensteuerung und Sozialkontrolle zu entwickeln. Oder davon, daß die »Psycho-Industrie« die »wahren« Bedürfnisse freizulegen und Glück zu finden verspricht, wobei allerdings jedes Therapiekonzept sein eigenes »Subjekt « erst vorfabriziert, um dann sagen zu können, was es wiederzufinden beabsichtigt. Oder es war die Rede von der sog. Legitimationskrise, also davon, daß die Institutionen, angefangen bei Familie und Schule, zunehmend außerstande sind, den Menschen einen Sinn fürs Leben zu liefern. Ist der Psychotherapeut in der einen Sicht eher Polizist, wird er in der anderen zum Priester.

Solche Interpretationen haben einiges für sich, treffen aber nicht das Ganze. Ebenso fragmentarisch bleibt der analytische Rückgriff auf kurzfristige oder gar aktuelle ökonomische Entwicklungen. Schlägt extensive in intensive Mehrwertproduktion um, wie für die 60er Jahre beschrieben (vgl. z.H. Henkel und Roer 1975), wird die Arbeitsproduktivität gesteigert, die Intensifikation der Arbeit erhöht, nehmen Automatisierung, Mechanisierung, Arbeitsteilung, Teil-, Nacht- und Schichtarbeit zu, wird die Arbeit immer monotoner, inhaltsleerer, anonymer, wächst die Arbeitshetze, die Angst vor der Dequalifikation durch neue Lohnsysteme nach Maßgabe von REFA, MTM usw., vor dem Verlust des Arbeitsplatzes, nimmt durch solche Veränderungen der Lohnarbeit und ihre Folgen in der Sphäre der Reproduktion die seelische Belastung enorm zu und zeigt sich das an einer unübersehbaren Zunahme dessen, was Krankheit genannt wird, zählt für Kapital und Staat letztendlich nur dies: Ist eine Reservearmee ausreichend qualifizierter, ruhiggestellter und »gesunder« Arbeitskräfte vorhanden? Kann die Massenarbeitslosigkeit kurzfristig, also bis zur nächsten Profit- und Legislaturperiode gemanagt werden? Falls ja, bleiben Beratung und Therapie humanelndes Beiwerk, und die Frage der Menschen nach dem Sinn des Lebens wird auf sie aus breiteren als ökonomischen und staatspolitischen Gründen abgeschoben. Falls nicht, kann es, nach dem unumgänglichen Hin und Her, in großem Maßstab auf Verhaltensmodifikation und psychoanalytische Psychotherapie, auf Sozialpsychiatrie und Psychosomatik, auf Beratungspsychologie und -soziologie hinauslaufen. Imponieren wird das dann als Humanisierung der Arbeit und des Lebens. Dabei hat sich nur eine zweckvolle Maßnahme durchgesetzt: Die Behandlungskosten sind geringer als die Verluste durch Ausfall und Verschlechterung der Produktion und auch als die oft völlig deplacierten Interventionen der Körpermedizin. Überdies sind die Beschäftigungslosen beschäftigt, »Berater« und »Therapeuten« ebenso wie »Patienten«, die Hinausgeworfenen wieder hineingeworfen, die Frage nach der Not und dem Sinn im Leben ist wieder unter Kontrolle: standes- und gewerkschaftsmäßig, psychosozial und sozialstaatlich - sofern das dann noch intendiert ist.

Wird die warenproduzierende Tauschgesellschaft, in der wir leben, zur krankheits- und psychotherapieproduzierenden Konfliktgesellschaft umgedacht, ist das falsches Bewußtsein und enthält Richtiges zugleich. Sind Individuum und Gesellschaft ebenso entzweit wie zusammengebrannt, ist die Separation des inneren vom äußeren Leben richtig und unrichtig zugleich. Richtig, weil die Differenz alles andere als ein Hirngespinst ist; weil sie mehr von der gesellschaftlichen Trennung auszudrücken vermag als die beflissene Hereinnahme von »Umwelt« und »gesellschaftlichen Faktoren« in Theorien und Therapien nach der Manier der pluralistischen Synthese; weil sie, auch wenn sie es nicht will, den Primat des Ökonomischen anerkennt und die seelischen Äußerungen als das behandelt, was sie sind: als individuelle belanglos, als kollektive Öl oder Sand im Getriebe der objektiven Maschinerie. Unrichtig, weil die Separation eine treffende Theorie der Gesellschaft unterläuft; weil den Subjekten kategorial und nicht nur vorübergehend eine solistisch-einzigartige Beschaffenheit unterstellt wird, obgleich doch die Objektivität, hinter ihnen sich vollziehend, ohne sie nicht zu denken ist; weil das Seelenleben keine Krypte des Besonderen ist, die ganz und gar oder je nach dem vom Allgemeinen verschont wird oder sich künstlich abschotten läßt. Adorno (GS, Bd. 8) hat das alles übrigens schon vor 25 Jahren radikal durchdacht.

Warum aber wird heute mancherseits mit so viel Behagen auf dem Psychologischen insistiert? Kant und Hegel hatten das, was wir heute Psychologie nennen und was als eigene Disziplin blutjung ist, gegenüber der transzendentalen Sphäre, der objektiven des Geistes als zufällig und irrelevant herabgesetzt. In der Tat ist alle Psychologie bürgerlich. Es gibt sie in der vorindividuellen Gesellschaft noch nicht und in der total vergesellschafteten nicht mehr. Heute ist Psychologie außer Kraft gesetzt und in aller Munde – als wenn seelisch noch etwas zu bestellen wäre. Sind die gesellschaftlichen Beziehungen der Menschen wie Bewegungen von Sachen, haben sich zwischen sie Abstraktionen geschoben, bewegen allgemeine Prinzipien das Ganze, ist Psychologie perdu. Dem objektiven Gang bleibt das Seelenleben des einzelnen äußerlich, hat es doch keinen Einfluß auf ihn, entspringt er ihm doch nicht. Insofern kommt der Schrei nach Psychologie aus der Totenlade, ist der Psychoboom ein Dienstleistungsgeschäft und ein Ablenkungsmanöver ebenso wie ein Notruf in historisch bestimmter Gestalt.

Als den Menschen der Logos dieser Formation eingebrannt wurde, standen Selbstbestimmung, individuelle Geschlechtsliebe und Gesellschaftsmoral historisch als Idee und Möglichkeit erstmalig auf dem Plan. Im Leben ist daraus nichts geworden. Als sie sich diesen Logos gegenseitig selber immer wieder aufs neue beibrachten, als sie gesellschaftlich nur noch vermittelt durch den Tausch als Halterung für abstrakt-allgemeine Arbeit zählten, waren ihnen die Produkte ihrer Arbeit längst als leblose, dingliche Realität, als ihr Leben schicksalhaft bestimmend gegenübergetreten. Angesichts der Ideen und Möglichkeiten ist ihnen heute nur gestattet, Notdurft zu verrichten. Klingt jedes Reden über Glück nach Propaganda und Pornografie, hat Moral unterm Kalkül à la Nutzen und Kosten nichts zu finden, scheint der Kampf mit dem Außen entschieden, sticht die alte Phrase, es komme alles auf den Menschen an, in neuem Gewand. Der Kampf ums Innere, der Drang nach innen, »neue« Subjektivität und Rückzug führen sich auf, als gäbe es doch noch ein Seelenheil in einer Welt des Unheils. Je fragwürdiger für viele die Vernunft des Ganzen wird, desto eher können irrationale Momente ihrem Erhalt dienen. Je umfassender die gesellschaftlichen Antagonismen werden, desto nebensächlicher wird der individuelle Konflikt. Je näher die totale Katastrophe rückt, desto fruchtbarer ist der Boden für therapistische Lehren und karitative Dienste. Je wichtiger das individuelle Seelenleben zu sein scheint, desto ferner kann das Verständnis von Gesellschaft rücken. Sind die Menschen »mit sich selber« befaßt, mit ihren »eigenen« Problemen, bleibt ihnen um so weniger Kraft für sich selber, für ihre eigene Not.

In dieser Sicht ist die Psychowelle - wie es die mit ihr verbundene Sexwelle war - ein gewaltiges (und gäbe es den gesellschaftlichen Immanenzzusammenhang in persona: ein raffiniertes) Ablenkungsmanöver. Andererseits ist sie Opposition und Aufschrei, gibt sie zu erkennen: daß sich das nie zu sich gekommene Individuum noch gegen die Vereinnahmung ohne Rest, gegen Automatisierung, Leere, Gleichschaltung zu wehren vermag, daß es nicht ganz und gar unter den objektiven Zug gekommen ist.

In der durchrationalisierten Gesellschaft wird Psychologisches zum Ballast, der den Betriebsfrieden stört und die Friedhofsruhe durchgellt. Werden die alten Bewältigungssysteme damit nicht mehr fertig, obgleich es objektiv geboten ist, und genügen sie ideologisch nicht mehr, müssen neue her. Sind die Zeichen objektiv auf Vernichtung gestellt, bietet sich subjektive Behandlung an. Jetzt werden Ratschläge erteilt, Symptome beseitigt, wird umstrukturiert und verstanden. Die Menschen müssen daran glauben, diesmal als Subjekte genommen zu werden, und sind bloß ein und dasselbe Objekt. Die meisten Beratungs- und Therapieprogramme machen daraus gar kein Hehl, weder theoretisch noch technisch. Sie ringen sich auch keine Vorstellung von der »gesunden«, »vernünftigen«, »reifen« Persönlichkeit ab; ihre Konzepte versuchen nicht, der Wirklichkeit zu widersprechen.

Können die Menschen, vergesellschaftet und vereinzelt ineins, sich nicht in der Gesellschaft und diese nicht in sich erkennen, werden sie in gesellschaftlichem Maßstab abstrakt, als Dinge, von ihrer individuellen Beschaffenheit unabhängig bestimmt, gerät Psychologie zur Pathologie, Seelenkunde zum Verhaltensscreening, Individualtherapie zum Gruppenterror. Wo früher die »Heilung der Gesamtperson« die therapeutische Losung war, wird heute nur noch gesessen und geschrien, gelegen und gerollt. Die Psychologisierung, richtiger jetzt: die Psychopathologisierung und Klinifizierung von Gesellschaft, der das SPK ebenso aufsaß wie der gegenwärtige Psychoboom, ist immer falsches Bewußtsein, das uns in verschiedener Gestalt zu betören sucht. Heute soll die Illusion verfangen, das verdinglichte Leben könne durch Bearbeitung und Analyse des einzelnen vermenschlicht werden, in die zwischenmenschlichen Beziehungen könne Mitmenschlichkeit gebracht werden, unter entfremdeter Arbeit, Liebeseuthanasie, gefrorener Lust, Amoralität und innerer Leere lägen, ganz individuell, Produktivität, Leidenschaft, Genußfähigkeit, Objektkonstanz, volles Gefühl, Anstand und Sitte vergraben, die man nur freizulegen brauche. Wie gehabt: Es komme nur auf den Menschen, auf einen selber an. Der durch und durch individualistische und liberale Begriff des Psychologischen ist die historische Fassung, der Inbegriff dieser Ideologie.

Diese aber drückt objektive Realität aus. Der »neue« Irrationalismus samt Sektiererei läßt die Irrationalität der allgemeinen Rationalität besonders schrill zutage treten und verweist ebenso wie die akademisch-ständische Wende der Psychologie zum Handeln, wie der sozialstaatlich integrierte Therapismus auf die Lage der Individuen unterm alles durchdringenden Tauschwert- und Verstofflichungsprinzip. Die Suche nach dem Anderen, nach Sinn und Glück wird nicht nur übers Individuum abgelenkt, sondern auch auf die gesellschaftliche Tagesordnung gesetzt. Leiden alle, haben alle Störungen, brauchen alle Drogen, sind Angst, Unruhe, Spannung, Depression nicht mehr über den einzelnen zu isolieren, läßt sich nur noch der als »gesund« bezeichnen, der, undurchsichtiger betäubt, schematisch funktioniert, kommen nicht nur flächendeckende Therapiestrategien in Mode. Der alte Krankheitsbegriff ist passé. Wider die gesellschaftliche Ohnmacht der Wahrheit bekräftigt und akzentuiert die Einsicht in den Grad des individuellen Elends jene humanistische Forderung, nach der das Ganze zu stürzen ist, damit es die Menschen in ihm aushalten, ohne massenhaftes Entrücken und Bandagieren.

Grundsätzlich ist Psychotherapie unter hiesigen Lebensverhältnissen - und nur darüber spreche ich - sinnvoll und sinnlos, notwendig und vergeblich, Widerstand und Kapitulation zugleich. So wie niemand das Recht hat, beschädigte Menschen im Namen einer höheren oder zukünftigen Sache vor die Hunde gehen zu lassen, als »revolutionäres Potential« zu verheizen, so kann heute niemand sagen, wer gesund ist, wer nicht behandelt werden sollte. Der junge Mann etwa, der auf dem Weg zu seinem faschistischen Vater einen Migräneanfall bekommt, der Beamte, der immer unter Alkohol steht, der Opel-Arbeiter, dem das Magengeschwür blutig aufbricht, der Jurist, der mit 40 Jahren nicht weiß, ob er homosexuell ist, der Häusermakler, der betrügt, der Verwaltungsangestellte mit dem hohen Blutdruck, der Journalist, der lügt, der Arbeitslose, der depressiv geworden ist? Nimmt man sie gesellschaftlich als »Kranke«, wird der Widerstand psychopathologisiert, werden objektive Widersprüche als subjektive genommen. Betrachten wir sie als »gesund«, sind wir entweder der Ideologie des SPK sehr nahe oder haben uns im Bestehenden eingerichtet.

Auf der Differenz von Therapie und Politik ist nach allen Seiten hin zu insistieren, augenblicklich in unseren Kreisen besonders nach psycholinks und psychosozial. Die hiesigen gesellschaftlichen Verhältnisse werden nicht durch Beratung und Behandlung humanisiert. Einzelne Wissenschaftler und soziale Dienste können nur so menschenfreundlich sein, wie die Verhältnisse es zulassen, wie der objektive Zug es gestattet. Werden ihre Ideen in den Massenmedien propagiert, ihre Techniken massenhaft angewandt und von Amts wegen betrieben, dienen sie schon lückenlos dem destruktiven Ganzen. Der Kapitalismus ist keine Krankheit, die man behandeln könnte. Krankheit ist schon gar nicht sein Wesen. Dieser Gesellschaftsformation kann Psychotherapie ernsthaft nichts anhaben, auch dann nicht, wenn sie sich noch so »revolutionär« oder »kritisch« gibt. Das, was diese Formation zusammenhält und den Verblendungszusammenhang ausmacht, entzieht sich jedem therapeutischen Zugriff. Soziale Bewegungen können nicht durch therapeutische ersetzt werden. So wie die, die als krank zu bezeichnen wir uns angewöhnt haben, nicht *als solche* die Kraft sind, die am Rad der Geschichte dreht, so sind nicht die, die als gesund erscheinen, *als solche* die Träger der sozialen Bewegungen. Der Standpunkt des Allgemeinen und Notwendigen wird nicht von Kranken oder Gesunden vertreten.

Kann Psychotherapie politische Arbeit auch niemals ersetzen, so kann sie doch dazu befähigen. Erst und nur hier ist der Ansatz für die Vermittlung von therapeutischer und politischer Praxis beim einzelnen zu suchen. Werden Symptome, Konflikte, Erkrankungen, die im alltäglichen Leben stark behindern, die das Denken besetzt halten oder dazu zwingen, die Welt wie durch eine Röhre wahrzunehmen, im Verlauf einer Behandlung beseitigt oder abgeschwächt, wird ein Stück Selbstverfügung gewonnen, dessen das Individuum zur politischen Arbeit bedarf. Deren Kategorien und Ziele jedoch sind jenseits aller Therapien zu bestimmen und durchzusetzen. Das, was wir heute gemeinhin als schwere seelische Erkrankung begreifen, ist nicht selten mit zusätzlicher bis weitgehender Unfreiheit im Denken und Handeln verbunden. Die offen oder latent vertretene Vorstellung, ein Patient, der sein Problem erst einmal als in der konkreten historisch-gesellschaftlichen Zurichtung menschlicher Verfassung verwurzelt zu sehen gelernt hat, könne auch nach dieser Einsicht handeln, ist eine Illusion. Auf nichts anderes läuft die Hoffnung hinaus, eine Krankheitstheorie, die den psychophysischen Dualismus überwinde, eine »materialistische« Therapiekonzentration könne die Lebensnot der Menschen erfassen.

Sofern die Patienten ernstgenommen werden, wird das Ergebnis jeder Therapie unter hiesigen Lebensbedingungen prinzipiell zwei Seiten haben: eine, die die reibungslosere, rentablere Vereinnahmung des Individuums bezeichnet, und eine, die der objektiven Irrationalität tendenziell die subjektive Matrize entzieht. Behandlungstechniken, in denen die zweite Seite gar nicht angelegt ist, laufen bestenfalls auf das Beseitigen eines behindernden Symptoms hinaus, häufiger aber auf nichts als Geschäft, Astrologie, Geschwätz oder Agitation. Sie sind umstandslos geeignet, in das staatliche System sozialer Sicherung integriert oder, wie in den USA Programm, in offen menschenverachtender Manier zum Manipulieren und Überwachen benutzt zu werden.

Jene Therapeuten und Patienten aber, deren gemeinsame Arbeit überhaupt noch vom Widerspruch zwischen Eingemeinden und tendenziell Befreien gezeichnet ist, müssen ihn ertragen, solange die Einsicht in die Notwendigkeit der einschneidenden Veränderung der gesellschaftlichen Verhältnisse nicht mit der realen Möglichkeit ihrer Durchsetzung zusammentrifft. Wider die psychosozialen Phrasen und den ebenso kursierenden Kulturpessimismus sollten sie sich wesentlicher Qualitäten der Gattung Mensch bewußt bleiben: der Fähigkeit, die Welt gedanklich erfassen und tätig verändern zu können. Keine Verblendung, keine Verdinglichung schafft sie total aus der Welt.

Prostitution tut not

Über Moral und Politik

In der Stadt, in der ich lebe, haben beherzte Politiker damit begonnen, die Peepshows zu schließen und die Prostitution aus dem Bahnhofsrevier irgendwohin zu verbannen. Ich bin dazu so oft nach meiner Meinung gefragt worden, daß ich sie mir jetzt gebildet habe.

Werden die Äußerungen der Moralpolitiker auf ihren Kern reduziert, dann ergibt sich: Die Prostituierten sind sittlich gefallen, die Bordellbesitzer asozial und kriminell, die Freier haltlos bis tierisch. Es wird also so getan, als sprenge das alles den Rahmen dessen, was Fakt und Sitte ist. Ich denke, das Gegenteil trifft zu.

Beginnen wir mit der Würde der Frau, die die Politiker verletzt sehen, und unterstellen wir, es gäbe sie tatsächlich. Wie sollte entschieden werden, wer entwürdigter ist: die Prostituierten oder die Journalistinnen, Krankenschwestern, Psychologinnen, die wegen einiger kurzweiliger Vorteile ihrem Chef zu Diensten sind? Die Callgirls oder die Frauen am Fließband, auf den Toiletten, bei Latscha an der Kasse, auf dem Laufsteg, vor der Linse, an den Sichtgeräten? Die Peepshow-Frauen oder all die anderen, die sich auch verkaufen müssen, allerdings für weit weniger als 3000,– Mark netto im Monat. In den Peepshows geht es jedenfalls unmittelbarer und sauberer zu als in den Verlagen, Kranken-, Kauf-, Funkhäusern und sonstigen Betrieben, die ich ein wenig kenne. Dort gibt es, sofern überhaupt, eine verlogene Distanz zu den Zwecken, gepaart mit jener impotenten Geilheit der Männer, welche jedem Außenstehenden so widerwärtig ist.

Die, die diese Atmosphäre am Kochen halten, beleidigen tagein, tagaus Frauen mit niederen Blicken und wollen uns weismachen, der türkische Fremdarbeiter, der zur Enthaltsamkeit verdammt ist, werfe sie beim Peeping. Sie inszenieren ein sexistisches Standgericht nach dem anderen, sie stiften, wo es nur geht, zu jeglicher Prostitution an und sorgen sich um die Würde jener Frauen, die es tatsächlich tun. Sie setzen weibliche Körperteile in der Werbung ein und sind betroffen, wenn sich einer so darauf stürzt, wie sie es gerne hätten. Sie treiben die Eros-Center aus der City und ersetzen sie durch Kauf-Handel-Makel-Center. Sie lassen sich von Flick und Flack Bargeld in den Smoking schieben und nennen die schwer verdiente Mark der Prostituierten schmierig.

Man kann, wie Sokrates, die Einsicht gewonnen haben, in ethischen Fragen weit vom Wissen, dem wahren, sicheren und zureichend begründeten, entfernt zu sein und doch, wie er, nicht davor zurückscheuen, Lebensregeln zu sehen wie die: Unrecht leiden ist besser als Unrecht tun.

Auf der sozialen Rangskala stehen WC-Wärterinnen, Dirnen und Fabrikarbeiterinnen am einen Pol, Filmschauspielerinnen, Publizistinnen und Gattinnen gutsituierter Herren am anderen. Die einen gelten als Smer, die anderen als Crème. Oft wird sich nicht einmal entscheiden lassen, wo die Schinderei größer ist. In Bordellen und Peepshows wird von Männern über einen Teil des Körpers der Frau verfügt, in Fabriken und Filmstudios erklärtermaßen über alles: Körper, Seele, Geist. Die Dirne wird oft wie ein Ding behandelt, doch der Filmstar, der sich auf Geheiß des Produzenten alle Zähne ziehen läßt, über dessen Mimik, Figur, Sprechweise, über dessen öffentliches und nichtöffentliches Leben von anderen direkt verfügt wird, ist zum Rohstoff geworden.

Letztendlich läßt sich überhaupt nicht sagen, wer »würdeloser« ist. Existiert die finanzielle Unabhängigkeit der Bankiersgattin in der Form eines Dispositionskredits, verdient sich die Prostituierte ihren Lebensunterhalt selber. Oft ernährt sie noch einen Mann dazu, wider Willen oder gewollt. Es ist fraglich, welche der beiden Frauen sich in lichten Momenten besser fühlt. Muß die Ärztin oder Ingenieurin hundertmal gescheiter, fleißiger und angepaßter sein als ihre männlichen Kollegen (was gleichzeitig gar nicht möglich ist), ohne je bestimmte Positionen erreichen zu können (an welcher unserer Universitäten leitet eine Frau eine Frauenklinik?), verzichtet die Prostituierte auf Karriere und Herrschaftswissen, jedenfalls seit dem Ende des Hetären- und Mätressenwesens. Dabei wissen wenige Frauen so gut wie Prostituierte, am ehesten noch Psychoanalytikerinnen, wie klein und lächerlich das männliche Geschlecht ist, wie dicht die größte Stärke bei der größten Schwäche liegt, wie zusammengeschweißt Normales und Perverses, Gewöhnliches und Ungewöhnliches sind.

Wenn schon würdelos, dann ist es die fabrizierte Dummheit der Gymnasiastin, die sich mit dem Schlager von dem »bißchen Frieden«

einen europäischen Preis ersingt. Als gäbe es das: ein bißchen Krieg, ein bißchen schwanger, ein bißchen moralisch, ein bißchen tot. »Würdelos«, weil dieser Nebel dem verdinglichten Bewußtsein entspricht, demzufolge wir ein bißchen lebendig sind. Wenn schon würdelos, dann ist es der Politiker, der sich von seiner Prostituierten heimlich auspeitschen läßt und öffentlich zur Gewalt gegen Demonstranten aufruft. Oder jener, der seine Ehefrau mit dem entsicherten Gewehr bedroht, weil sie mit einem anderen Mann Blicke getauscht hat. Oder jener, der, obgleich manifest homosexuell, zum Schein vor den Traualtar tritt. Wer tagsüber nadelgestreift und staatstragend daherredet, nachts aber durch die Hurenwinkel streift, wer vor der laufenden Kamera Sauberkeit und Ordnung einklagt und sich von gedungenen Schleppern an der Autobahn unsaubere, unordentliche Tramper als Nachtisch aufgabeln läßt, wer so normal gestört ist, der sollte schweigen, wenn es um Anstand und Sitte geht.

Werden Politiker auf so penetrante Weise objektiv zu Heuchlern und subjektiv zu Toren, ist mancher sammelnder Journalist in der Gefahr, einer bösartigen Phantasie zu erliegen: Jetzt werden alle Stahlschränke geöffnet, es wird schmutzige Wäsche gewaschen, damit alle sehen, von welchen Charakterschweinen sie verwaltet werden.

Bösartig ist diese Phantasie, weil sie der Dimension des Individuellen verfällt. Die Heuchelei aber, die Verblendung ist allgemein. Eine Leiche hat jeder im Keller, sagt der Volksmund. Die Leiche meint das reale Übertreten der sexuellen Tabus und Regeln, ohne das unsere Sexualität gar nicht zu denken wäre. Sie ist mehr oder weniger lebendig. Der Keller steht für das, was lebensgeschichtlich vergangen ist, mehr aber noch für das seelisch Unbewußte, das zur Gegenwart gehört. Meint einer über sein Triebleben nichts als die reine Wahrheit zu sagen, ist er nicht von dieser Welt, hat schon geleugnet. Wer Politiker oder sonstwen persönlich bloßstellt, zollt dem Vernichtungsmechanismus seinen Tribut, der gang und gäbe ist, dem er selber unterliegt. Er macht blutig wahr, was der fetischistische Verblendungszusammenhang verdeckt: daß es keine Intimität gibt, keinen generellen Schutz vor der Durchleuchtung und Verfolgung. Die Devise, das Geschlechtsleben eines Bürgermeisters öffentlich auszuschlachten, ist jener verschwistert, nach der alle Perversen an die Wand zu stellen sind.

Die »Würde« des Ministers sollte ebensowenig angetastet werden wie die der Prostituierten. Die Parole »Wir sitzen alle in demselben Boot«, mit der ansonsten den Entrechteten das Fell über die Ohren gezogen wird, läßt hier einmal das Stück Wahrheit aus sich heraus, das sie enthält. Gesagt werden aber kann: Sie lügen wie gedruckt. Jeder weiß das, und jeder ist davon überzeugt, daß sich das beweisen läßt.

Gibt es keine allgemeine Moral, die in der Wirklichkeit fundiert ist, steht nichts über dem anderen, das Studentenhotel nicht über dem Debütantinnenball, die Peepshow nicht über der Pressekonferenz des Kanzlers. Das ist traurig, aber wahr. Es ist wie bei allem, was heute als Sexualität gilt, ob nun das Mysterium der Liebe oder der perverse Triebdurchbruch und alles, was dazwischen liegt: nichts ist moralischer, natürlicher als das andere. Das Menschliche überwintert am ehesten dort, wo es das dumpf grollende gesunde Volksempfinden bewußt nicht vermutet, unbewußt aber doch, wie der Aufschrei beweist. So hat die Perversion oft nicht die Maske des falschen Glücks aufgesetzt, hält durch größere Unmittelbarkeit und Leibnähe eine Distanz zu den Zwecken, welche der normalen Sexualität gebricht. Die große Liebe aber klagt die harmonische Möglichkeit des Sexuellen ein. Solange sie so wenig existiert wie ein allgemein moralischer Zustand, können nur die gröbsten Verletzungen und Übergriffe negativ sanktioniert werden, und zwar auf eine individualistisch-anachronistische Weise. Mit Moral aber hat das nichts zu tun. Jene Juristen, die mit ihren modernen Paragrafen der realen Entkopplung von Moral und Recht genügen wollen, ahnen das schon lange.

Es ist wirklich verrückt: In einer Gesellschaft, in der prinzipiell alles käuflich ist und in der auch tatsächlich alles gekauft wird, was nicht niet- und nagelfest ist, vom Gewissen des Abgeordneten bis zum Humanitätsempfinden des Sozialarbeiters, in einer Gesellschaft, die alles darauf abklopft, ob es benutzt oder verwertet werden kann, ausgerechnet in einer solchen Gesellschaft wird die »käufliche Liebe« zum Skandal. Bejaht einer die hiesige Kultur im großen und ganzen, hat er gefälligst auch die Peepshows zu akzeptieren wie Skaihüte, den neuen Mercedes oder die Hitparade des ZDF.

Moralvorstellungen aus untergegangenen Zeiten widersprechen hier der längst kursierenden Parole, nach der alles machbar ist. Sie bekennen ungewollt, daß Lust, Leidenschaft und Liebe einen unkalkulierbaren Rest enthalten. Weil das so ist, sind beide irritiert: der Makler ebenso wie der Freier. Irgendwie, ärgern sie sich, geht die Rechnung nicht auf. Vielleicht aber ist die Prostitution für die freien Marktwirtschaftler auch deshalb so anstößig, weil ihr der Anschluß an das kapitalistische Zeitalter einfach nicht gelungen ist. In ihrer altmodischen

Form kann sie auf dem Niveau der einfachen Warenproduktion, des Verlagskapitalismus und der Manufaktur gedacht werden. Als hausbackene steht sie heute menschenfreundlich, anständig und überschaubar dar. Wo geht es denn so ehrlich zu? Man löhnt ein paar Scheine und darf etwas tun, was sonst nicht möglich ist. Von makellosen Leibern, sirrend auf perlweißem Sand unter rauschenden Palmen, ist nicht die Rede. Und wenn man eine Mark reinwirft, darf man 60 Blicke tun. Das ist korrekt. Stützli-Sex nennen die Schweizer die Peepshows. Ein »Stützli« ist ein 1-Franken-Stück. Jede Minute muß eins reingeworfen werden. Das ist rationeller und klarer und zerhackter als gefordert. Und nicht einmal versprochen wird etwas, was nicht zu halten ist. Das, was gekauft wird, ist nicht in Konfektpapier gewickelt, es liegt bloß.

Allzu überschaubar geht es aber auch dann zu, wenn Prostitution und Zuhälterei versuchen, sich an den Gang der imperialistischen Weltwirtschaft anzuschließen. Sie versinken dann für jedermann erkennbar im Inhumanen: Sexualtourismus, Mädchenhandel, Adoptionsprostitution. Momentan werden unter christlichem Schein in den ärmsten Ländern Kinder adoptiert und anschließend in Westeuropa verkauft. Ein Zweck ist die gewinnträchtige Zuhälter-Prostitution, der andere das Komplettieren unfruchtbarer Ehen zur Familie.

Weil ihr jener Schuß an Mystifikation, an Warenfetischismus fehlt, der alles in einem anderen Licht erscheinen läßt, ist die Prostitution in jeder Form skandalös. Ihr fehlt einfach, ob hausbacken oder bemüht modern, die gutbürgerliche Gediegenheit. Nicht die unbezahlbaren Callgirls, nicht die unantastbaren Straßenmädchen, nicht die Rolex, nicht die 20-Mark-Uhr vom Kaufhof, das Schweizer Chronometer, das dazwischen liegt, müßte her. Das wäre gutkapitalistisch. Doch wo sind die gepflegten Häuser, am günstigsten selbstverwaltet, in denen gescheite, witzige, einfallsreiche Frauen und Männer, Mädchen und Knaben darauf warten, ihre eigenen Neigungen möglichst erregend mit denen ihrer Kunden und Kundinnen zusammenfallen zu lassen? Das Angebot ist deprimierend und muß auch so sein, aus seelischen Gründen ebenso wie aus kulturellen.

Bei uns bilden alle Sphären des Sexuellen eine Einheit: die des ungelösten Widerspruchs. Isoliertes Reizmoment und übers ganze Leben geworfene Liebe, Prostitution und Ehe, Triebdurchbruch und Beziehung koexistieren. Die eine Sexualform zieht Dasein und Berechtigung aus der anderen. Auf der Wahrheit besteht dann jede für sich allein. Die

Prostitution gestattet es anderen Sexualformen, sich selber als hochwertig mißzuverstehen. Ihre bloße Existenz gibt Beziehung und Reiz das Recht, sich als nichtprostitutiv zu gebärden. Je geldgieriger und brutaler die Prostitutionsformen sind oder erscheinen, desto selbstloser und mitfühlender stehen all die anderen da: Ehe, freie Liebe, Partnertausch, Gruppensex usf. Die kleine Wahrheit der niederen Prostitution aber ist, daß unsere Lust ohne Tabu und Verbot, ohne Angst und Erniedrigung nicht gedacht werden kann. Deshalb fördern die Moralpolitiker das Dirnenwesen, wenn sie die Prostitution verrufen und verbannen. Sie sind wirklich die Dienstmänner der amtierenden Sexualpraxis und Sexualideologie.

Nur scheinbar hat die Prostitution nichts mit Triebverzicht und Affektkontrolle, mit Pflichterfüllung und Gehorsam zu tun. Tatsächlich gründet sie darauf. Der Griff der schmutzigen Dirne läuft wie der Griff der sauberen Geliebten auf dasselbe hinaus: Genußfeindschaft im Genuß. Alle Sexualformen, in denen der Mensch noch eine Rolle spielt, haben letztendlich dieselbe soziale Funktion. Man darf schwach und fahrlässig, ein Versager sein, ohne gleich bestraft zu werden. Man kann sich verkriechen vor der Kälte, die draußen alles erstarren läßt.

Wie das Mysterium der Liebe erinnert die Prostitution daran, daß es keine bisherige Gesellschaft vermochte, unsere Antriebe und Sehnsüchte mit dem realen Leben in ein harmonisches Verhältnis zu bringen. Indem sich die Dirne wegwirft, läßt sie das hohe Lied der Liebe erklingen, und der Freier, der sie verachtet, bekennt: daß es um unser Liebes- und Geschlechtsleben elendig bestellt ist. Doch das Bekenntnis ist von flüchtiger Natur. Sonst könnten die Gatten einander nicht mehr lieben. Sinnliche und zärtliche Strömungen fielen nicht nur in Handlung und Gefühl auseinander, sondern auch im Kopf. Der Widerspruch könnte nicht mehr verdrängt und in der Verdrängung gehalten werden, die Dirne wäre nicht mehr so leicht als Projektionsschirm zu benutzen, der Bordellgänger verlöre den Status des mißratenen Kavaliers.

So aber bleibt alles im wackligen Lot. Die Prostitution wird als Ablaufrinne benutzt, die die Reinheit der Paläste garantiert. So formulierten es die Kirchenväter, und so lautet noch immer die Weisheit der Schulsoziologie. Weil alle herrschenden Sexualformen nur als fetischisierte in unser Bewußtsein dringen, ist es so beschwerlich, von der Prostitutionsfrage zur Frauenfrage und von dieser zur Lebensfrage aufzusteigen. Einiges aber liegt auf der Hand: Das Lob der Ehe ist zugleich das Lob der Prostitution. Deshalb sollten unsere Realpolitiker der Prostitution endlich geben, was ihr gebührt: den besonderen Schutz der Verfassung. Sollen Frauen aus sexueller Erniedrigung herausgebracht werden, muß damit in gesellschaftlichem Maßstab begonnen werden, zunächst im Ökonomischen und Sozialen. Jede andere Forderung ist bigott, Peep-Moral. Wer die Prostitutionsfrage isoliert lösen will, propagiert Heroin statt Morphium, leistet der gemeinen Kriminalität Vorschub, prügelt die auf ein weiteres, die schon am ärmsten dran sind: sozial und sexuell Isolierte, Behinderte, Diskriminierte.

Und auch das liegt auf der Hand: Die Peepshows sind nicht, wie ein Kollege meinte, »extremster Ausdruck sexueller Verwahrlosung«. Das wäre ja zu schön, um wahr zu sein. Schließlich ist alles Sexuelle im Kern chaotisch, asozial, verwahrlost. Endlich wäre einmal ein Trieb, und sei es nur der Teiltrieb des Beschauens, zu sich gekommen. Nein, auf der Anklagebank sitzt nicht irgendeine konsequente Blüte des objektiven Gangs. Verhandelt wird die sexuelle Not in der Kultur und damit diese selber.

Wir alle sind genötigt, in prostitutiven Verhältnissen zu leben. Wir alle bieten feil, werfen weg, nehmen und lassen nehmen, weil das Sexuelle in die Fetische Reiz und Liebe zerfallen ist. Solange das so ist, wird es Beziehungen und Peeping, Ehe und Prostitution geben, und nichts von alledem wird die ganze Wahrheit der Triebliebe sein. Verwahrlost kann nicht sein, was ohne die Fratze der Wohlanständigkeit etwas tut, was ansonsten üblich ist. Nur die Kabinen, in denen wir alle stehen, die Schlitze, durch die wir blicken, das Kommando, nach dem wir unseren Samen verplempern und unsere Beine spreizen, sind weder zu hören noch zu sehen.

Wo wird Sinnlichkeit in einer für die hiesige Gesellschaftsformation wahrlich spezifischen Weise abgeschnitten und transformiert? In der Peepshow, die mein Kollege eine »Lustguillotine« nannte? Wenn sich ein Mann durch Stimulation mit der Hand beim Blick auf eine entblößte, sich erregt gebende Frau selber zu einer gewiß oft frustranen Entladung bringt? Oder wenn die Sinnlichkeit in der Form der ästhetischen Abstraktion vereinheitlicht ist, um unentrinnbar an die gleißende Unzahl der Warendinge geheftet zu sein? Man braucht sich nur auf einer Automesse den heißen Blicken der jungen Männer hinzugeben, um zu ahnen, was ich meine. Sie werfen sich mit allen Zeichen der Erregung - Glanzauge, Gesichtsröte, Körperzittern usw. - in den Porsche 999 Turbo wie einst der Abbé Gédouin auf die sagenhafte Lebedame Ninon de Lenclos. Ihre Irritation ist »sexuell« und doch wieder nicht. Wer schneidet unsere Sinnlichkeit im großen Stile ab, guillotiniert sie, modelt sie um? Die marginale Peepshow oder die kardinale Warenwelt? Hüten wir uns also davor, den Hund zu treten, wenn wir den Herren meinen.

Vielleicht kommt das Recht, etwas als unmoralisch zu kritisieren, heute nur noch denen zu, die den Menschen als Menschen und sein Verhältnis zur Welt als ein menschliches ihrer Kritik ebenso glaubhaft wie utopisch voraussetzen, ein Verhältnis, in dem er auch »moralisch« bei sich wäre. Darauf und auf sonst gar nichts ist zu insistieren, wenn von Anstand und Sitte die Rede ist. Allen anderen, vorneweg unseren sittigen Politikern, rufe ich aus einem besseren Schauspiel zu: Was geißelt ihr die Hure, peitscht euch selbst!

50 Jahre danach

Vor 50 Jahren, am 6. Mai 1933, zerstörten faschistische Horden das Institut für Sexualwissenschaft in Berlin. Das war das Ende der europäischen Sexualforschung, symbolisch und real. Ein halbes Jahrhundert lang hatte sie geblüht, in der wissenschaftlichen Welt den Ton angegeben.

Bereits 1932 konnte die Zeitschrift für Sexualwissenschaft nicht mehr erscheinen. Eine lebensfähige Nachfolgerin hat sie bis heute nicht gehabt. Die Weltliga für Sexualreform brach kurz danach zusammen. Auch sie konnte nicht wiederbelebt werden. Die Fachgesellschaften und Organisationen, deren Aktivität und Vielfältigkeit offensichtlich unwiederbringlich sind, teilten das Schicksal aller Organisationen, die sich nicht gleichschalten ließen. Die bekannten Sexualwissenschaftler und Psychoanalytiker mußten ihre Heimat aufgeben, sie starben in der Fremde. Darunter Magnus Hirschfeld, der Begründer des Instituts, Max Marcuse, der Herausgeber der Zeitschrift, Wilhelm Reich, der Motor der Sexpol-Bewegung, Sigmund Freud und viele andere.

Nie wird sich die Sexualwissenschaft von dem Schlag erholen können, den ihr der Faschismus versetzt hat. Fast 20 Jahre vergingen, bis ein einzelner, Hans Giese, wieder den Mut hatte, verfemte Ideen aufzunehmen. Noch einmal 20 Jahre mußten vergehen, bis die hiesige Sexualforschung, beschimpft und schließlich angesteckt von der Studentenrevolte, theoretisch und therapeutisch den Faden an jener Stelle aufnahm, die die Faschisten in Rage gebracht hatte. Wilhelm Reich wurde wieder gelesen, über die Vermittlung von Psychoanalyse und Marxismus wurde wieder nachgedacht, Sexpol-Gedanken waren wieder da.

Eigentlich ist die westdeutsche Sexualwissenschaft – von der ostdeutschen ganz zu schweigen – kaum älter als ein Jahrzehnt. Universitär voll integriert wurde sie erst nach dem Ende der Studentenrevolte, nach Gieses Tod. Das wird immer übersehen, wenn die Deutsche Gesellschaft für Sexualforschung, 1950 gegründet, als die älteste sexualwissenschaftliche Fachgesellschaft der Welt bewundert wird. Vergessen bleibt, daß Giese über Jahrzehnte eine singuläre Erscheinung war, daß sein Institut nicht universitär integriert wurde, daß er sexualpolitisch und therapeutisch die Ausrottung der Sexualwissenschaft nicht ungeschehen machen konnte. Kritische Theorien und tiefenpsychologische Verfahren fanden erst 40 Jahre nach dem Sieg des Faschismus wieder Eingang in die Sexualwissenschaft.

Nicht Freud, nicht der politische Reich, aber viele jener rationalistischen Sexualforscher, die heute wieder auf Interesse stoßen, operierten wesentlich auf der Schattenseite der Aufklärung, waren zweifelsohne Kolonisatoren des Fortschritts. Es ist traurig, aber wahr: Selbst dem gebildeten und verdienstvollen Iwan Bloch, mit dem mancher Kurzsichtige die »Sexualwissenschaft« beginnen läßt, weil er diesen Ausdruck einführte, selbst ihm war der Gedanke der Ausrottung sexueller Minderheiten nicht fremd. 1902 schrieb er: »Eine *gänzliche* Aufhebung des bekannten § 175 des Strafgesetzbuches wäre gleichbedeutend mit einer offiziellen Sanktionierung der Homosexualität, mit ihrer Gleichsetzung mit dem normalen Verkehr zwischen Mann und Weib, mit einer gewaltigen Förderung der Jugendverderbnis, der Sterilität und der männlichen Prostitution ... Die Folge wäre unfehlbar eine fortschreitende *moralische und physische Entartung des Menschengeschlechts*. Der Staat muss die Homosexualität bei Mann und Frau energisch unterdrücken, wenn er nicht die Grundlage des gesellschaftlichen Lebens, die in den normalen Geschlechtsbeziehungen zwischen Mann und Frau gegeben ist, bedenklich erschüttern will.« (S. 251 f.) Egal, ob die Homosexuellen nun ihre Entartung erworben oder von Geburt an hätten, sie müßten »doch für das Gemeinwohl unschädlich gemacht werden ... Unter dem Gesichtspunkte, dass ein einziger Homosexueller die Infektionsquelle für viele neue Fälle von gleichgeschlechtlicher Liebe abgeben kann, muss er von vornherein daran verhindert werden, eine solche Quelle zu bilden. Gefängnis und Zuchthaus dürften jedoch kein geeignetes Vernichtungs- und Eindämmungsmittel gegen die Homosexualität bilden. Viel eher wäre zwangsweise Internierung in Spezialheilanstalten angezeigt, wo alle therapeutischen Mittel zur wirklichen Ausrottung des unseligen Triebes versucht werden können, der im Gefängnis und Zuchthaus sicher nicht erlischt. Maßgebend für Beurteilung und praktisches Vorgehen gegen die Verbreitung der Homosexualität ist einzig und allein das *soziale* Interesse. Dieses gebietet eine *Modifikation* des § 175 in dem eben erwähnten oder ähnlichen Sinne. Eine gänzliche Aufhebung desselben würde von den unheilvollsten Folgen begleitet sein.« (S. 254)

Bloch hat später seine Ansichten über die Homosexualität im Kern revidiert, vor allem unter dem Einfluß Hirschfelds, der für die verfolgte Minderheit der Homosexuellen unermüdlich und persönlich geradezu segensreich wirkte. Diese Revision war keine Kleinigkeit, macht Bloch noch sympathischer.

Anders August Forel, ein großer Ameisen- und erfolgreicher Hirnforscher, als Direktor des berühmten Burghölzli ein um seine Patienten besorgter Psychiater, den Hirschfeld immer wieder als Nestor der aufklärungs- und reformwilligen Sexualwissenschaft bemühte. Forel kämpfte bis zu seinem Lebensende nicht nur gegen den Alkohol und für den Weltfrieden; er wünschte gleichzeitig und ebenso vehement eine klare Rasse, saubere Keime, das Beseitigen »defekter Untermenschen«. Wie die meisten Sexualforscher persönlich integer und nur das Beste für die Kranken und die gesamte Menschheit wollend, traf er die gedankliche und affektive Verfassung seiner Zeitgenossen in und außerhalb der Wissenschaft am erfolgreichsten. Sein Buch »Die sexuelle Frage«, zuerst 1905 erschienen, erlebte viele Auflagen, wurde in viele Sprachen übersetzt. Es war der erste sexologische Bestseller des 20. Jahrhunderts. Die Parole seines Buches wie der ganzen Epoche lautet: Soziale Reform *und* Verbesserung des biologischen Menschenmaterials, Fürsorge *und* Vernichtung.

Für die »sexuelle Entartung« seiner Zeit machte Forel (1905, vgl. S. 513–520), in dieser Reihenfolge, verantwortlich: 1. die Ausbeutung des Menschen durch den Menschen, 2. die Sitte, narkotische Gifte, vor allem Alkohol, zu genießen, 3. die Unterordnung der Frau unter den Mann, 4. das Heer der Sittenüberlieferungen, Vorurteile, mystischen und religiösen Vorstellungen, 5. die Pornografie, 6. die Übergriffe des Staates, insbesondere durch ungerechtfertigte Gesetze, 7. die pathologischen Ausartungen des Geschlechtstriebes und die Geschlechtskrankheiten, 8. die Gefahr der Überwucherung, die der Kulturmenschheit durch die große Fruchtbarkeit minderwertiger Menschenrassen drohe. Dabei gerieten ihm »besonders die Chinesen und einige andere Mongolen«, aber auch »die Neger« und »eventuell« die jüdische Rasse ins Visier (ebd., S. 519 f.).

Aus heutiger Sicht eine denkwürdige Mischung. Neben Erstrangigem – Ausbeutung! Unterordnung! – steht Drittrangiges wie die Pornografie, die für uns Abgebrühte allenfalls wegen ihrer Dümmlichkeit noch einen Groll zu erzeugen vermag. Hier zeigt sich, daß die sexuelle Frage diesseits des Herr-Knecht-Verhältnisses akut mal in diese, mal in jene Unterfragen zerfällt. Damals war es beispielsweise die Alkoholfrage (bei Forel auf Platz 2!), was manche von uns gewiß verwundert. Heute ist es, zumindest in unseren Kreisen, die Frage nach dem Leben zu zweit – ja oder nein, und falls ja, begrenzt oder auf Dauer, mit oder ohne Treue, mit oder ohne Kinder, alleinwohnend oder mit anderen zusammen, undsoweiter, undsofort, im Jargon: die Beziehungskiste.

Die Akzente der sexuellen Frage können sich also aktuell verschieben, teilweise auch auf einem technisch »höheren« Niveau und komplexer präsentiert werden. Geblieben aber sind die Probleme – die eingeklemmte Lust, die dünne Plurre, der Tran und Smer, das Oben und Unten, das Aufstacheln, das Unbefriedigtsein, die fehlende Geborgenheit, die Drogen, die Käuflichkeit, die Wohnungs-, Verhütungs-, Geschlechter-, Abtreibungsfrage, der Lebenskampf. Diese Probleme sind chronisch, seit die Menschen und ihre Welt unter ein angeblich vernünftiges Kalkül gestellt sind, sie werden oft als sexuell verstanden, seit die Bedürfnisse und Wünsche der Menschen isoliert sind, um sie als solche in Regie nehmen zu können. Seitdem existiert alles sogenannt Sexuelle im Widerspruch: hier die Wirklichkeit entfremdeter Arbeit, dort die Idee der bei sich seienden Liebe, hier die Verkehrungen des Alltagsbewußtseins, dort die Illusion der umstandslos bei sich seienden Moral. Andere Widersprüche, wie der von sozial-emotionaler Dauerbindung und trieblich-affektiver Kurzweil, kommen gewiß, auch als allgemeine, von weiter her.

Seitdem die sexuelle Frage gestellt ist, hat sie immer mehr gemeint als narkotische Gifte, Pornografie, die beste Fortpflanzungsverhütung, auch mehr als den Waffenstillstand zwischen den Geschlechtern oder die staatliche Billigung des Abbruchs einer Schwangerschaft. Sie stand letztlich immer für die Frage nach Glück und Lust, nach dem Sinn des Lebens, nach dem Verhältnis von Mensch zu Mensch und Mensch zu Welt als einem menschlichen auf Erden. Zuletzt hat wohl die Schüler- und Studentenbewegung der 60er Jahre die sexuelle Frage erkennbar in dieser Weise aufgeworfen, was zum Teil die blinde Wut der Dienstmänner von Anstand und Sitte, der beamteten Triebtäter erklären mag.

Jedoch zurück zu Forel! Denn seine Liste der Quellen sexueller Mißstände, wie er es nennt, ist zuallererst denkwürdig aus einem grauenhaften Grund: Die Ausrottung der »Entarteten« und »Minderwertigen« steht als Frage, Sorge, Absicht bereits auf seinem Programm. Er bezweckte »nur«, wie er schrieb, »die defekten Untermenschen allmählich ... zu beseitigen« (1905, S. 522). Dazu gehörten »in erster Linie alle Verbrecher, Geisteskranke, Schwachsinnige, vermindert Zurechnungsfähige, boshafte, streitsüchtige, ethisch defekte Menschen«, ferner »die Narkosesüchtigen«, »die erblich zu Tuberkulose Neigenden, die körperlich Elenden, die Rhachitischen, Haemophilen, Verbildeten und sonst durch vererbbare Krankheiten oder krankhafte Konstitutionen zur Zeugung eines gesunden Menschenschlages unfähigen Individuen« (ebd., S. 523). Also haben wir alle ein Recht auf den »Gnadentod«, sofern nur die Barbarei fortgeschritten und die selektierenden Ärzte samt Psychiatern gründlich genug sind. Lange vor dem Sieg des Faschismus gaben fortschrittliche Wissenschaftler Zweck und Ziel zu Protokoll. Forel, der mit »schwermütigen Gefühlen« (ebd., S. 526) aufklärte und reformierte, hatte »die sozial nützlichen Menschen« im Auge, welche zur eugenischen »Vermehrung besonders günstige Objekte sind«, »das heisst, diejenigen Menschen, die große Freude an Arbeit haben, dabei verträglich und gleichmässigen Humors, gutmütig und gefällig sind« (ebd., S. 523).

Jetzt, nachdem die guten Ratschläge im Genickschuß der Nazis ihr wahres Gesicht zu zeigen genötigt waren, jetzt, nachdem die tiefen Sorgen erst im Liberalismus der Weimarer Zeit, dann aufs neue im Liberalismus der aufgeschossenen BRD ihr wahres Gesicht zu verhüllen suchten, jetzt kommt einigen die Antwort auf die sexuelle Frage nicht mehr so leicht oder gar nicht mehr über die Lippen.

Magnus Hirschfeld, der große Kolporteur der sozialdemokratischen Sexologie, hatte viele sichere Antworten. Forel hat er nie widersprochen. Er nannte ihn »den weisesten und besten aller gegenwärtigen Europäer«, der die »erleuchtende Fackel« Rousseaus und Voltaires weitergetragen habe (1926, S. X). 1930 (S. 47) spricht sich der Jude Hirschfeld für die »Ausjätung schlechter Menschenkeime« aus, für die Aufartung des Volkes mittels Zwangssterilisierung und Zwangskastration. Letztere erfülle drei Aufgaben: »Sie schützt den Operierten selbst vor Rückfällen und damit vor jahrelangen Gefängnis- und Zuchthausstrafen (erspart dem Staat dadurch auch Unkosten); sie gewährt denjenigen Schutz, die den krankhaften Neigungen der Operierten hätten zum Opfer fallen können; und sie beugt der Entstehung erblich belasteter Nachkommen vor.« (Ebd., S. 40) Da es die Sterilisierung gebe, biete sich die Kastration »außer bei Kinderschändern« nur bei denen an, »die zu sexuellen Gewalttätigkeiten neigen, weniger bei Exhibitionisten (= Gliedentblößern)« (ebd., S. 40).

Bedenkenlos war Hirschfeld nicht. Bei der Zwangssterilisierung, der »Unfruchtbarmachung«, wie sie Ärzte damals in vielen Büchern so zutreffend nannten und fleißig propagierten, bei ihr fragte sich Hirschfeld angesichts der zu bewältigenden »Riesenziffern«, ob sie sich bei »konsequentem Vorgehen« überhaupt »durchführen« lasse - »gab es doch im Jahre 1926 in Deutschland nicht weniger als 250 000 Geisteskranke, ebenso viele Schwachsinnige und Idioten, in noch größerer Menge Psychopathen aller Art, außerdem 90 000 Epileptiker, 120 000 Alkoholiker, 18 000 Taubstumme, 36 000 Blinde, 70 000 Fürsorgezöglinge und dazu ein ganzes Heer von Krüppeln, Vagabunden, Dirnen und Verbrechern (jeder siebente erwachsene Mann ist in Deutschland vorbestraft). Wie sehr der erblich belastete Bevölkerungsteil auch den Geldbeutel des Staates belastet, geht aus einer Berechnung hervor, nach der 834 Nachkommen einer 1810 geborenen trunksüchtigen Frau den preußischen Staat 5 Millionen Mark kosteten. Von den im Jahre 1893 lebenden 834 Nachkommen dieser Frauen waren 181 Dirnen, 142 Bettler, 76 Schwerverbrecher und 7 Mörder; 40 Personen saßen in Armenhäusern. Für die Verpflegung von 33 000 Minderwertigen (Geisteskranke, Schwachsinnige usw.) waren 1911 in Preußen von den Gemeinden und Provinzialverbänden 3 Millionen Mark aufzubringen. England gibt jährlich für Geisteskranke, Schwachsinnige, Trinker und Verbrecher die ungeheure Summe von 35 Millionen Pfund aus. Solche Zahlen machen es begreiflich, daß auch in Deutschland das Sterilisierungsproblem in steigendem Maße die Aufmerksamkeit immer weiterer Kreise auf sich zieht; andererseits geht aber aus ihnen hervor, welche ungeheuren Schwierigkeiten eine Zwangssterilisierung mit sich bringen würde, die wirklich eine nennenswerte Entlastung des Volksganzen von den erblich belasteten Volkskreisen bedeuten würde.« (Ebd., S. 42) »Menschenzucht« hieß ein »Merkblatt für die Reifen beiderlei Geschlechts«, welches Franz Kisch 1920 publizierte. »Die Verhütung unwerten Lebens durch operative Maßnahmen« hieß die Lex Zwickau des Medizinalrats Dr. Boeters, der laut Hirschfeld (ebd., S. 42) »Hauptvertreter des Sterilisierungsgedankens in Deutschland« war und beispielhaft voranging: Er hatte bereits, ohne Gesetz, »gegen 150 Personen sterilisieren lassen«.

Aufgeschlossen stand der Reformer Hirschfeld allem Modernen gegenüber. Und so brach er auch für Boeters und sein Gesetz über »die Verhütung unwerten Lebens« eine Lanze. »Ich bin«, schrieb Hirschfeld (ebd., S. 42 f.), »nachdem ich Boeters und seine Arbeiten persönlich genauer kennengelernt habe, zu der Überzeugung gekommen, daß dieser von hohen Idealen erfüllte Mann meist falsch beurteilt wird.

Mag er sich selbst in der Form des Angriffs und der Abwehr gelegentlich allzu scharfer Ausdrücke bedienen, mag man vor allem grundsätzlich oder im einzelnen seinen Standpunkt nicht für richtig halten, es bleibt ein großes Verdienst von Boeters, das bedeutsame Sterilisierungsproblem auch in Deutschland zur gründlichen Erörterung gestellt zu haben, und ebenso anerkennenswert ist Dehnows Eintreten für diese vielverkannte Persönlichkeit. Mit Recht sagt dieser bedeutende Jurist ..., daß die Sterilisierung in der Tat nichts anderes ist als ›ein besonders einleuchtender und besonders wichtiger Anwendungsfall des allgemeinen Gedankens planmäßiger Fortpflanzungsauslese und nur eine Anwendung desselben Grundsatzes, nach dem jeder Gärtner Unkraut jätet, auf den Menschen‹.«

Der von hohen Idealen erfüllte Boeters hatte Hirschfeld 1927 geschrieben: »Ich habe den Entwurf zu einem Reichsgesetz, betreffend die Verhütung unwerten Lebens durch operative Maßnahmen (›Lex Zwickau‹), eingereicht - so wohl erwogen, so klar durchdacht, so sorgsam erläutert und so überzeugend begründet, daß der Inhalt auch dem einfachsten Mann aus dem Volke einleuchten muß. Aber Reichstag und Reichsregierung schweigen sich aus! Unterdessen wächst die deutsche Not. Die Arbeitslosigkeit nimmt zu, die Moral verfällt immer mehr ... Die Gefängnisse sind stark belegt, die Irrenhäuser überfüllt, die Schwachsinnigenanstalten vollgepfropft ... Rund 900 Reichsmark gibt der Staat alljährlich für einen geistig abnormen Anstaltszögling aus, für einen Hilfsschüler jährlich etwa 250 Mark, für einen normalen Volksschüler nur 100 bis 120 Mark. Je dümmer und fauler und frecher ein Kind in der Schule, desto größer zumeist die Geschwisterzahl. Während die geistig und sittlich hochstehende Bevölkerung langsam, aber sicher aussterben muß, nimmt in erschreckendem Maße das menschliche Unkraut zu ... Wie aber wohnt ein großer Teil der normal veranlagten, schwer arbeitenden Menschheit, die für jene Schmarotzer sorgen muß? ... Aber an dieser erschütternden Tatsache - an dieser verkehrten Welt läßt sich wenig ändern, solange die Fürsorge für das Heer der Lebensunwerten von Jahr zu Jahr wachsende Riesensummen verschlingt. Deutschlands Untergang ist besiegelt, wenn der Gedanke der Verhütung unwerten Lebens durch operative Maßnahmen (›Lex Zwickau‹) sich nicht bald durchzuringen vermag.« (Hirschfeld 1930, S. 44)

Der Gedanke rang sich durch, die Programme der konformen Sexualforscher wurden blutig wahr. Deutschland ging unter, nicht aber der objektive Zug der Menschenvernichtung. Heute werden wieder Kosten-Nutzen-Analysen aufgestellt, wie damals von Boeters und Hirschfeld, ist Arbeit knapp und Moral verfallen. Es wird wieder offen von »entartet« gesprochen, »Minderwertige« werden dem Schutz der Verfassung entzogen. 50 Jahre danach sagte ein amtierender Staatssekretär, »Frieden und Freiheit« seien auch im Inneren wichtig, aber da in erster Linie für die Normalen, nicht für »perverse Minderheiten, Terroristen, Verbrecher und Randgruppen« (zit. nach dem Bericht »Klare Worte für Volk und Vaterland« von Lieselotte Kinskofer, Erdinger Neueste Nachrichten vom 20. Januar 1983). Als Freiheit und Recht geteilt, als Volksverhetzung und Vernichtungsideologie mit der Staatsräson identisch wurden, terrorisierten und ermordeten die normalen, gesunden, sauberen Volksgenossen Juden und Kommunisten, Homosexuelle und Sozialdemokraten, Pädophile und Gewerkschaftler, Bibelforscher und Kriminelle. Das war kein Betriebsunfall.

Seit Auschwitz muß jeder menschenfeindliche Ton als bare Münze genommen werden. Das gilt auch für unsere wissenschaftlichen Vorgänger, deren Konformität wir allzugerne verleugnen. Legen wir nicht schonungslos offen, triumphiert die faschistische Vernichtungswut auf ein weiteres. Das Denken des Staatssekretärs kann nicht mehr als Entgleisung genommen werden! Und unsere alten Sexologen dürfen wir nicht so unkritisch übernehmen wie sie waren!

Droht in dieser Kultur seit jeher allem Abweichenden die Vernichtung, wird alles Sinnliche und Geschlechtliche auf Schablonen gezogen, mutet es wie ein Segen an: daß kein Sexualwissenschaftler eine verbindliche Antwort auf die sexuelle Frage zu geben vermag. So wie das Sexuelle historisch fabriziert wurde und gesellschaftlich am Vegetieren gehalten wird, kann unsere allgemeine Antwort auf die sexuelle Frage nur lauten: Das Sexualleben ist falsch, weil das Leben, das wir leben, falsch ist.

Anmerkungen

Lob des Triebes

1 So sieht Schmidt mit Gagnon und Simon das inbesondere der Freudschen Psychoanalyse unterstellte »psychohydraulische Modell der Sexualität«, auch »Dampfkesseltheorie« genannt, »als den kleinsten gemeinsamen Nenner der verschiedenen Variationen westlicher Sexualideologien in den letzten zweihundert Jahren« an (1975, S. 32). Die darin enthaltene Reiz-Verminderungs-Hypothese weist er mit Hebb und Thompson, Olds, London u.a. unter Hinweis auf US-amerikanische Tierexperimente und deren Interpretation fürs menschliche Leben zurück. Die Sexualität sei eher »ein Reizsuche- oder Lustsuche- als ein Reizvermeidungsverhalten« (ebd., S. 32). Mit Holt ist für ihn »die Erwartung oder die gedankliche Vorwegnahme von Lust eine viel geeignetere Erklärung von sexueller Motivation als die Annahme innerlich sich akkumulierender Energien, die zur Entladung drängen« (ebd.). Mit Grossman weist er zum einen darauf hin, daß für die Sexualität - anders als bei Hunger und Durst - »periodisch auftretende Mangel- und Reizsituationen« nicht existieren, zum anderen folgt er dessen Annahme, »Sättigung der sexuellen Motivation« tendiere eher dazu, »das homöostatische Gleichgewicht des Körpers zu zerstören, anstatt es, wie die Sättigung von Hunger und Durst, zu restaurieren« (ebd., S. 33). Eine im sogenannten psychohydraulischen Modell enthaltene Reiz-Reduktions-Hypothese sei folglich falsch (1982c, S. 2). Mit Beach insistiert Schmidt auf der »wichtige(n) Bedeutung von Außenreizen für die Sexualität«, weil Tierexperimente gezeigt hätten, »daß bei fehlenden Außenreizen Männchen und Weibchen nicht in einen Zustand unentladener Sexualspannungen geraten, auch nicht nach Zeiten langer Enthaltsamkeit« (ebd.).

2 Wird vom heutigen Sprachgefühl und Sprachbewußtsein ausgegangen, hat »Motiv« die Bedeutung, die den Motivationspsychologen ins Konzept paßt: Leitgedanke, Ursache, Zweck. Bei der vierten Bedeutung »Beweggrund«, die noch an das mittellateinische *motivum* erinnert, muß der Duden erklärend auf ein anderes Wort zurückgreifen, das die Motivologen vergessen machen wollen: Antrieb. Dieses, im 16. Jahrhundert gebildet (antreiben hieß mittelhochdeutsch anetrīben), ist eine Bildung zu dem Verb treiben (mittelhoch-

deutsch trīben, althochdeutsch trīban, gotisch dreiban, englisch to drive, schwedisch driva), welches keine außergermanischen Entsprechungen hat. Das Verb treiben und das Substantiv Trieb (eigentlich »das Treiben«, früher und mancherorts noch heute: »Treiben des Viehs oder des Wildes; Viehweg; Trift«) erfuhren viele Ableitungen und Zusammensetzungen: z.B. vertreiben und Vertrieb im 16. Jahrhundert, betreiben im 17. Jahrhundert, Betrieb, betriebsam, triebhaft, Triebfeder, Treibeis, Treibhaus, Treibjagd im 18. Jahrhundert, Triebwagen (Schienenfahrzeug mit *eigenem Antrieb*!), Treibriemen, Treibstoff, auftreiben und Auftrieb im 19. Jahrhundert. Während »Motiv« einzig im 18. Jahrhundert vom französischen *motif* die Bedeutung »zur künstlerischen Gestaltung reizender Gegenstand« hinzugewinnt, schlägt sich um »treiben« und »Trieb« seither sprachlich die ökonomische und politische Entwicklung nieder. Daß das lateinische *motus* nicht nur Beweggrund meinte, sondern auch Leidenschaft und Erregung und im politischen Sinn Erhebung, Aufstand, Aufruhr, Umwälzung, ist im heutigen »Motiv« fast vollständig getilgt. So gibt der Duden als sinn- und sachverwandtes Wort ein einziges an: Anlaß. Ferner erfahren wir, daß »Motiv« auch bedeutet: »kleinste musikalische Einheit« und daß ein »Motivsammler« ein Briefmarkensammler ist, der die »Postwertzeichen« nach den Bildmotiven ordnet. Dem Trieb dagegen sind sinn- und sachverwandt: Leidenschaft, Neigung, Schößling, Treibmittel. Wer dem »Trieb nachgibt«, »koitiert« laut Duden. Das ist wohl kaum die Folge von »dem Motiv nachgeben« oder »motiviert sein«. Um »Trieb« herum stehen: triebhaft (laut Duden: animalisch, tierisch, libidinös, siehe sexuell), Triebstoff, Triebtäter (siehe Verbrecher), Triebwagen (siehe Lokomotive), Triebwerk (siehe Motor). Da weiß man doch, anders als beim Motiv, worum es geht und worauf es hinausläuft: tierisch, Verbrechen, Betrieb, Vertrieb, Treibjagd - und, nicht zu vergessen: Abtreibung. Bleibt uns nur mit dem Brockhaus ein botanischer Trost: »Trieb« ist auch ein »junger Sproß«; er meint im übertragenen Sinne auch »das Ingangkommen der Vegetation«.

3 Über den Hunger sagte Reiche damals: »*Daß* die Menschen Hunger verspüren können, ist eine sinnvolle Einrichtung innerhalb der biologischen Ausstattung. Aber, nicht nur *wie* sie ihn *befriedigen* und ob sie ihn überhaupt befriedigen können, ist vermittelt durch den gesellschaftlichen Charakter ihrer Arbeit; sondern auch *wie* sie ihn verspüren, ist dadurch vermittelt. In dem, was die Medizin Hungergefühl nennt und wovon viele Ärzte glauben, es sei die reine Manifestation einer biologischen Reiz-Reaktions-Matrize, ist die ganze Gattungsgeschichte aufgehoben: vom Ekel vor Menschenfleisch, durch das das Tötungstabu seine Lebendigkeit zeigt, bis zum terroristischen Schlankheitsideal unserer Epoche, in der nur *der* Körper begehrenswert ist, der in eine junge, glatte Haut verpackt ist.« (1972, unveröffentl. Manuskript)

4 Im Verbund mit ihm ist mir Entsprechendes einmal passiert. In einer Kompromißform kritisierten wir die Praxis der hiesigen Psychochirurgen, die

sich später dann für die vielen methodischen Anregungen bedankten. Sie versprachen, von jetzt an auf dem Level der international geforderten methodologischen Standards zu operieren, und ich denke, es ist in ihr öffentliches Tun tatsächlich nach unserer Kritik eine minimale Schläue eingezogen, vor allem wohl, weil sie sich nun einiger Service-Psychologen bedienten. – Mit dem Hinweis auf die Psychochirurgie bin ich gar nicht so weit vom Thema abgekommen wie es scheint. Schmidt kommt nämlich auch auf die Psychochirurgie zu sprechen, und zwar in einer Weise, die mich geärgert hat. Er behauptet, das, was er traditionelles Triebmodell nennt, verführe Psychiater, Chirurgen und Juristen dazu, »triebhafte« Menschen der Kastration, der »Triebdämpfung« mit Medikamenten oder dem operativen Eingriff »ins fieberhaft gesuchte ›Triebzentrum‹« zuzuführen (1980, S. 3; vgl. fast wortgleich 1982a, S. 28), als ob er vor nichts zurückschreckt, wenn den letzten Anhängern des Triebes vor Augen geführt werden soll, welch schändliches Tun ihre Wahnsinnsidee nach sich zieht. Bei so viel Holzerei will ich in diesem Punkt nicht zimperlich sein: Noch ein Jahr nach unserer gemeinsamen Stellungnahme gegen die Psychochirurgie übernimmt Schmidt das Gerede von den »Sexualzentren im limbischen System und im Hypothalamus« (1977, S. 435). Sein Anwurf darf also wohl ausnahmsweise einmal als Projektion qualifiziert werden.

5 Welche Delikatesse für Schmidt, wenn er auch noch entdeckt hätte, daß Freud 1895 in der Arbeit »Über die Berechtigung, von der Neurasthenie einen bestimmten Symptomenkomplex als ›Angst-Neurose‹ abzutrennen« (GW I, S. 334) davon sprach, »daß diese Sexualerregung sich als Druck auf die mit Nervenendigungen versehende Wandung der Samenbläschen äußert«; daß er im selben Jahr an Fliess schrieb: »Ich war zuletzt mit der Darstellung der sexuellen Akte beschäftigt, habe dabei die Lustpumpe (nicht Luftpumpe) und andere Curiosa entdeckt, rede aber für eine Weile nichts« (Bonaparte u.a. 1962, S. 117); oder daß er 1917 in einer der »Vorlesungen zur Einführung in die Psychoanalyse« (GW XI, S. 452 f.) sagte: Wäre es »uns etwa auf chemischen Wege möglich, ... die Quantität der jeweils vorhandenen Libido zu erhöhen oder herabzusetzen oder den einen Trieb auf Kosten eines anderen zu verstärken, so wäre dies eine im eigentlichen Sinne kausale Therapie«.

6 Zum »Chemismus« bei Freud vgl. bes. GW, Bd. V, S. 44, 68, 114–117, 158, 276; Bd. XI, S. 331, 403, 452 f.; Bd. XIII, S. 63; Bd. XIV, S. 50, 534, 549.

7 Beispielsweise verweist Schmidt bei der Diskussion der selbstgestellten Frage, warum die »Menschen unserer Gesellschaft ... Sexualität als triebhaft erleben, auch wenn sie es gar nicht ist« (1982c, S. 5), entlastet auf Ergebnisse einer bisher unveröffentlichten Erhebung von Ulrich Clement. Dort wurde die »freie« Frage gestellt: »Was bedeutet Ihnen Sexualität? Welchen Stellenwert hat sie in Ihrem Leben und im Vergleich zu anderen Lebensbereichen?«, woraufhin nicht einmal 10 Prozent der erfaßten Studen-

ten und Studentinnen antworteten, »daß Sexualität für sie ein Grundbedürfnis wie Essen und Trinken sei oder sexuelle Betätigung der Triebabfuhr diene« (ebd., S. 5).

Verfolgt, konform, subversiv

1 Zu völlig anderen Auffassungen gelangt dagegen der Psychoanalytiker Fritz Morgenthaler (1980); zum Umgang der Psychoanalyse mit weiblicher Homosexualität vgl. Ursula Fritz und Alexandra von Streit (1979).

2 So das Bundesverwaltungsgericht, 1. Wehrdienstsenat, Beschluß vom 25. Oktober 1979, 1 WB 113/78 = Neue Juristische Wochenschrift (NJW) 1980, 1178; vgl. ferner NJW 1976, 1908; JZ 1976, 444; Brickenstein 1980.

3 Vgl. die Berichte von H. Böhlke und M. Föster in: Homosexuelle Emanzipation 5, 8–9, 1979.

4 Vgl. Engels, F.: Der Ursprung der Familie, des Privateigentums und des Staats (MEW, Bd. 21, S. 67 und 71), bes. aber seinen Brief an K. Marx vom 22. Juni 1869 (MEW, Bd. 32, S. 324 f.), in dem er sich zunächst auf das im selben Jahr erschienene Buch »Argonauticus« des Begründers der deutschen Homosexuellen-Bewegung Karl Heinrich Ulrichs bezieht: »Das ist ja ein ganz kurioser ›Urning‹, den Du mir da geschickt hast. Das sind ja äußerst widernatürliche Enthüllungen. Die Päderasten fangen an sich zu zählen und finden, daß sie eine Macht im Staate bilden. Nur die Organisation fehlte, aber hiernach scheint sie bereits im geheimen zu bestehen. Und da sie ja in allen alten und selbst neuen Parteien, von Rösing bis Schweitzer, so bedeutende Männer zählen, kann ihnen der Sieg nicht ausbleiben. ›Guerre aux cons, paix aux trous-de-cul‹, wird es jetzt heißen. Es ist nur ein Glück, daß wir persönlich zu alt sind, als daß wir noch beim Sieg dieser Partei fürchten müßten, den Siegern körperlich Tribut zahlen zu müssen. Aber die junge Generation! Übrigens auch nur in Deutschland möglich, daß so ein Bursche auftritt, die Schweinerei in eine Theorie umsetzt und einladet: introite usw. Leider hat er noch nicht die Courage, sich offen als ›Das‹ zu bekennen, und muß noch immer coram publico ›von vorn‹, wenn auch nicht ›von vorn hinein‹, wie er aus Versehen einmal sagt, operieren. Aber warte erst, bis das neue norddeutsche Strafgesetz die droits du cul anerkannt hat, da wird er ganz anders kommen. Uns armen Leuten von vorn, mit unsrer kindischen Neigung für die Weiber, wird es dann schlecht genug gehn. Wenn der Schweitzer zu etwas zu brauchen wäre, so wäre es, diesem sonderbaren Biedermann die Personalien über die hohen und höchsten Päderasten abzulocken, was ihm als Geistesverwandten gewiß nicht schwer wäre.« – Schulze (s.u.) wies darauf hin, wie »verklemmt« das Institut für Marxismus-Leninismus beim ZK der SED die Engelssche Verballhornung der Landboten-Parole (»Guerre aux cons ...«), die auf Deutsch »Krieg den Fotzen, Friede den Arschlöchern« laute, in den

MEW übersetzt hat, nämlich: »Krieg den vorderen, Friede den hinteren Leibesöffnungen«. - Zum Umgang der Arbeiterparteien mit der Homosexuellenfrage vgl. u.a. Graf und Mimi Steglitz 1974; Graf und Herzer 1975; Beschluß des Exekutivkommitees der KP Großbritanniens, dokumentiert in Das Argument 105, 706–707, 1977; Schulze 1979; Eissler 1980.

5 Während in der ersten Ausgabe der Großen Sowjetischen Enzyklopädie die »Mauer«, die »zwischen Homosexuellen und der Gesellschaft errichtet worden ist«, eingerissen werden sollte, wurde jetzt das Rad zurückgedreht, in der Familien-, Ehescheidungs-, Abtreibungsfrage usw., und die Homosexuellen genossen wieder Verachtung. Gorki, von dem die Äußerung »Man rotte alle Homosexuellen aus - und der Faschismus wird verschwunden sein!« verbreitet wurde, rechnete in seinem Aufsatz »Proletarischer Humanismus« (!) Antisemitismus und Homosexualität dem »Horror« zu, der den Faschismus zur Blüte treibe: »In den faschistischen Ländern gedeiht Homosexualität, die die Jugend verdirbt, ohne Bestrafung; in dem Land jedoch, wo das Proletariat kühn die soziale Macht ergriffen hat, ist Homosexualität zu einem sozialen Delikt erklärt worden und wird hart bestraft!« (Zit. n. G. Mattenklott: Antifaschist unter dem Druck moralischer Rechtfertigung, Frankfurter Rundschau vom 7. Oktober 1979, S. III)

6 1973 schaltete sich der Bayerische Rundfunk aus dem Gemeinschaftsprogramm der ARD aus, als der erregende Film »Nicht der Homosexuelle ist pervers, sondern die Situation, in der er lebt« von Rosa von Praunheim gesendet wurde; 1977 ebenso, als der um Sympathie und Toleranz werbende Film »Die Konsequenz« von Alexander Ziegler und Wolfgang Petersen ausgestrahlt wurde.

7 Meves, Christa: Homosexualität als Vorbild? Nicht nur die Abweichung, auch die Volksmeinung hat Anspruch auf Gehör. Rheinischer Merkur vom 3. August 1979, S. 1.

Medizinischer Kommentar zum Transsexuellengesetz

1 Vgl. insbes. Kammergericht, FamRZ 1958, 60; NJW 1965, 1084 = FamRZ 1965; 139 = StAZ 1965, 217; Oberlandesgericht Frankfurt, NJW 1966, 407; 1969, 1575 = StAZ 1969, 338.

2 KG, NJW 1970, 2136 = StAZ 1971, 79.

3 BGHZ 57, 63 = NJW 1972, 330 = FamRZ 1972, 82.

4 1 BvR 16/72, später außerdem 2286/73 und 334/74.

5 BVerfG, NJW 1979, 595 = FamRZ 1979, 25 = MDR 1979, 200 = StAZ 1979, 12.

6 BGH, NJW 1979, 1287.

7 Z.B. Amtsgericht Braunschweig, Beschluß vom 17.8.1971 - 31 III 61/70; Landgericht Frankenthal, FamRZ 1976, 214.

8 Z.B. Amtsgericht Regensburg, Beschluß vom 18.3.1976 - UR III 39/73.

9 Bundestags-Drucksachen 7/4940 und 7/5274; Stenographischer Bericht, 7. Wahlperiode, 17818.

10 Bundestags-Drucksache 8/2947; Stenographischer Bericht, 8. Wahlperiode, 13169.

11 Bundesrats-Drucksache 6/79, Beschluß.

12 Bundestags-Drucksache 8/4120; vorher hatte sich auch noch die Europäische Kommission für Menschenrechte im Sinne eines transsexuellen Klägers aus Belgien geäußert, vgl. EuGRZ 1979, 556.

13 Bundestags-Drucksache 8/4345.

14 Bundestags-Drucksacke 8/4368.

15 SFS 1972, 119; vgl. dazu StAZ 1972, 332.

Glossar medizinischer Ausdrücke

Abdomen: Bauch

Adoleszenz: Jugendalter, Lebensabschnitt zwischen Pubertätsbeginn und Erwachsenenalter

Adrenalektomie: operatives Entfernen einer oder beider Nebennieren

adrenogenitales Syndrom: krankhafte Störung im Hormonhaushalt der Nebennierenrinde, die u.a. zu einer vorzeitigen Entwicklung der sekundären Geschlechtsmerkmale führt

Allopathie: Schulmedizin; bei uns vorherrschende Heilkunst

Anämie: »Blutarmut«, z.B. Verminderung der roten Blutkörperchen

Anaphrodisiakum (Mehrzahl: Anaphrodisiaka): Mittel, das das sexuelle Verlangen vermindern soll

Androgene: sog. männliche Sexualhormone

Antiandrogene: Substanzen, die u.a. die Androgene (s.d.) daran hindern, ihre Wirkungen zu entfalten

Aphrodisiakum (Mehrzahl: Aphrodisiaka): Mittel, das das sexuelle Verlangen anregen soll

Appetenz: (hier) sexuelles Verlangen

Applikation: Verabreichung, Anwendung (z.B. von Medikamenten)

Arteriosklerose: »Arterienverkalkung«, insbesondere krankhafte Veränderung der Gefäßinnenhaut

Ätiologie: Lehre von den Krankheitsursachen

Ätiopathogenese: Krankheitsentstehung unter Berücksichtigung als ursächlich angesehener Faktoren

autochthon: alteingesessen, eingeboren, bodenständig; von selbst oder an Ort und Stelle entstehend

Autokastration: Selbstkastration

Coitus a tergo: Beischlaf, bei dem das Glied von hinten in die Scheide eingeführt wird

Coitus iteratus: wiederholter Beischlaf

Cross dressing: Tragen der Kleider des anderen als des körperlich vorliegenden Geschlechts

Cyproteronacetat: synthetisches Hormon, das zu den Antiandrogenen (s.d.) gehört

Diabetes mellitus: Zuckerkrankheit
Diathermie: Anwenden von Hochfrequenzströmen zur intensiven Erwärmung von Geweben im Körperinneren
die: (bei Dosisangaben) pro Tag
diuretisch: harntreibend
effeminiert: »verweiblicht«
Ejaculatio deficiens: ausbleibender Samenerguß
Ejaculatio praecox: vorzeitiger Samenerguß
Emaskulation: »Entmannung«; operatives Entfernen des Penis und/oder der Hoden
Endokrinologie: Lehre von den Hormondrüsen
Enzym: organische Verbindung, die als Katalysator in die Stoffwechselvorgänge eingreift
Epilation: Entfernen von Körperhaaren
Fertilität: Fruchtbarkeit
Genese: (hier) seelische Entstehung, Entwicklung (einer Krankheit)
genetisch: (hier) die in jedem Zellkern vorhandenen Erbfaktoren betreffend
Glukokortikoid: Wirkstoff, der regelnd in den Zuckerhaushalt des Körpers eingreift
Gonaden: Keimdrüsen (d.h. Eierstöcke bei der Frau, Hoden beim Mann)
Gonadotropin: Hormon, das die Funktion der Keimdrüsen anregt
Gravidität: Schwangerschaft
Gynäkomastie: Brustentwicklung beim Mann
Hyperämie: vermehrte Blutansammlung
Hypertrophie: übermäßige Größenzunahme von Geweben oder Organen
Hypogonadismus: Unterentwicklung, verminderte Funktion der Keimdrüsen
Hypophyse: an der Hirnbasis gelegenes Organ, das u.a. die Funktion der übrigen Hormondrüsen des Körpers reguliert
Hypophysektomie: operatives Entfernen der Hypophyse (s.d.)
Hypothalamus: Teil des Zwischenhirns
Hypothalamotomie: (hier) psychochirurgischer Eingriff im Bereich des Hypothalamus (s.d.) mit dem Ziel, Erleben und Verhalten zu ändern
Hypotonie: krankhaft erniedrigter Blutdruck
Hysterektomie: operatives Entfernen der Gebärmutter
hysterogen: eine Hysterie hervorrufend oder auslösend
iatrogen: durch den Arzt unmittelbar oder mittelbar hervorgerufen oder ausgelöst
imbezill: mittelgradig schwachsinnig
Implantat: (hier) in den Organismus Eingepflanztes, Eingebrachtes (z.B. Prothesen, Substanzen), s. implantieren
implantieren: (hier) Einpflanzen einer Prothese, eines Gewebes oder einer sonstigen Substanz in den Organismus, insbesondere durch eine Operation
Indikation: sog. Heilanzeige; Umstand oder Anzeichen, aus dem das Anwen-

den bestimmter Heilmittel oder Behandlungsmethoden geboten erscheint

infibulieren: Vernähen, Verheften oder Verspangen der äußeren männlichen oder weiblichen Genitalien, um Selbstbefriedigung oder Beischlaf zu verhindern

Inkontinenz: Unvermögen, Urin oder Kot willkürlich im Körper zurückzuhalten

Insemination: (hier) künstliche Befruchtung

Intersexualität: (hier) körperliche Zwitterbildungen

Intoxikation: »Vergiftung«

Inzision: (hier) operativer Einschnitt

Kastration: operatives Entfernen einer oder beider Keimdrüsen

kauterisieren: Zerstören von Gewebe mittels eines Glühbrenners, eines elektrischen Messers oder durch Brenn- und Ätzmittel

Klinefelter-Syndrom: Erkrankung aus dem Bereich der Intersexualität (s.d.)

kongenital: angeboren, bei der Geburt vorhanden

Kontraindikation: Umstand, der das Anwenden eines Heilmittels oder einer Heilmethode verbietet

Labien: sog. Schamlippen der Frau

Leukotomie: operativer Eingriff in die weiße Gehirnsubstanz

Ligatur: Unterbindung

Lumbalmark: Rückenmark, das im Lendenbereich liegt

lyophilisieren: Herstellen von z.B. Organpräparatkonserven, die durch Ersatz des entzogenen Wassers wieder in den ursprünglichen Zustand zurückversetzt werden können

Mamma (Mehrzahl: Mammae): weibliche Brust, Brustdrüse

Mastektomie: operatives Entfernen einer oder beider Brüste

Menopause: Aufhören der Regelblutung in den sog. Wechseljahren der Frau

mens: Monat

Miktion: Harnlassen

Myxödem: Krankheit, die auf einer verminderten Funktion der Schilddrüse beruht

nerval: nervlich

Neuralgie: »Nervenschmerz«

neuro-: (in Zusammensetzungen) auf das Nervensystem bezogen

Neuroendokrinopathie: (hier) Störung oder Krankheit, die nervlich-hormonell bedingt ist

Neurotransmitter, monoamine: Substanzen, die auf chemischem Weg Nervenimpulse übertragen (z.B. Noradrenalin, Dopamin, Serotonin)

Noxe: Krankheitsursache; Stoff oder Umstand, der eine schädigende Wirkung auf den Organismus ausübt

Orchiektomie: operatives Entfernen eines oder beider Hoden

Os penis: Penisknochen

Osphresiologie: Lehre vom Geruchssinn

Osteoporose: Schwund des festen Knochengewebes
Osteotomie: (hier) operatives Ausschneiden eines Knochenstücks
Östrogene: sog. weibliche Sexualhormone
Ovarektomie: operatives Entfernen eines oder beider Eierstöcke
Ovarien: Eierstöcke der Frau
Parkinson-Krankheit: »Schüttellähmung«
Penektomie: operatives Entfernen des Penis, des männlichen Gliedes
peroral: (bei der Einnahme von Medikamenten) durch den Mund
Phalloplastik: (hier) operatives Konstruieren eines männlichen Gliedes bei der biologischen Frau
Physiologie: Lehre von den Lebensvorgängen und Funktionen des Organismus
postnatal: nach der Geburt
postpuberal: nach der Pubertät
Progesteron: Hormon, das die Schwangerschaftsvorgänge reguliert
progredient: (hier) fortschreitend i.S. einer Verschlimmerung
Prostata: sog. Vorsteherdrüse des Mannes
Prostataadenom: »Wucherung« im Bereich der sog. Vorsteherdrüse des Mannes
psychotrop: auf psychische Funktionen gerichtet, einwirkend
Regression: (hier) seelische Rückkehrreaktionen; Ausdrucksformen und Verhaltensweisen, die in der Entwicklung bereits überschritten sind
Releasing-Faktoren: vom Zwischenhirn produzierte Neurohormone (z.B. Gonadotropin-RF), die die Bildung bestimmter Hormone (z.B. Gonadotropin, s.d.) positiv beeinflussen
roborieren: (bei Arzneimitteln) kräftigen, stärken
Sakralmark: Rückenmark, das im Kreuzbeinbereich liegt
Sedativum (Mehrzahl: *Sedativa*): Beruhigungsmittel
Serotonin: in manchen Geweben des Körpers in hoher Konzentration vorkommende Substanz, die u.a. den Erregungszustand der glatten Muskulatur regelt
Serum: (hier) nicht mehr gerinnbarer Teil des Blutes, der hauptsächlich Eiweißkörper enthält
Skrotum: Hodensack
somatisch: körperlich
Spermiogenese: Entwicklung der Samenzellen in den Hoden
Sterilisation: Unfruchtbarmachen, z.B. durch Unterbinden der ableitenden Samenwege beim Mann oder der Eileiter bei der Frau
Substitutionstherapie: medikamentöser Ersatz eines dem Körper fehlenden Stoffes
Suppositorium: (als Arzneimittelform) Zäpfchen
Sympathikolytikum: Mittel, das die Reizung sympathischer Nerven hemmt oder aufhebt
Testosteron: Hormon, das zu den sog. männlichen Sexualhormonen gehört
Urogenitalsystem: Harn- und Geschlechtsorgane

Vaginalplastik: (hier) operatives Anlegen einer künstlichen Scheide beim biologischen Mann
Virilisierung: (hier) Vermännlichung der Frau
zirkumzisieren: (hier) operatives Entfernen der Vorhaut des männlichen Gliedes

Literatur

Abraham, F.: *Genitalumwandlung an zwei männlichen Transvestiten.* Zeitschrift für Sexualwissenschaft 18, 223–226, 1931

Ackerknecht, E.H.: *Kurze Geschichte der Psychiatrie.* 2. Aufl. Stuttgart 1967

Adorno, Th.W.: *Zum Verhältnis von Soziologie und Psychologie.* Gesammelte Schriften, Bd. 8., Frankfurt a.M. 1972

Argelander, H.: *Das Erstinterview in der Psychotherapie.* Darmstadt 1970

Baker, E., M.D. Yong, D.M. Gauld and J.F.R. Fleming: *A New Look at Bimedial Prefrontal Leucotomy.* Canadian Medical Association Journal 102, 37–41, 1970

Balasubramaniam, V., T.S. Kanaka, P.V. Ramanugam and B. Ramanurthi: *Sedative Neurosurgery.* Journal of the Indian Medical Association 53, 377–381, 1969

Balint, M. und E. Balint: *Psychotherapeutische Techniken in der Medizin.* München, o.J.

Barberini, E.: *Therapieversuche mit K 33 Suppositorien bei Impotentia coeundi.* Medizinische Welt 20, 1139–1143, 1969

Basaglia, F.: *Die negierte Institution oder Die Gemeinschaft der Ausgeschlossenen.* Frankfurt a.M. 1973

Bastin, G.: *Wörterbuch der Sexualpsychologie.* Freiburg i.Br. 1972

Belli, M.M.: *Transsexual Surgery. A New Tort?* Journal of the American Medical Association 239, 2143–2148, 1978

Benjamin, H.: *Transvestitism and Transsexualism.* International Journal of Sexology 7, 12–14, 1953

– *The Transsexual Phenomenon.* New York 1966

Benkert, G.: *Sexuelle Impotenz.* Neuroendokrinologische und pharmakotherapeutische Untersuchungen. Heidelberg, Berlin, New York 1977

Bermant, G. and J. Davidson: *Biological Bases of Sexual Behavior.* New York 1974

Bloch, I: *Beiträge zur Aetiologie der Psychopathia sexualis.* Erster Teil. Dresden 1902

Böhme, A.: *Psychotherapie und Kastration.* München 1935

Böllinger, L.: *Psychoanalyse und die Behandlung von Delinquenten.* Heidel-

berg und Karlsruhe 1979
Bogwitz, H.-D.: *Psychotherapie-Richtlinien bewährten sich.* Deutsches Ärzteblatt 74, 2589–2590, 1977
Bonaparte, M., A. Freud und E. Kris (Hrsg.): *Aus den Anfängen der Psychoanalyse.* Frankfurt a.M. 1962
Bopp, J.: *Der linke Psychodrom.* Kursbuch 55, 73–94, 1979
Borelli, S.: *Die Aphrodisiaka.* In: J. Jadassohns Handbuch der Haut- und Geschlechtskrankheiten, Ergänzungswerk, hrsg. von A. Marchionini. 6. Bd., 3. Teil: Fertilitätsstörungen beim Manne, hrsg. von H. Schuermann und R. Doepfmer. Berlin, Göttingen, Heidelberg 1960
Borkin, J.: *The Crime and Punishment of I.G. Farben.* New York 1978 (dtsch. Ausgabe: *Die unheilige Allianz der I.G. Farben. Eine Interessengemeinschaft im Dritten Reich.* Frankfurt a.M. und New York 1979)
Borneman, E.: *Lexikon der Liebe.* 2 Bde. München 1968
Bowman, K.M. and G.H. Crook: *Emotional Changes Following Castration.* Psychiatric Research Report of the American Psychiatric Association 12, 81–96, 1960
Bräutigam, W.: *Reaktionen, Neurosen, Psychopathien.* Stuttgart 1968
Breggin, P.R.: *Interview von Judy Miller mit Peter R. Breggin,* Sender WBAI, Pacifica, New York 1972 a; abgedruckt in: Liberation, Bd. 17, Nr. 7, Oktober 1972; Les Temps Modernes, Nr. 321, April 1973
– *Psychosurgery for the Control of Violence.* U.S. Congressional Record, 92^{d} Congress, Second Session, Vol. 118, No. 26, Part. 9, pp. 11396–11402, March 30, 1972 b
Bremer, J.: *Asexualization. A Follow-up Study of 244 Cases.* New York 1959
Brickenstein, R.: *Homosexualität und Wehrdienst. Probleme aus wehrpsychiatrischer Sicht.* Wehrmedizinische Monatsschrift 24, 373–376, 1980
Brown, W.A., P.M. Monti and D.P. Corriveau: *Serum Testosterone and Sexual Activity and Interest in Men.* Archives of Sexual Behavior 7, 97–103, 1978
Bürger-Prinz, H. und H. Weigel: *Über den Transvestitismus bei Männern.* Monatsschrift für Kriminalbiologie 31, 125–143, 1940
– H. Albrecht und H. Giese: *Zur Phänomenologie des Transvestitismus bei Männern.* Beiträge zur Sexualforschung, Heft 3. Stuttgart 1953 (2., erweit. Aufl. 1966)
Burrows, H.: *Biological Actions of Sex Hormones.* 2. Aufl. London 1949
Burt, J.C. *Preliminary Report on an Innovative Surgical Procedure for Treatment of Coital Anorgasmia.* Paper read at the Third Annual Meeting of the International Academy of Sex Research. Bloomington, Ind./USA 1977
Burzig, G.: *Der Psychoanalytiker und der transsexuelle Patient. Ein Beitrag zur notwendigen Auseinandersetzung mit »psycho«-chirurgischen Eingriffen an den Geschlechtsmerkmalen.* Psyche 36, 848–856, 1982

Cauldwell, D.O.: *Psychopathia transsexualis.* Sexology 16, 274–280, 1949
Christiansen, K.O. et al.: *Scandinavian Studies in Criminology.* Oslo 1965
Churcher, S.: *The Anguish of the Transsexuals.* New York (Magazine), Ausgabe vom 16. Juni 1980, S. 40–50
Cooper, A.J. and A.A.A. Ismail: *A Pilot Study of Mesterolon in Impotence.* Psychopharmacologia (Berlin) 26, 379–386, 1972
– A.A.A. Ismail, T. Harding and D.N. Love: *The Effect of Clomiphene in Impotence.* British Journal of Psychiatry 120, 327–330, 1972
Cooper, D.: *Psychiatrie und Antipsychiatrie.* Frankfurt a.M. 1971
Cornu, F.: *Katamnesen bei kastrierten Sittlichkeitsdelinquenten aus forensisch-psychiatrischer Sicht.* Basel 1972

Danckwardt: J.F.: *Zur Interaktion von Psychotherapie und Psychopharmakatherapie.* Psyche 32, 111–154, 1978
Dannecker, M.: *Der Homosexuelle und die Homosexualität.* Frankfurt a.M. 1978
– *Warum die Therapie der Homosexualität die Lage der Homosexuellen verschlechtert.* In: Therapie sexueller Störungen, hrsg. von V. Sigusch. 2., neubearb. u. erweit. Aufl. Stuttgart und New York 1980
– und R. Reiche: *Der gewöhnliche Homosexuelle.* Frankfurt a.M. 1974
– G. Schmidt, E. Schorsch und V. Sigusch: *Stellungnahme zu den Forschungen des Endokrinologen Prof. Dr. Günter Dörner zum Thema Homosexualität.* Sexualmedizin 10, 110–111, 1981 (nachgedruckt in: psychologie heute 8, 38–42, 1981; Das Argument 127, 420, 1981; Tijdschrift voor Seksuologie 6, 123–128, 1981; Archives of Sexual Behavior 11, 445–449, 1982)
Delgado, J.M.R.: *Physical Control of the Mind.* New York 1969
Deutsche Gesellschaft für Sexualforschung: *Dokumentation zur Transsexualität.* Hamburg und Frankfurt a.M. 1974
– *»Aufruf zur Entkriminalisierung der Homosexualität«* vom Januar 1981; abgedruckt in: Frankfurter Rundschau vom 19. Mai 1981, Nr. 115, S. 9; Das Argument 130, 869–870; 1981; Sexualtheorie und Sexualpolitik, hrsg. von M. Dannecker und V. Sigusch. Beiträge zur Sexualforschung, Bd. 59. Stuttgart 1984.
Deutsche Gesellschaft für Soziale Psychiatrie: *Holocaust und die Psychiatrie.* Denkschrift, vorgelegt zum 1. September 1979
Diderot, D.: *Supplément au Voyage de Bougainville.* Genève 1955 (dtsch. Ausgabe: *Nachtrag zu »Bougainvilles Reise« oder Gespräch zwischen A. und B. über die Unsitte, moralische Ideen an gewisse physische Handlungen zu knüpfen, zu denen sie nicht passen.* Mit einem Nachwort von H. Dieckmann. Frankfurt a.M. 1965)
Dieckmann, G.: *Die stereotaktische Behandlung erethischer Kinder.* In: Aktuelle Neuropädiatrie, hrsg. von H. Doose. Stuttgart 1977
– und R. Hassler: *Psychochirurgie. Zum gegenwärtigen Stand der chirurgi-*

schen Behandlung psychiatrischer Erkrankungen. Deutsches Ärzteblatt 73, 1217-1223, 1976

- und H.J. Horn: SPIEGEL-Gespräch »*Bei Bartsch fehlte der Zielpunkt im Gehirn*«. Der Spiegel, Nr. 22, 24. Mai 1976, S. 70-81

Dietz, K. und P.G. Hesse: *Wörterbuch der Sexuologie und ihrer Grenzgebiete.* Rudolstadt 1964

Dörner, K.: *Bürger und Irre.* Frankfurt a.M. 1969

Dokumentation. Teil 2, Sozialistisches Patientenkollektiv Heidelberg, hrsg. von der Basisgruppe Medizin Gießen und von der Fachschaft Medizin Gießen 1971

Eissler, W.U.: *Arbeiterparteien und Homosexuellenfrage. Zur Sexualpolitik von SPD und KPD in der Weimarer Republik.* Ohne Ort (Berlin) 1980

Engels, F.: *Dialektik der Natur.* MEW (= Marx-Engels-Werke, Berlin/DDR 1956 ff.), Bd. 20, S. 305-370

- *Der Ursprung der Familie, des Privateigentums und des Staats.* MEW, Bd. 21, S. 25-173
- Brief an K. Marx vom 22. Juni 1869. MEW, Bd. 32, S. 324-325
- und K. Marx: *Die heilige Familie oder Kritik der kritischen Kritik.* MEW, Bd. 2, S. 3-223

Engle, E.T.: *The Problems of Ageing.* 2. Aufl. Baltimore 1942

Everitt, B.J.: *A Neuroanatomical Approach to the Study of Monoamines and Sexual Behaviour.* In: Biological Determinants of Sexual Behaviour, ed. by J.B. Hutchinson. Chichester 1978

Feuerbach, L.: *Über Spiritualismus und Materialismus, besonders in Beziehung auf die Willensfreiheit.* Sämmtliche Werke, Bd. X, hrsg. von W. Bolin und F. Jodl. Stuttgart 1911

- *Zur Ethik: Der Eudämonismus.* Sämmtliche Werke, Bd. X, hrsg. von W. Bolin und F. Jodl. Stuttgart 1911
- *Grundsätze der Philosophie der Zukunft.* In: Kleine philosophische Schriften, hrsg. von M.G. Lange. Leipzig 1950
- *Vorläufige Thesen zur Reform der Philosophie.* In: Kleine philosophische Schriften, hrsg. von M.G. Lange. Leipzig 1950

Fichte, H.: *Versuch über die Pubertät.* Roman. Frankfurt a.M. 1976

Ford, C.S. and F.A. Beach: *Patterns of Sexual Behavior.* New York 1951 (dtsch. Ausgabe: *Formen der Sexualität.* Reinbek 1968)

Forel, A.: *Die sexuelle Frage. Eine naturwissenschaftliche, psychologische, hygienische und soziologische Studie für Gebildete.* München 1905

Fränkel, H.: *Homo mollis.* Medicinische Zeitung (Berlin) 22, 102-103, 1853

Freeman, W.J.: *Lobotomy and Epilepsy.* Neurology (Minneap.) 3, 479-494, 1953

Freud, S.: *Ein Fall von hypnotischer Heilung.* GW (= Gesammelte Werke, London und Frankfurt a.M. 1940 ff.), Bd. I, S. 1-17

- *Über die Berechtigung von der Neurasthenie, einen bestimmten Symptomenkomplex als »Angst-Neurose« abzutrennen.* GW, Bd. I, S. 313-342.
- *Die »kulturelle« Sexualmoral und die moderne Nervosität.* GW, Bd. VII, S. 143-167
- *Psychoanalytische Bemerkungen über einen autobiographisch beschriebenen Fall von Paranoia (Dementia Paranoides).* GW, Bd. VIII, S. 239-320
- *Zur Einführung des Narzißmus.* GW, Bd. X, S. 137-170
- *Triebe und Triebschicksale.* GW, Bd. X., S. 209-232
- *Vorlesungen zur Einführung in die Psychoanalyse.* GW, Bd. XI
- *Eine Schwierigkeit der Psychoanalyse.* GW, Bd. XII, S. 1-12
- *Über die Psychogenese eines Falles von weiblicher Homosexualität.* GW, Bd. XII, S. 269-302
- *»Selbstdarstellung«.* GW, Bd. XIV, S. 33-96
- *Über die weibliche Sexualität.* GW, Bd. XIV, S. 517-537

Fritz, U. und A. v. Streit: *Über weibliche Homosexualität und ihre wissenschaftliche Untersuchung.* In: Sexualität und Medizin, hrsg. von V. Sigusch. Köln 1979

Fülgraff, G. und I. Barbey (Hrsg.): *Stereotaktische Hirnoperationen bei abweichendem Sexualverhalten.* Abschlußbericht der Kommission beim Bundesgesundheitsamt. Berlin 1978

Gebsattel, V.E. Frh. v.: *Süchtiges Verhalten im Gebiet sexueller Verirrungen.* Monatsschrift für Psychiatrie und Neurologie 82, 113-177, 1932

Giese, H. (Hrsg.): *Wörterbuch der Sexualwissenschaft.* Bonn 1952
- *Psychopathologie der Sexualität.* Stuttgart 1962
- *Über die medizinische Indikation zur Kastration.* Hamburg 1968 (unveröffentl. Manuskript)

Görlich, B. (Hrsg.): *Der Stachel Freud. Beiträge und Dokumente zur Kulturismus-Kritik.* Frankfurt a.M. 1980

Gollner, G.: *Homosexualität - Ideologiekritik und Entmythologisierung einer Gesetzgebung.* Berlin 1974
- *Homosexualität - Tradition gegen Recht?* Zeitschrift für Rechtspolitik 8, 231-234, 1975

Goudsmit, W. und J.W. Reicher: *Sozialtherapie schwerstgestörter Delinquenten auf psychoanalytischer Grundlage.* In: Therapie sexueller Störungen, hrsg. von V. Sigusch. 2., neubearb. u. erweit. Aufl. Stuttgart und New York 1980

Graf, T. und M. Herzer: *Zur neueren Diskussion über die Homosexualität.* Das Argument 93, 859-874, 1975
- und M. Steglitz: *Homosexuellenunterdrückung in der bürgerlichen Gesellschaft.* Probleme des Klassenkampfs 4, 17-50, 1974

Haddenbrock, S.: *»Psychochirurgie«.* In: Handbuch der Neurosenlehre und Psychotherapie, hrsg. von V.E. Frankl u.a. Bd. 5. München und Berlin 1961

Hamburger, C., G.K. Stürup and E. Dahl-Iversen: *Transvestism. Hormonal, Psychiatric and Surgical Treatment.* Journal of the American Medical Association 152, 391–396, 1953

Hamilton, J.B.: *Demonstrated Ability of Penile Erection in Castrate Men with Markedly Low Titers of Urinary Androgens.* Proceedings of the Society for Experimental Biology and Medicine 54, 309–312, 1943 a

- *Evidences of Marked Stimulation by Sex Hormones in Certain Eunuchs.* Anatomical Record 85, 314–315, 1943 b

Harthauser, W.: *Der Massenmord an Homosexuellen im Dritten Reich.* In: Das große Tabu, hrsg. von W.S. Schlegel. München 1967

Heath, R.G.: *Pleasure and Brain Activity in Man.* Journal of Nervous and Mental Disease 154, 3–18, 1972

Hegel, G.W.F.: *Phänomenologie des Geistes.* Werke, Bd. 3. Frankfurt a.M. 1970

- *Encyklopädie der philosophischen Wissenschaften* (Hoffmeister). Leipzig 1949
- *System der Philosophie II und III.* Glocknersche Jubiläumsausgabe, Bd. 9 und Bd. 10 Stuttgart 1965

Heger, H.: *Die Männer mit dem rosa Winkel.* Hamburg, o.J.

Heim, N.: *Kastration bei Sexualstraftätern - eine kritische Betrachtung!* In: Kriminalätiologie und Prophylaxe, hrsg. von G. Nass. Kassel 1977

- and C.J. Hursch: *Castration for Sex Offenders: Treatment or Punishment?* A Review and Critique of Recent European Literature. Archives of Sexual Behavior 8, 281–304, 1979
- P. Jung und W. Ugarte: *Kastration als »Therapie« bei Sexualstraftätern - Auswirkungen des chirurgischen Eingriffes aus der Sicht der Betroffenen.* Mensch, Medizin, Gesellschaft 3, 113–119, 1978

Heimann, H.: *Psychochirurgie.* In: Psychiatrie der Gegenwart, hrsg. von H.W. Gruhle u.a. Bd. I/2. Berlin u.a. 1963

Henkel, D. und D. Roer: *Die Politik der klinisch-psychologischen Standesverbände.* Das Argument 91, 387–422, 1975

Hermann, G.: *Mit dem Skalpell gefügig gemacht.* Süddeutsche Zeitung, 29. Mai 1974

Hesse, P.G., H. Grimm, G. Harig, F.K. Kaul, A.-G. Kuckhoff und G. Tembrock (Hrsg.): *Sexuologie.* Leipzig 1974 (Bd. I), 1976 (Bd. II), 1978 (Bd. III)

Hiob, J.: *Die Behandlung sexueller Deviationen im Strafvollzug.* In: Entwicklungstendenzen biologischer Psychiatrie, hrsg. von H. Helmchen und H. Hippius. Stuttgart 1975

Hirose, S.: *Mentally Abnormal Offenders and Psychosurgery.* Acta criminologiae et medicinae legalis Japonica 34, 186–195, 1968

Hirschfeld, M.: *Die Transvestiten. Eine Untersuchung über den erotischen Verkleidungstrieb.* Berlin 1910

- *Die Homosexualität des Mannes und des Weibes.* 2. Aufl. Berlin 1920
- *Sexualpathologie.* 1. Teil. 2. Aufl. Bonn 1921

- *Geschlechtskunde, auf Grund dreißigjähriger Forschung und Erfahrung bearbeitet.* I. Bd.: Die körperlichen Grundlagen. Stuttgart 1926
- *Geschlechtskunde, auf Grund dreißigjähriger Forschung und Erfahrung bearbeitet.* III. Bd.: Einblicke und Ausblicke. Stuttgart 1930
- und R. Linsert: *Liebesmittel.* Berlin 1930

Hoch, E.M.: Schweizer Archiv für Neurologie, Neurochirurgie und Psychiatrie 60, 177-199, 1947 (zit. n. Haddenbrock 1961)

Hopfner, Th.: *Das Sexualleben der Griechen und Römer von den Anfängen bis in das 6. Jahrhundert nach Christus.* 1. Bd., 1. Hälfte. Prag 1938

Horkheimer, M. und Th.W. Adorno: *Dialektik der Aufklärung.* Frankfurt a.M. 1969

Horst, L. v. d.: Folia psychiatrica, neurologica et neurochirurgica Neerlandica 55, 313-322, 1952 (zit. n. Haddenbrock 1961)

Hyyppä, M.T., S.C. Falck and U.K. Rinne: *Is L-DOPA an Aphrodisiac in Patients with Parkinsons's Disease?* In: Sexual Behavior: Pharmacology and Biochemistry, ed. by M. Sandler and G.L. Gessa. New York 1975

Ingraham, B.L. and G.W. Smith: *The Use of Electronics in the Observation and Control of Human Behavior and its Possible Use in Rehabilitation and Parole.* Issues in Criminology 7, 35-53, 1972

Jensch, N.: *Untersuchungen an entmannten Sittlichkeitsverbrechern.* Leipzig 1944

Kant, I.: *Kritik der reinen Vernunft,* hrsg. von R. Schmidt. Hamburg 1965

Kentler, H.: *Taschenlexikon Sexualität.* Düsseldorf 1982

Kernberg, O.: *Borderline Conditions and Pathological Narcissism.* New York 1975

Kisch, F.: *Menschenzucht. Ein Merkblatt für die Reifen beiderlei Geschlechts.* Berlin und Köln 1920

Knight, G.C.: *Bifrontal Stereotactic Tractotomy: An Atraumatic Operation of Value in the Treatment of Intractable Neuroses.* British Journal of Psychiatry 115, 257-266, 1969

Koch, E.R.: *Chirurgie der Seele.* Stuttgart 1976

Kröhn, W.: *Nachuntersuchung an bisher nicht operierten Transsexuellen.* Mitteilungen der Gesellschaft für praktische Sexualmedizin 1, 35-36, 1981
- H. Bertermann, H. Wand und R. Wille: *Nachuntersuchung bei operierten Transsexuellen.* Der Nervenarzt 52, 26-31, 1981

Kunzfeld, M.: *Erfahrungen mit »Pasuma« von der Cascan Gesellschaft mbH, Wiesbaden.* Zeitschrift für Haut- und Geschlechtskrankheiten 41, 156-157, 1966

Laing, R.D.: *Phänomenologie der Erfahrung.* Frankfurt a.M. 1969

Langelüddeke, A.: *Die Entmannung von Sittlichkeitsverbrechern.* Berlin 1963

- *Das neue Kastrationsgesetz aus der Sicht des kriminologisch erfahrenen Psychiaters.* Monatsschrift für Kriminologie und Strafrechtsreform 53, 289-297, 1970
- *Die chirurgische Behandlung.* In: Die Sexualität des Menschen, hrsg. von H. Giese. 2. Aufl. Stuttgart 1971

Laumann, M.: *Menetekel Psychochirurgie.* humanitas 19, 6, 1979

Lautmann, R.: *Seminar: Gesellschaft und Homosexualität.* Frankfurt a.M. 1977
- *Wie man Außenseiter draußen hält. Zur Kriminal- und Ordnungspolitik gegenüber homosexuellen Männern und Frauen.* Kritische Justiz 12, 1-21, 1979

Lenin, W.I.: *Materialismus und Empiriokritizismus.* Werke, Bd. 14. Berlin/DDR 1949

Lickint, K.: *Der Empfang des Patienten und das Erstinterview in der psychiatrischen Klinik.* Der Nervenarzt 39, 451-456, 1968

Lukács, G.: *Geschichte und Klassenbewußtsein.* Werke, Bd. 2. Neuwied 1968

Malinowski, B.: *Mutterrechtliche Familie und Ödipus-Komplex (1924).* In: B. Malinowski, Eine wissenschaftliche Theorie der Kultur und andere Aufsätze, hrsg. von P. Reiwald. Zürich 1949
- *Sex and Repression in Savage Society.* London 1927 (dtsch. Ausgabe: *Geschlecht und Verdrängung in primitiven Gesellschaften.* Reinbek 1962)
- *The Sexual Life of Savages in North-Western Melanesia.* London 1929 (dtsch. Ausgabe: *Das Geschlechtsleben der Wilden in Nordwest-Melanesien.* Leipzig und Zürich, o.J. (1930); vgl. auch die letzte dtsch. Ausgabe: Frankfurt a.M. 1979)

Marcuse, Max (Hrsg.): *Handwörterbuch der Sexualwissenschaft. Enzyklopädie der natur- und kulturwissenschaftlichen Sexualkunde des Menschen.* Bonn 1923

Margolis, R., P. Prieto, L. Stein and S. Chinn: *Statistical Summary of 10 000 Male Cases Using Afrodex in Treatment of Impotence.* Current Therapy and Research 13, 616-622, 1971

Mark, V.H. and F.R. Ervin: *Violence and the Brain.* Hagerstown u.a. 1970
- W.H. Sweet and F.R. Ervin: *Role of Brain Disease in Riots and Urban Violence.* Journal of the American Medical Association 201, 895, 1967

Marx, K.: *Thesen über Feuerbach.* MEW, Bd. 3, S. 5-7, 533-535
- *Einleitung zur Kritik der Politischen Ökonomie.* MEW, Bd. 13, S. 615-642
- *Kritik des Gothaer Programms.* MEW, Bd. 19, S. 11-32
- *Randglossen zu Adolph Wagners »Lehrbuch der politischen Ökonomie«.* MEW, Bd. 19, S. 355-383
- *Das Kapital. Kritik der politischen Ökonomie.* Erster Band. MEW, Bd. 23
- *Brief an Friedrich Engels vom 18. Juni 1862.* MEW, Bd. 30, S. 248-249
- *Brief an Ludwig Kugelmann vom 27. Juni 1870.* MEW, Bd. 32, S. 685-686
- *Ökonomisch-philosophische Manuskripte aus dem Jahre 1844.* MEW, Ergän-

zungsband, Erster Teil, S. 465-588
- *Grundrisse der Kritik der politischen Ökonomie.* Frankfurt a.M. und Wien, o.J.
- und F. Engels: *Die deutsche Ideologie.* MEW, Bd. 3, S. 9-530

Masters, W.H. and V.E. Johnson: *Homosexuality in Perspective.* Boston 1979

Mattenklott, G.: *Antifaschist unter dem Druck moralischer Rechtfertigung.* Frankfurter Rundschau vom 7. Oktober 1979, S. III

Mauch, G. und J. Bechtel: *Kastration im Strafvollzug als Behandlung chronischer Sexualdelinquenten.* Monatsschrift für Kriminologie und Strafrechtsreform 51, 200-210, 1968

Menninger, K.A. and Ph.S. Holzman: *Theory of Psychoanalytic Technique.* 2. Aufl. New York 1973

Meyenburg, B. und Ch. Ihlenfeld: *Transsexualität und Psychotherapie. Ein Bericht aus den Vereinigten Staaten.* Sexualmedizin 11, 318-320, 1982

Meyer, J.K. and D.J. Reter: *Sex Reassignment.* Archives of General Psychiatry 36, 1010-1015, 1979

Meyerson, B.J. and C.-O. Malmnäs: *Brain Monoamines and Sexual Behaviour.* In: Biological Determinants of Sexual Behaviour, ed. by J.B. Hutchinson. Chichester 1978

The Michigan Chronicle: *Intend Psychosurgery as Tool to Control Blacks,* Ausgabe vom 14. Mai 1974, Sektion A

Miller, N.W., G. Hubert and J.B. Hamilton: *Mental and Behavioral Changes Following Male Hormone Treatment of Adult Castration, Hypogonadism, and Psychic Impotence.* Proceedings of the Society for Experimental Biology (New York) 38, 538-540, 1938

Mitscherlich, A.: *Mitteilung von der 66. Wanderversammlung der südwestdeutschen Psychiater und Neurologen in Badenweiler, 2./3. Juni 1950.* Erstes Leitthema: Daseinsanalyse. Psyche 4, 226-234, 1950
- *Rundfrage über ein Referat auf der 66. Wanderversammlung der südwestdeutschen Psychiater und Neurologen in Badenweiler.* Psyche 4, 448-477, 626-640, 1950/51
- und F. Mielke: *Medizin ohne Menschlichkeit.* Frankfurt a.M. 1960/1978

Mitscherlich-Nielsen, M.: *Zur Psychoanalyse der Weiblichkeit.* Psyche 32, 669-694, 1978
- *Theorien und Probleme der psychosexuellen Entwicklung der Frau.* In: Therapie sexueller Störungen, hrsg. von V. Sigusch. 2., neubearb. u. erweit. Aufl. Stuttgart und New York 1980
- *Über die Ursprünge weiblicher Lust.* In: Sonderband »Sexualität« der Zeitschrift »Emma«. Köln, September 1982

Money, J. und A.A. Ehrhardt: *Transsexuelle nach Geschlechtswechsel.* In: Tendenzen der Sexualforschung, hrsg. von G. Schmidt, V. Sigusch und E. Schorsch. Beiträge zur Sexualforschung, Bd. 49. Stuttgart 1970

Morgenthaler, F.: *Homosexualität.* In: Therapie sexueller Störungen, hrsg. von

V. Sigusch. 2., neubearb. u. erweit. Aufl. Stuttgart und New York 1980
Mühsam, R.: *Chirurgische Eingriffe bei Anomalien des Sexuallebens.* Therapie der Gegenwart 67, 451–455, 1926

Nagel, H. und M. Seifert (Hrsg.): *Inflation der Therapieformen.* Reinbek 1979
Nelson, S.: »*Viva il coltello!*« Sexual Medicine Today 1, 14–16 und 58, 1977
Neumann, F.: *Chemie, Biochemie und pharmakologische Grundlagen der Antiandrogene.* Deutsches Ärzteblatt 75, 1633–1640, 1978 a
– *Klinik der Antiandrogene.* Deutsches Ärzteblatt 75, 1691–1699, 1978 b
Nietzsche, F.: *Gesammelte Werke,* Bd. XVI. München 1923
Nijs, P.: *Psychosomatische Aspekte der oralen Antikonzeption.* Beiträge zur Sexualforschung, Bd. 50. Stuttgart 1972

Ohm, A.: *Zur Frage der Entmannung.* Zeitschrift für psychosomatische Medizin 7, 21–26, 1960
Orthner, H.: *Anatomie und Physiologie der Steuerungsorgane der Sexualität.* In: Die Sexualität des Menschen, hrsg. von H. Giese. Stuttgart 1955
– *Über die Beeinflußbarkeit von Sexualstörungen durch die vordere Hypothalamotomie, dargestellt am Patientengut der Göttinger stereotaktischen Arbeitsgruppe.* In: Biologische Grundlagen abnormen Verhaltens, hrsg. von G. Nass. Wiesbaden 1981
– *Die theoretischen und tierexperimentellen Grundlagen der vorderen Hypothalamotomie zur Behandlung schwerer Sexualstörungen und die Zielsicherheit der Methode.* Fortschritte der Neurologie und Psychiatrie 50, 316–329, 1982 a
– *Sexual Disorders.* In: Textbook of Stereotaxy of the Human Brain, hrsg. von G. Schaltenbrand und A.E. Walker. Stuttgart 1982 b
Osborn, R.: *Marxismus und Psychoanalyse.* Frankfurt a.M., o.J.

Pelikan, E.: *Gerichtlich-medizinische Untersuchungen über das Skopzentum in Rußland.* Gießen 1876
Platon: *Symposion.* Sämtliche Werke, Bd. III (Artemis-Jubiläumsausgabe). Zürich und Wien 1974, S. 105–181
Ploeger, A. und R. Flamm: *Synopsis des Transvestitismus und Transsexualismus.* Fortschritte der Neurologie und Psychiatrie 44, 493–554, 1976
Pogády, J. und P. Nádvorník: *Psychochirurgia.* Československá psychiatrie 78, 3–16, 1982
Pokorny, M.H. et M.H. Bondy: *Rapport sur un Transvestite qui demandait une Opération Cosmétique.* Revue neurologique 40, 701–702, 1933
Puvogel, H.: *Die leitenden Grundgedanken bei der Entmannung gefährlicher Sittlichkeitsverbrecher.* Juristische Diss., Univ. Göttingen. Düsseldorf 1937

Rasch, W.: *Körperliche Behandlungsverfahren.* In: Psychopathologie der Sexualität, hrsg. von H. Giese. Stuttgart 1962
Raymond, J.G.: *The Transsexual Empire.* Boston 1979
Redlich, F.C. and D.X. Freedman: *Theorie und Praxis der Psychiatrie.* Frankfurt a.M. 1970
Reich, W.: *Dialektischer Materialismus und Psychoanalyse.* Kopenhagen 1934
- *Der Einbruch der Sexualmoral.* 2., erweit. Aufl. Kopenhagen 1935 (vgl. auch die letzte dtsch. Ausgabe: Der Einbruch der sexuellen Zwangsmoral. Köln 1972)
Reiche, R.: *Was heißt: sexuelle Liberalisierung?* Vortrag, gehalten auf der 11. Wissenschaftlichen Tagung der Deutschen Gesellschaft für Sexualforschung vom 12. bis 14. Oktober 1972 in Hamburg (unveröffentl.)
- *Sexualität, Identität, Transsexualität.* In: Sexualtheorie und Sexualpolitik, hrsg. von M. Dannecker und V. Sigusch. Beiträge zur Sexualforschung, Bd. 59. Stuttgart 1984
Richter, H.E.: *Der Gotteskomplex.* Reinbek 1979
Rieber, I.: *Die operative Implantation von Penisprothesen bei Erektionsstörungen des Mannes.* In: Sexualität und Medizin, hrsg. von V. Sigusch. Köln 1979
- A.-E. Meyer, G. Schmidt, E. Schorsch und V. Sigusch: *Stellungnahme zu stereotaktischen Hirnoperationen an Menschen mit abweichendem Sexualverhalten.* Sexualmedizin 5, 442–450, 1976 (in vollem Wortlaut nachgedruckt in: Monatsschrift für Kriminologie und Strafrechtsreform 59, 216–222, 1976; psychologie heute 3, 27–32, 1976)
Roeder, F.D.: *Über die Möglichkeiten stereotaktischer Eingriffe bei Aggressionstätern.* In: Kriminalität vorbeugen und behandeln, hrsg. von G. Nass im Auftrag der Akademie für kriminologische Grundlagenforschung und der Gesellschaft für vorbeugende Verbrechensbekämpfung. Abhandlungen zur Prophylaxe und Resozialisierung. Köln u.a. 1971

Schilling, H.-D. (Hrsg.): *Schwule und Faschismus.* Berlin (West) 1983
Schmidt, A.: *Der Begriff der Natur in der Lehre von Marx.* 2. Aufl. Frankfurt a.M. 1974
Schmidt, G.: *Sexuelle Motivation und Kontrolle.* In: Inhaltsprobleme in der Sexualpädagogik, hrsg. von W. Fischer, J. Ruhloff, H. Scarbath, Th. Schulze und H. Thiersch. Heidelberg 1973
- *Sexuelle Motivation und Kontrolle.* Sexualmedizin 3, 60–65, 1974
- *Sexuelle Motivation und Kontrolle.* In: Ergebnisse zur Sexualforschung, hrsg. von E. Schorsch und G. Schmidt. Köln 1975
- *Sexualität.* In: Handbuch psychologischer Grundbegriffe, hrsg. von Th. Herrmann, P.R. Hofstätter, H.P. Huber und F.E. Weinert. München 1977
- *Non-sexual Motives in Sexual Behavior: Preliminary Ideas with Respect to a Neglected Area.* Paper read at the Annual Meeting of the International Academy of Sex Research, July 31 - August 2, Toronto/Canada 1978

- *Sexuelle Folklore.* In: Literatur konkret 1979, S. 70–71
- *Die Sexualität nach der Liberalisierung.* Vortrag, gehalten in der Volkshochschule Bielefeld, Herbst 1980
- *Jenseits des Triebprinzips.* In: Sexualerziehung und Persönlichkeitsentfaltung, hrsg. von H. Scarbath und B. Tewes. München, Wien, Baltimore 1982 a
- *Sex and Society in the Eighties.* Archives of Sexual Behavior 11, 91–97, 1982 b
- *Motivationale Grundlagen sexuellen Verhaltens.* In: Enzyklopädie der Psychologie, Bd. 2 der Serie Motivation und Emotion, hrsg. von H. Thomae. Göttingen 1982 c (erschienen 1983; bei dieser seinerzeit in Druck befindlichen Arbeit beziehen sich die Seitenangaben auf das Manuskript)

Schorsch, E.: *Phänomenologie der Transsexualität.* Sexualmedizin 3, 195–198, 1974
- und N. Becker: *Angst, Lust, Zerstörung. Sadismus als soziales und kriminelles Handeln.* Zur Psychodynamik sexueller Tötungen. Reinbek 1977
- T. Brandt, G. Schmidt und A. Spengler: *Zur Versorgung von Patienten mit sexuellen Störungen.* Sexualmedizin 6, 585–590, 1977

Schubert, E.G.: *Behandlung von Potenzstörungen mit einem hormonfreien Kombinationspräparat.* Ärztliche Praxis 23, 1879, 1971

Schulze, H.: *Links und linksgestrickt.* In: Sexualität Konkret 1979, S. 66–70

Schumacher, W.: *Über verschiedene Techniken der psychiatrischen Exploration und ihre Anwendungsbereiche.* Dynamische Psychiatrie 2, 50–62, 1969

Schwarzer, A.: *7 Jahre nach dem Kleinen Unterschied.* In: Sonderband »Sexualität« der Zeitschrift »Emma«. Köln, September 1982

Scoville, W.B.: *Recent Thoughts on Psychosurgery.* Connecticut Medicine 33, 453–456, 1969
- Vortrag, gehalten auf dem 4. Kongreß der Internationalen Gesellschaft für Psychiatrische Chirurgie im September 1975 in Madrid

Sherfey, M.J.: *Die Potenz der Frau. Wesen und Evolution der weiblichen Sexualität.* Köln 1974

Sigusch, V.: *Medizin und Sexualität. Sieben Thesen zur kritischen Reflexion ihres Verhältnisses.* Medizinische Welt 21 (N.F.), 2159–2170, 1970
- *Medizinische Experimente am Menschen. Das Beispiel Psychochirurgie.* Jahrbuch für kritische Medizin, Bd. 2. Argument-Sonderband 17. Berlin 1977 (2. Aufl. 1978; auch als Argument-Studienheft 12, 1978; nachgedruckt in: Sexualität und Medizin, hrsg. von V. Sigusch. Köln 1979)
- (Hrsg.): *Sexualität und Medizin.* Köln 1979
- (Hrsg.): *Therapie sexueller Störungen.* 2., neubearb. u. erweit. Aufl. Stuttgart und New York 1980
- *Sexuelle Funktionsstörungen: Somatischer Anteil und somatische Behandlungsversuche.* In: Therapie sexueller Störungen, hrsg. von V. Sigusch. 2., neubearb. u. erweit. Aufl. Stuttgart und New York 1980 a

- *Somatische Behandlungsversuche bei sexuellen Perversionen und sexueller Delinquenz.* In: Therapie sexueller Störungen, hrsg. von V. Sigusch. 2., neubearb. u. erweit. Aufl. Stuttgart und New York 1980 b
- und T. Maack: *Ejakulationsstörungen. Ein Überblick.* In: Sexualität und Medizin, hrsg. von V. Sigusch. Köln 1979
- und R. Reiche: *Die Untersuchung und Behandlung transsexueller Patienten.* In: Therapie sexueller Störungen, hrsg. von V. Sigusch. 2., neubearb. u. erweit. Aufl. Stuttgart und New York 1980
- B. Meyenburg und R. Reiche: *Transsexualität.* Sexualmedizin 7, 15-22, 107-116, 191-192, 244-246, 1978
- B. Meyenburg und R. Reiche: *Transsexualität.* In: Sexualität und Medizin, hrsg. von V. Sigusch. Köln 1979

Socarides, Ch.W.: *Der offen Homosexuelle.* Frankfurt a.M. 1971
- *Homosexuality.* New York 1978

Soffer, L.J.: *Diseases of the Endocrine Glands.* 2. Aufl. Philadelphia 1956

Spengler, A.: *Kompromisse statt Stigma und Unsicherheit. Transsexuelle nach der Operation.* Sexualmedizin 9, 98–103, 1980

Springer, A.: *Pathologie der geschlechtlichen Identität.* Wien und New York 1981

Stümke, H.-G. und R. Finkler: *Rosa Winkel, Rosa Listen. Homosexuelle und »Gesundes Volksempfinden« von Auschwitz bis heute.* Reinbek 1981

Stürup, G.K.: *Treatment of Sexual Offenders in Herstedvester.* Kopenhagen 1968

Täschner, K.-L.: *Welcher Sachverständige ist für die Beurteilung des Geisteszustandes von Sexualdelinquenten zuständig? Die Spezialisierung der Medizin als richterliches Orientierungsproblem.* Monatsschrift für Kriminologie und Strafrechtsreform 63, 108–115, 1980

Theiler, H.: *Untersuchungen an kastrierten Sexualperversen.* Schweizer Archiv für Neurologie, Neurochirurgie und Psychiatrie 85, 395–429, 1960

Universität des Saarlandes: *Forschungsbericht 1977,* hrsg. vom Universitätspräsidenten. Saarbrücken 1978

Valenstein, E.S.: *Brain Control.* New York 1973

Vogt, H.-J. und S. Borelli: *Sexualstörungen des Mannes.* Sexualmedizin 6, 93–97, 1977

Voigt, K.-D. und H. Schmidt: *Sexualhormone.* Reinbek 1968

Walter, M.: *Rechtliche Aspekte der Transsexualität.* Standesamt 28, 117–123, 1975

Weiß, A.: *»Auswüchse im deutschen Werkschutz«,* Bericht in der Sendung »Report« des Bayerischen Rundfunks vom 30. Mai 1978

Westphal, C.: *Die conträre Sexualempfindung. Symptom eines neuropathischen (psychopathischen) Zustandes.* Archiv für Psychiatrie und Nervenkrankheiten 2, 73–108, 1870

Wilde, H.: *Das Schicksal der Verfemten.* Tübingen 1969

Wolf, Ch.: *Die Kastration bei sexuellen Perversionen und Sittlichkeitsverbrechen des Mannes.* Basel 1934

Wulff, E.: *Psychiatrie und Klassengesellschaft.* Frankfurt a.M. 1972

Yamamoto, J. and W. Seeman: *A Psychological Study of Castrated Males.* Psychiatric Research Report of the American Psychiatric Association 12, 97–103, 1960

Quellennachweis

»Das gemeine Lied der Liebe« ist zuerst erschienen in *Sexualität Konkret 1979*, Neuer Konkret Verlag Hamburg.

»Über den Doppelcharakter des Sexuellen« ist zuerst als Leitartikel erschienen in *Sexualmedizin* 11, 441–442, 1982, Verlag Medical Tribune Wiesbaden.

»Vom Ende der Perversion« ist zuerst als Leitartikel erschienen in *Sexualmedizin* 11, 310–311, 1982, Verlag Medical Tribune Wiesbaden.

»Lob des Triebes« wurde als Vortrag auf der 14. Wissenschaftlichen Tagung der Deutschen Gesellschaft für Sexualforschung vom 7. bis 9. Oktober 1982 in Hamburg gehalten und ist zuerst erschienen in *Sexualtheorie und Sexualpolitik. Ergebnisse einer Tagung*, herausgegeben von M. Dannecker und V. Sigusch, Band 59 der »Beiträge zur Sexualforschung«, Ferdinand Enke Verlag Stuttgart 1984. (Dort findet sich eine kurze Entgegnung Günter Schmidts.)

»Über den Versuch, das Sexuelle zu definieren« ist zuerst erschienen in *Sexualität Konkret 1983*, Gremliza Verlags GmbH Hamburg.

»Was heißt Sexualtherapie?« ist zuerst erschienen in *Sexualmedizin* 10, 208–212, 1981, Verlag Medical Tribune Wiesbaden.

»Natur und Sexualität« wurde als Vortrag auf der 13. Wissenschaftlichen Tagung der Deutschen Gesellschaft für Sexualforschung vom 5. bis 7. Oktober 1978 in Frankfurt a.M. gehalten und ist zuerst erschienen in *Das Argument* 119; 3–15, 1980, Argument-Verlag Berlin. Für den Neuabdruck um eine den Autor heute noch weniger als seinerzeit befriedigende Kurzcharakterisierung der Theorien von L. Sève, J. Bischoff und dem »Projekt Klassenanalyse« sowie der Kritischen Theorie des Subjekts und der Kritischen Psychologie gekürzt.

»Liebesmittel, Hormone, Prothesen. Zur körperlichen Behandlung von Impotenz und Frigidität« ist zuerst erschienen als dritter Teil eines Aufsatzes mit dem Titel »Sexuelle Funktionsstörungen« in *Sexualmedizin* 8, 415–420, 462–466, 516–521, 1979, Verlag Medical Tribune Wiesbaden.

»Die Kastration des Mannes« ist zuerst erschienen in *Sexualmedizin* 7, 984–993, 1978, Verlag Medical Tribune Wiesbaden.

»Die edlen Wilden und unsere sexuelle Frage« wurde unter dem redaktionellen Titel »Bronislaw Malinowski: Geschlecht und Verdrängung in primitiven Gesellschaften« für die »ZEIT-Bibliothek der 100 Sachbücher« geschrieben und ist zuerst erschienen in *DIE ZEIT* Nr. 8 vom 18. Februar 1983, S. 40, Zeitverlag Gerd Bucerius Hamburg. Für den Neuabdruck um Literaturnachweise ergänzt.

»Verfolgt, konform, subversiv. Zur gesellschaftlichen Lage des Homosexuellen« ist zuerst erschienen in *Sexualität Konkret 1981*, Neuer Konkret Verlag Hamburg. Für den Neuabdruck um Literaturnachweise und Anmerkungen ergänzt.

»Folgerichtig hirnverbrannt. Psychochirurgische Eingriffe zur sozialen und politischen Kontrolle« ist zuerst erschienen unter dem redaktionellen Titel »Soziale Seelenkontrolle mit dem Skalpell/Psychochirurgie - hirnverbrannt/Haben ›Seelenschneider‹ in Deutschland nichts zu fürchten?« als Dossier in *DIE ZEIT* Nr. 15 vom 4. April 1980, S. 23 - 25, Zeitverlag Gerd Bucerius Hamburg. In die vom Autor vorgelegte Fassung zurückgebracht sowie um Literaturnachweise ergänzt.

»Therapievollzugssystem?« ist als Rezension zuerst erschienen in *Sexualmedizin* 9, 34, 1980, Verlag Medical Tribune Wiesbaden.

»Über die methodische Armut der Schulpsychiatrie und ihren unverstellten Blick auf die Dinge« ist zuerst erschienen in *Monatsschrift für Kriminologie und Strafrechtsreform* 64, 229 - 234, 1981, Carl Heymanns Verlag Köln.

»Medizinischer Kommentar zum Transsexuellengesetz« ist zuerst erschienen in *Neue Juristische Wochenschrift* 33, 2740 - 2745, 1980, C. H. Beck'sche Verlagsbuchhandlung München.

»Therapie und Politik« ist zuerst erschienen in *Sexualität Konkret 1980*, Neuer Konkret Verlag Hamburg. Für den Neuabdruck um eine beim Erstdruck technisch herausgefallene, längere Passage komplettiert.

»Prostitution tut not. Über Politik und Moral« ist zuerst erschienen in *Sexualität Konkret 1983*, Gremliza Verlags GmbH Hamburg.

»50 Jahre danach« ist als Leitartikel zuerst erschienen in *Sexualmedizin* 12, 252, 1983, Verlag Medical Tribune Wiesbaden. Für den Neuabdruck erweitert.

Wir danken den Verlagen für die freundlicherweise erteilten Abdruckgenehmigungen.

Sachregister

Personenregister